江苏省高等学校重点教材（编号：2021-2-149）
全国高等院校教材
供临床医学专业用

临床应用局部解剖学
Clinical Oriented Regional Anatomy

主　审　左国平

主　编　丁　强　张永杰　秦　超

副主编　左一智　吴　松　徐　皓　黄华兴

编　者

南京医科大学（按姓氏笔画排序）

丁　强　王　俊　王尚乾　尹　杰　左一智　史京萍　朱　敏

朱倩男　任永信　刘力嘉　李　芝　李　原　李　普　李　雷

李沣员　杨小冬　肖　明　邹君杰　宋黄鹤　张　维　张永杰

邵鹏飞　郑翔翔　洪顾麒　秦　超　钱　健　徐　皓　唐　健

唐敏峰　黄华兴　斯　岩　蒋奎荣　靳建亮　肇　毅

深圳大学附属华南医院　吴　松

浙江大学医学院　　　　　韩　曙

东南大学医学院　　　　　刘培党

山东大学齐鲁医学院　　　孟海伟

中南大学湘雅医学院　　　熊　鲲

复旦大学附属肿瘤医院　　张海梁　朱　耀

河北医科大学　　　　　　张展翅

标本图片　窦肖康　古慕峰　叶　俊　毛志远

编写秘书　卢忠文　陈杏林　张　旭　任筱寒

人民卫生出版社
·北京·

图书在版编目（CIP）数据

临床应用局部解剖学/丁强，张永杰，秦超主编
. —北京：人民卫生出版社，2023.7
ISBN 978-7-117-34727-3

Ⅰ.①临… Ⅱ.①丁…②张…③秦… Ⅲ.①局部解
剖学-医学院校-教材 Ⅳ.①R323

中国国家版本馆 CIP 数据核字（2023）第 066159 号

人卫智网	www.ipmph.com	医学教育、学术、考试、健康， 购书智慧智能综合服务平台
人卫官网	www.pmph.com	人卫官方资讯发布平台

临床应用局部解剖学

Linchuang Yingyong Jubu Jiepouxue

主　　编：丁　强　张永杰　秦　超
出版发行：人民卫生出版社（中继线 010-59780011）
地　　址：北京市朝阳区潘家园南里 19 号
邮　　编：100021
E - mail：pmph @ pmph.com
购书热线：010-59787592　010-59787584　010-65264830
印　　刷：中农印务有限公司
经　　销：新华书店
开　　本：787×1092　1/16　　印张：15
字　　数：365 千字
版　　次：2023 年 7 月第 1 版
印　　次：2023 年 8 月第 1 次印刷
标准书号：ISBN 978-7-117-34727-3
定　　价：69.00 元

打击盗版举报电话：010-59787491　E-mail：WQ @ pmph.com
质量问题联系电话：010-59787234　E-mail：zhiliang @ pmph.com
数字融合服务电话：4001118166　　E-mail：zengzhi @ pmph.com

序 言

人体是自然造化的最精密的生物体,精美绝伦,又神秘莫测。自人类进化至现代人类的几万年间,我们并不了解自己的身体构造。直至1543年,文艺复兴时期最伟大的解剖学家和医生,安德里亚斯·维萨留斯(Andreas Vesalius)出版了他的旷世之作《人体的结构》一书,人类才有机会第一次真正认识了自己的身体。维萨留斯开创了现代人体解剖学,并奠定了现代医学的基础。维萨留斯1514年出生于比利时布鲁塞尔,15岁时就读于鲁汶大学(K. U. Leuven),学习哲学和艺术并获得硕士学位。其祖父曾任鲁汶大学医学院院长一职,受其父辈的影响,他于1533年去法国巴黎大学及意大利帕多瓦大学学习医学。由于战乱,1536年他又返回鲁汶大学,继续他所痴迷的人体解剖。此后,他再次返回意大利,1537年12月5日在帕多瓦大学通过考试和论文答辩获得医学博士学位,第2天就被任命为外科学教授,担任讲师和解剖师双重角色。距离布鲁塞尔以东30公里坐落着一座美丽的小城,这就是著名的大学城——鲁汶,一个有近600年历史的鲁汶大学所在地。1995—2001年间,我在这里度过了生命中美好的5年,完成了我的博士学位(Ph.D)学业。鲁汶仍然保留着许多以维萨留斯命名的街道、建筑和机构。漫步在鲁汶,你会突然发现与这位文艺复兴时期的大师竟如此之近,甚至能感受到500年前他身上散发出来的艺术与学术气息。我很荣幸,能成为维萨留斯的隔世校友。

现代解剖学是外科学的基石,没有解剖学就没有现代外科。结构是功能的基础,每一次对人体结构的发现与理解,都为其功能的应用提供了机遇。被称为"层次解剖学之父"的南京医学院(南京医科大学前身)解剖学系姜同喻教授根据自己多年的实践与教学,提出了连续层次解剖学理念与解剖方法,分别于1954年和1955年出版了《连续层次解剖学图谱》及《人体解剖学图谱》,被卫生部指定为医学院校教学参考书,总发行量高达247 600册。我有幸作为他的学生,聆听过姜教授的授课。他对解剖学的深刻理解与热爱,深深地感染着每一位学生。课堂上通俗易懂富有感染力的教学仍记忆犹新。如果说哪一本解剖书对我早年的外科生涯影响最大,那一定是后来在此基础上出版的《局部解剖学》,此书至今仍珍藏在我的身边。一位优秀的外科医生应该有扎实的解剖知识、丰富的经验及洞察力。一台精美的手术取决于外科医生的手术决策以及对解剖层次和重要结构的认知,在正确的组织平面里进行解剖,往往在一些重要的解剖结构,如血管、神经、输尿管、胆管等还没有显露之前就能预见到它们的位置,使手术安全有效,出神入化,如同行云流水一般。很难想象,一位不熟悉解剖的外科医生能够成为一名优秀的外科医生。我们临床医生需要不断地学习,积累经验,精炼操作。手术中的不良事件,往往与解剖误判,特别是解剖变异误判有关,其结果往往是灾难性的。在我的成长过程中，非常荣幸地得到我的老师们细心指导、言传身教。他们深厚的解剖学功底、扎实的基本功、丰富的经验、严谨的治学以及天赋影响了一代代的附院外科医师，是我们学习的榜样。这一切使我刻骨铭心，获益终身，时至今日仍然在享受老师们留给我们的宝贵财富。

临床应用解剖学专家钟世镇院士说过：我们应该改变单纯描述形态结构的模式，紧密联系临床，特别是解决外科发展需求的临床解剖学。近来人们更多地关注结构与功能方面的关系，越来越多的外科医生和解剖学家关注临床应用解剖学。早在 20 世纪 70 年代，我的老师，南京医学院第一附属医院普外科朱泰来教授，为解决临床上迷走神经切断治疗消化性溃疡的问题，回到解剖室，系统地观测了 100 具人体标本，撰写了《食管下段及胃的迷走神经解剖——尸体观察 100 例》一文，并发表在《中华外科杂志》1980 年第 18 卷第 1 期上。作为一名外科临床医生，能够放下手中繁忙的临床工作，从临床问题出发，潜心研究解剖，发表高质量的文章来指导临床实践，实属难能可贵。近年来国内外学者对临床应用解剖学产生了兴趣，对解剖新的认识促成了一系列诊断、手术改进，以及新术式的诞生。如英国 Heald 教授创立的全直肠系膜切除（TME）术式，海德堡外科医院 Büchler 教授新近提出的胰腺癌海德堡三角清扫术式等。日本学者篠原尚 1996 年出版了《图解外科手术：从膜的解剖解读术式要点》一书，对传统的系膜解剖提出了新的理解，同时引发了包括中国学者在内的关注与争论，引起了一波临床"膜解剖热"。

南京医科大学丁强教授牵头，汇集南京医科大学等国内诸多知名院校从事人体解剖学及临床相关专业的临床医生组成编写团队，结合临床各专业的解剖应用与发展，在先前的工作基础上，将解剖学与外科学临床进行整合，共同编撰而成《临床应用局部解剖学》一书。在传统解剖学与临床应用之间架设了一座桥梁，让结构与功能之间能够很好地融合。在计算机辅助影像、内镜、介入、增强现实技术、3D 打印、影像组织学对应、机器人手术、远程医疗等技术不断发展的今天，对人体局部解剖的深度和广度以及临床实用性提出了新的要求。本书注重局部解剖理论与临床应用要点结合，解剖结构描述与手术步骤配套，解剖图谱与手术图谱并用，使两者融会贯通，便于读者理解和运用。本书还配有实习操作步骤和简明扼要的小结提要，使之更加符合现代临床应用局部解剖的教学规律，有利于学生实习操作。本书在篇章设置、概念引用、文字表达以及局部解剖学与临床各专业之间的有机结合都进行了科学合理的安排。

本书富有创意，不拘泥于固有的思维模式及知识结构，使学习者受到启发，进而更好地理解局部解剖与临床应用以适应日新月异的医疗发展。希望此书成为医学生和临床工作者的良师益友。

苗　毅

2022 年 5 月于南京

前 言

目前国内诸多医学院校局部解剖学与外科学在课程设置时间、教学内容与模式、师资配备等方面均相对独立,且传统的局部解剖学知识与临床知识的前沿发展相对脱节,在教学过程中无法准确联系临床应用的难点与重点,使得医学生在步入临床后,无法有机地将解剖知识应用于临床实践。

为培育符合现代医学发展需要的优秀临床医学生,更好地将解剖基础与时俱进地融入临床应用,由南京医科大学丁强教授等牵头,联合南京医科大学、深圳大学、浙江大学、东南大学、山东大学、中南大学、复旦大学、河北医科大学等国内诸多知名医学院校从事人体解剖学及临床相关专业长期从事一线教学与临床工作的专家教授们组成编写团队,根据局部解剖学教学大纲的要求,结合临床各专业的解剖学应用与发展,将局部解剖学与外科的临床应用进行有机整合,共同编撰而成。全书共分12章,约15万字,配有解剖及其临床应用的插图364幅。本书适合高等医学院校本科各专业使用,也可作为解剖与临床相关专业研究生、住院医师规范化培训等的参考用书。

本书以南京医科大学人体解剖学系编写的《局部解剖学》教材为基础,以局部解剖学的临床应用为出发点,大幅增加临床相关的解剖学应用知识,在所有参编者通力合作下,历经多次讨论与修改,最终顺利完成该书的编写工作。

书中的中、英文解剖学名词,以全国科学技术名词审定委员会公布的《人体解剖学名词》(第2版、定义版)(2014年)为准。书中部分内容参考了基思·L.莫尔与阿瑟·F.达利主编、李云庆主译的《临床应用解剖学》(第4版),崔慧先、李瑞锡主编的《局部解剖学》(第9版),及左国平主编的《局部解剖学》(第2版)。书中部分插图参考了郭光文、王序主编的《人体解剖彩色图谱》(第2版),由窦肖康统一绘制与修改,由张永杰、秦超等统一审校。

本书的修订得到南京医科大学人体解剖学系老一辈解剖学工作者、外科学教研室及外科学总论教研室诸多高年资临床医学专家的悉心指导与帮助。修订过程中还得到沈洪兵院士、王水教授、喻荣彬教授、季旻珺教授的悉心指导,得到苗毅教授、左国平教授、韩群颖教授的审核指导,在此一并表示由衷的感谢!

感谢苗毅教授亲自为本书作序。

由于编者学术及本书的编撰时间所限,书中难免有缺点与错误,敬请读者们不吝批评指正,我们在再版时会认真考虑与修订。

丁 强 张永杰 秦 超
2022年5月

目 录

第一章 绪 论

一、临床应用局部解剖学

人体解剖学分支众多,各分支与临床医学关系密切。随着现代科技的迅猛发展,各分支与临床医学的融合愈发呈现相互促进与彼此推动之势。**临床应用局部解剖学**(clinical oriented regional anatomy)就是在这样的背景下,由人体解剖学的重要分支——**局部解剖学**(regional anatomy)与临床医学融合而成,它从临床应用的角度出发,按局部解剖学的研究方法研究人体的形态结构,研究内容包括人体各局部由浅入深的层次结构,组成各局部结构的器官间相互关系,血管神经的分布规律,以及某些器官的体表定位等。

局部解剖学建立在系统解剖学的基础上,但又不同于系统解剖学。系统解剖学以人体器官的功能系统为线索,纵向研究人体形态结构,研究的重点是器官;局部解剖学则以局部层次毗邻为线索,横向研究人体形态结构,研究的重点是局部。局部解剖学还是一门实践性很强的学科。对局部结构的深刻认识,只有在亲自解剖、认真观察和细心总结的基础上才能获得。因此,学习局部解剖学,除了掌握系统解剖学的有关知识外,必须动手解剖、实地观察和调查,为学习其他医学课程奠定坚实的形态学基础。

二、人体分部

人体可分头、颈、躯干和四肢等部。躯干包括背、胸、腹、盆等部。背部为胸、腹部的后壁,胸部、腹部和盆部又由体壁(胸壁、腹壁、盆壁和会阴)和体腔(胸腔、腹腔和盆腔)组成。四肢包括上肢和下肢。

三、人体结构的基本概念

学习局部解剖学必须进行遗体(我们尊称为"大体老师")解剖。掌握人体基本结构的形态特点,对于正确进行解剖操作、辨认不同结构十分重要。

(一) 皮肤

皮肤(skin)覆盖除孔裂以外的人体表面,对人体起重要的保护作用,是对痛、温、触、压等外部刺激感受面最大的器官。此外,皮肤还在调节体温,维持水、电解质平衡等方面发挥重要作用。皮肤的厚度在全身各部不同,一般在腹侧面较薄,背侧面较厚,但在手掌和足底则相反。皮肤的颜色有种族和个体差异。乳头、会阴、外生殖器及肛门附近的皮肤富有色素,颜色较深。人体各部真皮内的结缔组织纤维束排列不一致,因而各部的皮纹(皮肤分裂线)方向也不一致。外科手术做皮肤切口时,如果按皮纹方向作切开,可以在术后产生较小的瘢痕。

（二）浅筋膜

浅筋膜（superficial fascia）又称皮下组织或皮下筋膜,分布于全身的皮肤之下,包被身体各部,由疏松结缔组织构成。除眼睑和阴囊等部外,浅筋膜内含有程度不等的脂肪组织。浅筋膜的厚薄及含脂肪的多少,在不同部位有很大差别,即使同一部位还与性别、年龄、职业等因素有关。浅筋膜内有蜂窝状的纤维束连接皮肤和深筋膜,其强弱和松紧影响着皮肤的活动度。

浅筋膜内有皮神经、浅血管和浅淋巴管、浅淋巴结分布。皮神经穿出深筋膜至浅筋膜内,分支分布于皮肤。位置恒定且较粗大的皮神经常可选作神经移植和修复的材料。浅动脉一般较细小,有从深动脉直接分出或从深动脉肌支分出两种形式。选取皮瓣时应注意保护深动脉(轴心动脉),以保证皮瓣的成活。浅静脉则较粗大,吻合丰富,通常不与浅动脉伴行。四肢的浅静脉是静脉穿刺的常选部位。浅淋巴管细小,壁薄而透明,肉眼难以辨认,在其向心走行途中注入浅淋巴结。

（三）深筋膜

深筋膜（deep fascia）又称固有筋膜,位于浅筋膜的深面,包被体壁、四肢的肌、血管和神经,由致密结缔组织构成。深筋膜与肌肉的关系十分密切,随肌的分层而分层。在四肢,深筋膜向深部发出分隔肌群的**肌间隔**,附着于骨上,形成包裹肌群的**骨筋膜鞘**。深筋膜还可包裹血管和神经,形成**血管神经鞘**(图 1-1)。在某些部位,深筋膜供肌附着或作为肌的起止点;在腕部和踝部,深筋膜增厚成**支持带**,约束在其深面经过的肌腱,改变肌的作用方向。有些部位,筋膜与筋膜之间或筋膜与骨膜之间形成**筋膜间隙**,间隙内有血管神经通过。因此,掌握筋膜及其形成结构的知识有助于寻找血管、神经。在病理情况下,筋膜限制炎症的扩散,潴留脓液,使深部的脓肿诊断困难;筋膜间隙的连通又使炎症渗出物易于蔓延。

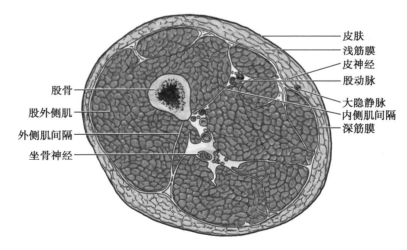

图 1-1　大腿中部横断面(主要示筋膜)

（四）肌肉

肌肉（muscle）在全身各部的配布不尽相同,但仍有一定规律。躯干肌按层次分布,四肢肌按关节对抗分布,颈肌按层次和支架分布,面肌则围绕孔裂分布。应注意肌纤维的方向,阔肌肌质和腱质的分布特点,四肢肌跨过关节的部位。肌与肌之间形成**肌间结构**,四肢的肌间结构是血管神经的通道,体壁的肌间结构有些成为薄弱部位,在体腔压力增大时易形成疝。血管神经出入肌的部位称为**肌门**,在切取带蒂的肌瓣或肌皮瓣时应注意肌门的定位,避免损伤进出肌门的血管神经。

（五）血管和神经

血管（blood vessel）和**神经**（nerve）对各局部的器官起营养和调节支配作用。动脉呈圆筒状，壁厚富有弹性，色泽淡红，在未注射凝固剂的标本上，动脉内不含血液。静脉壁薄，管径大于伴行的动脉，一般呈塌陷状态，腔内常有凝血块。静脉可分浅静脉和深静脉。浅静脉单独走行于浅筋膜内，深静脉多与同名动脉伴行。四肢的中、小动脉往往有两条静脉伴行。神经为白色或淡黄色的条索状结构，有光泽。除皮神经外，大多数神经常与血管伴行，并被结缔组织包裹，形成血管神经束，常走行于肌间结构内。

（六）淋巴管和淋巴结

淋巴管（lymphatic vessel）一般均较细，壁薄且透明，如不做特殊注射与染色，不易解剖观察到。**淋巴结**（lymph node）呈扁椭圆形，大小不一，呈灰褐色，有一定硬度，多沿静脉周围排列，分布在肌间结构、四肢的屈侧和器官门等处。

人体各部结构有一定规律，这是种系发生的结果。在个体发生过程中，可能产生**变异**和**畸形**。变异是指出现率较低、对外观和功能影响不大的个体差异，如器官的位置和形态，血管和神经的起始、行程、分支和分布的变异等。畸形是指出现率极低、影响外观和功能的异常，如唇腭裂、先天性心脏畸形和内脏反位等。人在出生后仍在不断发育，后天性因素也会影响人体的形态结构，引起个体差异。学习局部解剖学时，要充分认识可能存在差异和变异。

四、常用的解剖器械及其使用

（一）解剖刀

通常用刀腹切开皮肤，切翻皮瓣和切断肌肉等结构，用刀尖修理肌肉、血管和神经，用刀柄或刀背钝性分离组织。持刀的方式主要有两种（图1-2）：①执弓式：即用拇指与中指，如持

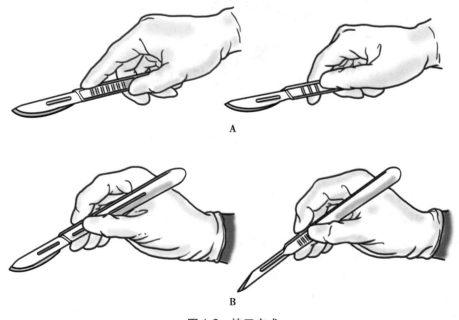

图 1-2 持刀方式
A. 执弓式；B. 执笔式。

小提琴弓姿势。此法用于切开皮肤。②执笔式：即用拇指、示指与中指夹持刀柄，如执笔姿势。此法用于修洁组织，分离或切割组织。

（二）镊

镊长短不一，分无齿镊和有齿镊两种。无齿镊用以持夹软组织，分离血管、神经和肌肉等结构；有齿镊仅用来夹持皮肤或较坚硬的结构。持镊方法亦用执笔法（图1-3）。在解剖操作时，一般是右手持刀，左手持镊。

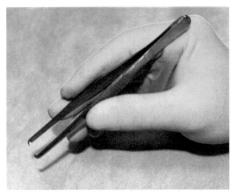

A

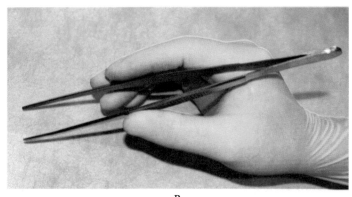

B

图1-3 持镊法
A. 执有齿镊法；B. 执无齿镊法。

（三）剪

有直剪和弯剪两种，每种又有尖头和钝头之分。剪用于剪断软组织和分离组织用。

（四）其他器械（图1-4）

1. **血管钳** 用以分离或固定组织，有直、弯两种。
2. **骨剪** 用以剪断骨和软骨。
3. **骨锯** 分平锯和弧形锯两种。前者锯圆形骨，后者锯凹陷状骨。
4. **骨凿** 用以凿骨质。
5. **探针** 用来探查组织。

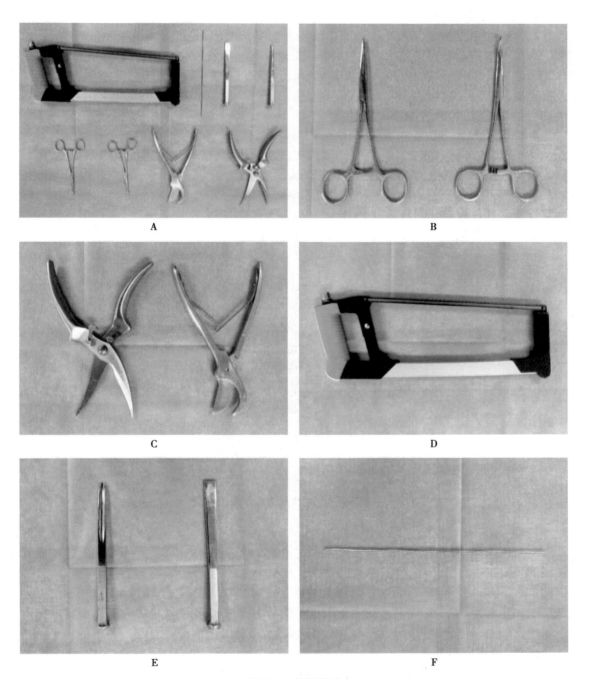

图1-4 其他器械

A.所有器械总览(血管钳+骨剪+骨锯+骨凿+探针);B.血管钳;C.骨剪;D.骨锯;E.骨凿;F.探针。

五、各种组织结构的解剖技术操作

(一)皮肤解剖法

1. 切开皮肤的方法   人体各局部皮肤切开的部位不同,先按各章节所示的"切皮示意图"所规定的部位,在切口处用刀尖的背侧(或记号笔等)轻轻划出痕迹,然后以刀尖垂直插入切口起始处,下压刀腹,使其与皮肤成45°角。纵切口由上向下,横切口自左至右,一直切到终点处,再将刀尖垂直抽出。切开皮肤时,要注意用力适度和均匀,不能一下用力过猛,以免切得过深,损伤其他结构。

2. 剥翻皮肤的方法   在皮肤切开后,如果是单一切口,则将皮肤向切口两侧剥翻;若为交叉切口,则在各切口的交界处用有齿镊将皮肤夹紧提起,使皮肤保持足够的紧张度,然后沿皮肤深面用刀与其成45°角切断连于皮肤的浅筋膜结缔组织纤维束,将皮肤由内向外按"切皮示意图"箭头所指方向翻开。剥翻皮肤时要注意保持一定的深度和层次,不要因过深而将浅血管和皮神经一同翻起(图1-5)。在翻头面部皮肤时,要特别注意不要将其深面的表情肌翻去。在翻颈部皮肤时,也要留心保护颈阔肌。

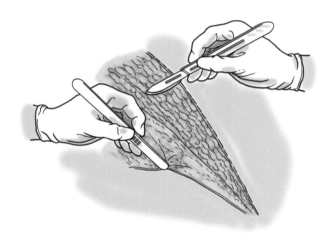

图 1-5   剥翻皮肤方法示意图

(二)清理皮下组织

皮下组织即浅筋膜,内有许多浅血管和皮神经。清理皮下组织时,首先要熟悉这些血管神经的主要行径和分布概况,切忌盲目寻找。解剖时,刀锋应该沿着与血管神经行程一致的方向进行剖解,切不可在其垂直方向切割,否则极易切断血管神经。暴露血管神经时,可先从末梢向主干逆行追踪,也可先从主干向末梢顺行显露。浅筋膜内的结构只要暴露出在皮下组织内的这一部分即可,切莫超越范围深追,以免破坏深层结构。

(三)处理固有筋膜

在将浅筋膜内需要保留的血管、神经和淋巴结充分显露后,将其余的结缔组织和脂肪组织切除清理,即显示出固有筋膜的浅层。观察该层筋膜的分布概况,特别要注意四肢固有筋膜的派生结构,如支持带等。

(四)肌肉解剖法

解剖肌肉应首先将肌的边缘和起、止点修理清楚,暴露其整体轮廓外貌。如需切断肌肉,一定要用刀柄或手指伸入肌的深面,分离架空该肌,再在离肌起点或止点 0.5~1cm 处将肌切断翻开。在翻开肌时,应注意深面的血管神经。一块肌只允许切断一端,严禁任意将不该切断的肌肉切断。在四肢,除切断极少数肌外,大多只要分离肌与肌之间或肌群与肌群之间的缝隙,就能显示需要观察的结构。

(五) 血管神经解剖法

浅血管、皮神经的解剖方法已如前述。深部的血管、神经一般走行于肌间结构、筋膜间隙和脏器周围的组织内,较为隐蔽,因此,解剖深层的血管、神经时不可盲目行事。与解剖浅血管、皮神经一样,应先了解它们的行径和位置,再在该部位扩大结缔组织间隙,看到血管、神经后,依次追踪,这样就可以保留某些结构和结构间相互关系的完整性。

(六) 脏器解剖法

体腔内的脏器属于软组织结构,显露和解剖这些器官时,除特殊需要外,一般不用解剖刀锐性解剖,而用刀柄、镊子钝性分离。脏器在体腔内的位置有浅有深,应先浅后深进行解剖操作,在显示和观察浅层脏器后,再将其向上或向对侧翻开,暴露深层结构。尤其要注意脏器的门,如肺门、肝门和肾门等,仔细分离进出的管道结构,观察它们的位置和排列关系。

六、局部解剖实习要求

(一) 重视解剖操作

局部解剖学实习主要进行大体老师解剖,仅学习局部解剖学的理论而不进行解剖操作,就不能取得感性认识,会有很大的片面性。要认识各局部的结构,只有通过亲手解剖实践,才能感知每个局部在组成配套和空间方位上的概况,认识每个局部的形态结构特点和重要器官的定位及其与周围结构的相互关系,为临床学科奠定更为扎实的基础。重视解剖实习,亲自动手操作,也是培养和提高医学生基本技能的重要手段之一。通过实践,逐步培养起灵巧自如的操作手法,洞察入微的观察能力,这些正是做一名合格医生的基本素质,也是避免少数医学生"高分低能"不良倾向的重要途径。

(二) 做好课前"自主学习"

局部解剖学与系统解剖学有着密切的联系,它建立在系统解剖学的基础上,又不是重复系统解剖学,因此学习局部解剖学有必要复习系统解剖学的有关内容,如脏器的形态特点、血管神经的分支分布等。课前做好认真的预习,课内就能收到事半功倍的效果。把局部解剖学认为是系统解剖学的复习或补充的观点是片面和不正确的。课前"自主学习"除了复习系统解剖学的有关部分外,还应浏览即将学习的局部解剖学内容,将有关的系统解剖学知识横向组合于局部结构之中,这样就可以做到学习理论时心中有数,实习操作时有的放矢。

(三) 严格操作步骤

大体老师解剖的每一步骤都有讲究,有其科学性和严密性,按照"连续层次解剖法"设计的解剖步骤,体现了以上特点,最大限度地减少标本的破坏,可以反复观察。因此,严格规范操作步骤,按照每章的解剖方法和教师的指导意见进行具体操作是实习成功的关键所在。每进行一次操作,每实施一个步骤,均要做到目的明确,切不可盲目实践,更不能擅自超出要求解剖的范围,破坏结构。实习时,每组应合理分工,齐心协力,每个人都要主动参加实际操作。在结束一个局部操作后,及时交流情况,注意可能出现的变异。解剖时要爱护标本,严禁乱切乱划,每次课后应将大体老师妥善包扎,防止干燥。

（四）认真观察辨识

解剖标本是学习局部解剖学的重要步骤而不是最终目的，每次解剖完毕后，还要认真观察，按"剖、查、认、定"的方法学习，才能学好这门学科。"剖"是指解剖标本；"查"是指在解剖好的局部进行观察和调查，查明它们的特点；"认"是指确认局部的主要结构，辨认容易混淆的结构；"定"是指对重要结构作出定位，判定局部内结构的相互关系。

（五）培养"感恩"意识

医学院校解剖课程操作所需的标本来源于遗体捐献，因此，培养医学生的"感恩"意识极为重要。解剖课程中应该以多种形式开展"感恩"相关活动，如操作前的默哀仪式（图1-6），参与志愿者的服务活动等。把"感恩"意识的培养当作"医德"培养的一种重要方式，把"感恩"意识培养与课程思政相结合，大力提升医学生的思想道德水平。

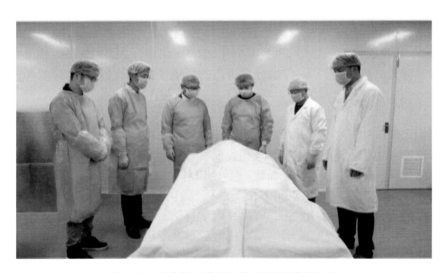

图 1-6　遗体解剖前师生共同进行默哀仪式

（丁　强　张永杰　左一智　秦　超）

第二章　背部局部解剖及临床应用

第一节　背部局部解剖

背部是躯干背侧壁的简称。其向上与头部相连,向外上方与上肢相接,向下续于臀部。

一、境界

背部的上界为枕外隆凸向两侧沿上项线至乳突;外侧界从乳突沿斜方肌前缘至肩峰,再由此沿腋中线垂直向下至髂嵴;下界由骶骨后上缘中部沿髂嵴至外侧界的下端。这一区域通常以第 7 颈椎(隆椎)棘突水平和第 12 肋为界,自上而下分为 3 部,即项部、背部和腰部。

二、体表标志和定位线

(一) 体表标志

1. **枕外隆凸**(external occipital protuberance)　是位于枕骨外面中部的一个隆起,其内面为窦汇。

2. **椎骨棘突**(vertebral spinous process)　位于后正中线上,其中隆椎的棘突较长,末端不分叉,常作为辨认椎骨序数的标志。

3. **肩胛冈**(spine of scapula)　是肩胛骨背面高耸的横行骨嵴。两侧肩胛冈内侧端的连线,平对第 3 胸椎的棘突。

4. **肩胛骨下角**　为肩胛骨脊柱缘和腋缘汇合处,呈锐角,平对第 7 肋或第 7 肋间隙,为计数肋的标志。

5. **第 12 肋**　其与竖脊肌外侧缘所构成的夹角称为肾区。患有肾盂肾炎时,此区常有叩击痛。此外,经腰部切口作肾手术时,切口上端常以第 12 肋为标志。

6. **髂嵴**(iliac crest)　是髂骨翼的上缘。两侧髂嵴最高点的连线平对第 4 腰椎棘突。临床上腰椎穿刺常在第 3、4 或第 4、5 腰椎之间进行。

(二) 定位线

1. **后正中线**　是经背部正中所作的垂直线,相当于各棘突尖的连线。
2. **肩胛线**　两臂下垂时,经肩胛骨下角所作的垂直线。
3. **腋前线**　经腋前壁与胸侧壁交界处所作的垂直线。
4. **腋后线**　经腋后壁与胸侧壁交界处所作的垂直线。
5. **腋中线**　是经腋窝的中点所作的垂直线。

三、层次结构特点

（一）皮肤

背部的皮肤厚而致密,移动性小,有较丰富的毛囊和皮脂腺。

（二）浅筋膜

1. 浅动脉主要由枕动脉、肩胛背动脉、肋间后动脉和腰动脉等的分支组成。浅静脉汇入与上述动脉伴行的静脉。其中枕动脉较粗,位于上项线斜方肌起始部的表面;肋间后动脉和腰动脉的分支较细,位于脊柱两侧。

2. 项部有颈神经后支的分支,其中较为粗大的有枕大神经和第3枕神经。枕大神经为第2颈神经后支的分支,在上项线下方、斜方肌起点处,伴枕动脉分支浅出,分布于枕部皮肤。胸背区和腰区有来自胸、腰神经后支的分支。各支在棘突两侧浅出,上部分支几乎呈水平位向外侧走行,下部分支斜向外下,分布至胸背区和腰区皮肤。第12胸神经后支的分支可至臀区。第1~3腰神经后支的外侧支组成臀上皮神经,行经腰区,穿胸腰筋膜浅出,越髂嵴分布至臀区上部。该神经在髂嵴上方浅出处比较集中,位于竖脊肌外侧缘内、外侧2cm范围内。当腰部急剧扭转时,上述神经易受损伤,是导致腰腿痛的常见原因之一。

（三）固有筋膜浅层

固有筋膜浅层很薄,覆盖在斜方肌和背阔肌的表面,并形成斜方肌鞘。该筋膜与颈部、胸部和腹部的固有筋膜浅层相移行。

（四）肌、血管神经干层

此部肌分层明显,血管、神经呈节段性分布。

1. **背肌**　主要分为3层。

（1）第一层:该层最为表浅,有**斜方肌**（trapezius）、**背阔肌**（latissimus dorsi）和**腹外斜肌**（obliquus externus abdominis）的后部。斜方肌是三角形的阔肌,位于项部及背上部;起自枕外隆凸、上项线的内侧1/3、项韧带、第7颈椎至第12胸椎的棘突及棘上韧带。上部肌束斜向外下,止于锁骨外侧1/3的后缘;中部肌束横行向外,止于肩峰内侧缘及肩胛冈上缘;下部肌束斜向外上,止于肩胛冈的内侧部。背阔肌是全身最大的阔肌,位于腰背部及胸部后外侧,以腱膜起于下6个胸椎棘突及棘上韧带、胸腰筋膜后层(借胸腰筋膜起于全部腰椎棘突、骶正中嵴及髂嵴后部),并以肌齿起自下位3~4个肋骨外面,有时有小部分肌束起自肩胛骨下角背面。

（2）第二层:该层有**肩胛提肌**（levator scapulae）、**菱形肌**（rhomboideus）和**下后锯肌**（serratus posterior inferior）等。其中肩胛提肌和菱形肌位于斜方肌的深面,下后锯肌位于背阔肌的深面(图2-1)。

（3）第三层:该层主要有**竖脊肌**（erector spinae）和**夹肌**（splenius）。其中竖脊肌是背肌中最长的肌,纵列于脊柱两侧的背沟内;夹肌位于斜方肌和菱形肌的深面(图2-1)。竖脊肌粗大,呈长索状,位于棘突外侧,下起骶骨上达枕骨,沿途均有起止。它以总腱及肌束起于骶骨背面、髂嵴后部、腰椎棘突及胸腰筋膜,肌向上分为外侧、中间及内侧三列纵行的肌柱。外侧列附着于肋骨,称为髂肋肌;中间列附着于横突称为最长肌;内侧列附着于棘突称为棘肌,其最薄弱。

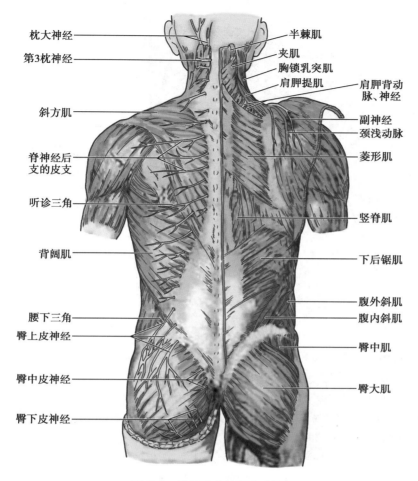

图 2-1　背部的皮神经和背肌

2. 肌间结构

（1）**听诊三角**（triangle of auscultation）：其内上界为斜方肌的外下缘，外侧界为肩胛骨脊柱缘，下界为背阔肌上缘，三角的底为脂肪组织、深筋膜和第 6 肋间隙，表面覆以皮肤和浅筋膜，是背部听诊呼吸音最清楚的部位。当肩胛骨向前、外移位时，该三角范围会扩大。

（2）**列氏四角**：又称**腰上三角**（superior lumbar triangle），其内侧界为竖脊肌的外侧缘，下外界为腹内斜肌，上界为下后锯肌。若下后锯肌与腹内斜肌在第 12 肋的附着处互不接触，第 12 肋也将参与构成一个边，共同围成一个四边形的间隙，即列氏四角。列氏四角（腰上三角）的底为腹横肌起始部的腱膜，其深面有与第 12 肋平行排列的肋下神经、髂腹下神经和髂腹股沟神经（图 2-2）。在经腹膜外入路行肾脏手术时，必经过列氏四角，所以手术时应注意保护上述三条神经。第 12 肋前方与胸膜腔相邻，为扩大手术视野常切断腰肋韧带，上提第 12 肋，此时需注意保护胸膜，以免导致气胸。肾周围脓肿时可在此切开引流。另外，列氏四角也是腰部的薄弱区之一，若腹腔内容物经此向后突出，则形成腰疝。腹膜后脓肿也可自此穿破。

（3）**腰下三角**（inferior lumbar triangle）由髂嵴、腹外斜肌后缘与背阔肌前下缘围成，底

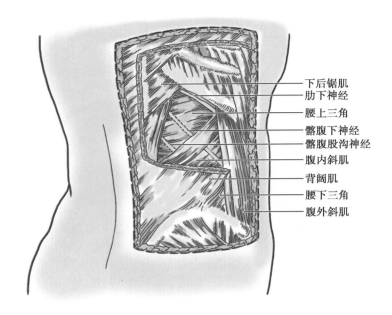

右侧标注（从上到下）：
下后锯肌
肋下神经
腰上三角
髂腹下神经
髂腹股沟神经
腹内斜肌
背阔肌
腰下三角
腹外斜肌

图 2-2　腰上、下三角

为腹内斜肌，表面为皮肤与浅筋膜。此三角为腹后壁另一薄弱区，也可发生腰疝，但与列氏四角比，此处形成腰疝的机会较小。

3. **血管和神经**　营养背部的动脉主要有**枕动脉**、**椎动脉**（vertebral artery）、**肩胛背动脉**（dorsal scapular artery）、**胸背动脉**（thoracodorsal artery）、**肋间后动脉**、**肋下动脉**（subcostal artery）和**腰动脉**等。静脉与同名动脉伴行。管理背部的神经主要有**脊神经后支**（posterior branches of spinal nerves）、**副神经**（accessory nerve）、**胸背神经**（thoracodorsal nerve）和**肩胛背神经**（dorsal scapular nerve）。其中副神经于斜方肌前缘中、下 1/3 交点处的深面进入该肌。胸背神经与胸背动脉伴行，沿肩胛骨的外侧缘下行至背阔肌，在该肌的深面穿入该肌。肩胛背神经与肩胛背动脉伴行，沿肩胛骨的内侧缘下行，支配肩胛提肌和菱形肌。

（五）固有筋膜深层

固有筋膜深层贴于肌、血管和神经干的深面，如胸内筋膜、腹横筋膜和**胸腰筋膜**（thoracolumbar fascia）等（图 2-3）。

胸腰筋膜包裹在竖脊肌与腰方肌周围，分为浅层（后层）、中层和深层（前层）。浅层（后层）覆于竖脊肌的表面，斜方肌、背阔肌和下后锯肌的深侧。向上移行为项筋膜，向下附着于髂嵴和骶外侧嵴，向内侧附着于胸椎、腰椎的棘突、棘上韧带和骶正中嵴，向外侧在胸背部附着于肋骨的肋角和肋间筋膜，在腰部续于腹横肌起始的腱膜，并在骶棘肌外侧与胸筋膜（腰背筋膜）深层延续。胸腰筋膜中层分隔竖脊肌与腰方肌，向上附着于第 12 肋下缘，向下附着于髂嵴，向内侧附着于腰椎横突，向外侧与胸腰筋膜浅层的外侧汇合，形成腰方肌鞘。此层筋膜上部在第 12 肋和第 1 腰椎横突之间明显增厚，称为**腰肋韧带**（lumbocostal ligament）。胸腰筋膜深层（前层）覆盖在腰方肌前面，向内侧附于腰椎横突尖端，向下附着于髂腰韧带与髂嵴后部，上部增厚形成外侧弓状韧带，且与内侧弓状韧带相延续。三层筋膜在腰方肌外侧缘会合，构成腹内斜肌与腹横肌的起始腱膜。

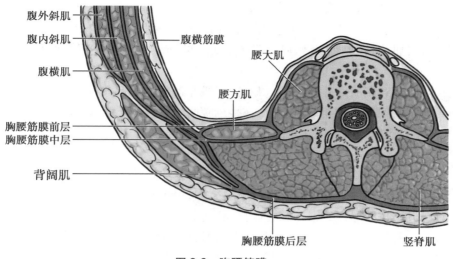

腹外斜肌

腹内斜肌

腹横筋膜

腹大肌

腹横肌

腰方肌

胸腰筋膜前层

胸腰筋膜中层

背阔肌

胸腰筋膜后层

竖脊肌

图 2-3　胸腰筋膜

四、背部的解剖

（一）目的要求

通过按层次解剖，熟悉背部各层的结构特点，了解浅筋膜中浅血管和皮神经的分布，掌握肌间结构。

（二）体位

俯卧位。

（三）检查体表标志

检查体表标志时，可以结合活体，并注意各体表标志的临床意义。

（四）操作步骤

第一步：按图 2-4 所示的切皮线作皮肤切口。在后正中线，各皮肤切线交界处用镊子提起皮肤，用力拉开，并用刀轻轻切断皮下联系。

第二步：清理浅筋膜，在清除皮下脂肪时，要尽可能不损伤浅筋膜内的血管和神经。在斜方肌枕部的起始部表面，检视枕动脉、枕大神经和枕淋巴结；在斜方肌和背阔肌的表面各找出 1~2 条胸神经后支；在竖脊肌下部的外侧缘、髂嵴的上方找出臀上皮神经，观察上述浅血管与皮神经的走向和分布。

第三步：修清斜方肌和背阔肌的轮廓，检视听诊三角和腰下三角的围成，观察胸腰筋膜后层的形状和其与周围结构的连接关系。

第四步：从斜方肌的外下缘开始，用刀背由下

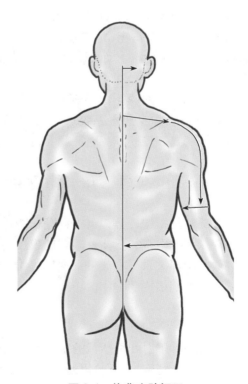

图 2-4　体背皮肤切口

向上逐渐分离斜方肌和其深面的结构。将镊子伸入斜方肌的深面,架空斜方肌,并在后正中线外侧约1cm的位置,由下向上切断斜方肌,并向外翻开到肩胛冈处为止。观察斜方肌深面的头夹肌、颈夹肌、肩胛提肌、菱形肌和背阔肌的上缘,检视位于斜方肌深面并穿入该肌的副神经。

　　第五步:分离背阔肌的外下缘,先切断背阔肌在髂嵴上的起始部,然后再沿胸腰筋膜的外侧1cm处切断该肌,将之翻于外上方,在接近腋区处检查位于背阔肌深面的胸背神经和胸背动脉。观察列氏四角或腰上三角的形态和围成。

五、摘要

　　1. **背部层次结构**　背部是躯干背侧壁的简称,由上至下分为项部、背部和腰部。该区可分为五层,其中皮肤厚而致密;浅筋膜内有浅血管和皮神经;固有筋膜浅层较薄,形成斜方肌鞘;肌肉由浅到深分为三层;听诊三角是背部听诊呼吸音最清楚的部位,列氏四角和腰下三角是腰部的薄弱区;固有筋膜在腰部特别发达,形成胸腰筋膜。

　　2. **腰部肾手术入口**　临床进行肾手术时常用腰部斜切口。该切口起自第12肋下缘中点,向前下方止于髂前上棘前上方约2cm处。切口经过层次依次为皮肤、浅筋膜、背阔肌和腹外斜肌,经腰上三角(向上可切断下后锯肌外侧缘,向下可切断腹内斜肌,以扩大手术视野)。如需进一步扩大切口,需上提或切除第12肋。当经腰上三角时,应注意保护肋下神经、髂腹下神经和髂腹股沟神经。

　　3. **背阔肌皮瓣**　背阔肌为背部浅层三角形阔肌,位于背下半部及胸后外侧。其主要营养血管为胸背动脉。游离背阔肌皮瓣优点有:覆盖面积大,血管蒂长且恒定,血管吻合通畅率高,皮瓣血供丰富,抗感染力强,切除后不影响供区功能。适用于口腔颌面部软组织缺损、肢体软组织大面积缺损等的修复,也可用作多种功能重建的动力肌,临床应用广泛。

　　4. **腰穿(蛛网膜下隙穿刺)**　临床可行腰椎穿刺至蛛网膜下隙,抽取脑脊液或注入药物,诊断或治疗某些神经系统疾病;也可注入麻醉药以施行腰麻。通常取侧卧膝胸位,经过层次为:皮肤、浅筋膜、深筋膜、棘上韧带、棘间韧带、黄韧带、硬脊膜和蛛网膜。

第二节　背部重点解剖结构的临床应用

　　背部解剖结构可分为五层:皮肤、浅筋膜、固有筋膜浅层、肌血管神经干层、固有筋膜深层。临床手术中常需要注意固有筋膜浅层、肌血管神经干层、固有筋膜深层等重要解剖结构的层次及毗邻关系。本节将根据后正中入路腰椎骨折切开复位内固定术的术中所见,叙述背部重要解剖结构的临床应用。

一、体位

　　患者俯卧于射线可透视的手术台上,胸部和**髂嵴**下方放置棉垫,确保腹部悬空以减少硬膜外出血。调整胸垫、髂垫以通过重力恢复腰椎的矢状位序列(图2-5A)。

二、手术路径构建

两侧髂嵴最高点的连线平对第4腰椎棘突,可以此定位,确定骨折腰椎的序数。以骨折腰椎为中心做后正中皮肤切口约12cm,沿切口方向切开皮肤、浅筋膜,显露固有筋膜浅层。切开固有筋膜浅层,观察到棘上韧带,沿着棘上韧带两侧于骨面剥离肌肉,直至暴露棘突、椎板、关节突关节。腰椎附近肌肉主要包括浅层**背阔肌**和深层的椎旁肌,椎旁肌可分为浅层**竖脊肌**、深层多裂肌和旋肌。需要注意的是手术显露会将椎旁肌作为一个整体来剥离,因此这种肌肉层次在术中并不明显(图2-5B、C)。

腰动脉为供应腰椎血供的节段性动脉,发自**腹主动脉**后壁,在邻近椎弓根处分为两支,一支供应脊髓,另一支向后供应椎旁肌。这些血管常出现在横突间邻近关节突关节处,在手术剥离过程中常易损伤出血。另外,椎旁肌中的动脉分支常形成血管网,而中线处没有血管穿越相对安全,建议尽可能靠中线剥离。如果腰椎骨折为累及前中后三柱横断的屈曲牵张性骨折(Chance骨折),显露过程中可见损伤或断裂的棘上韧带、棘突等腰椎后方结构。

此入路是显露腰椎棘突、椎板、关节突关节最直接的入路。

三、椎弓根螺钉进钉点的定位及置入

腰椎**椎弓根**(pedicle of vertebral arch)是连接脊柱前后柱的管状骨性结构。椎弓根的内侧壁紧贴硬膜囊,内下壁紧贴椎间孔内走行的神经根,腰神经根通常位于椎间孔的上1/3,因此靠近椎弓根内侧、下方进钉比从外侧、上方进钉更加危险。在椎弓根螺钉进钉的定位方法中,小关节间隙和横突中点均是重要的参照点。

常用的进钉点定位有三种方法:人字嵴顶点法、十字交叉法和乳状突法。此处以人字嵴顶点法定位进钉点为例进行描述。腰椎峡部有一隆起的纵嵴,称峡部嵴;上关节突根部后外侧有一隆起的纵嵴,称副突嵴。人字嵴是由副突嵴及峡部嵴组成的“人”字结构,二嵴汇合处为人字嵴顶点(图2-5D)。椎旁肌经骨面剥离后显露椎弓峡部、上下关节突关节,由椎弓峡部向上显露人字嵴。于人字嵴顶点开口,根据术前椎弓根平面CT扫描结果和术中平片所见,在水平面和矢状面上确定椎弓根螺钉的角度,一般在水平面上L_{1-3}有5°~10°的内倾角、L_{4-5}有10°~15°的内倾角。随后改用开路器开路,以有“磨砂感”进入椎弓根内为宜,采用球探进行钉道探查确定位置。两侧分别置入定位针并行C臂机透视见定位针位置良好(图2-5E)。

四、腰椎骨折复位及生理弧度的恢复

正常生理状态下,脊柱在矢状面上呈现为“S”形,有颈、胸、腰、骶四个生理弯曲。腰椎的生理性前凸不仅能增加脊柱的缓冲震荡能力,对负重及维持腰部与骨盆的稳定性也甚为重要,是人体脊柱维持姿势的关键结构之一。

根据术中螺钉间距选取合适长度的钛棒,根据所固定节段腰椎的矢状位生理弧度进行钛棒的折弯,置入固定钛棒,依次拧入螺钉尾帽复位骨折椎体。术中C臂机透视可见椎弓根螺钉位置良好、骨折椎体复位满意、腰椎弧度满意(图2-5F)。

腰椎前凸在维持脊柱矢状位平衡方面具有非常重要的作用,也是手术治疗矫正腰椎畸形的目标。

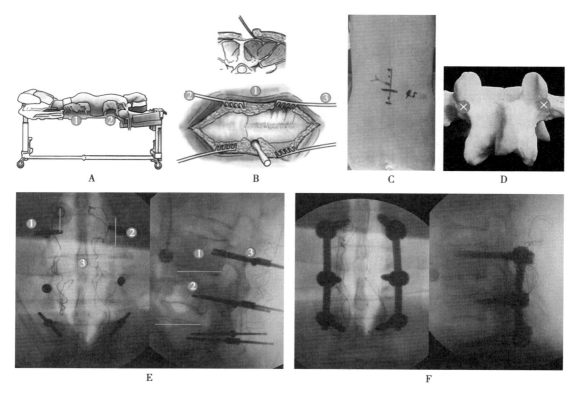

图 2-5　后正中入路腰椎骨折切开复位内固定术

A. 患者俯卧位(1. 髂嵴垫;2. 胸垫)。B. 显露至筋膜层(1. 横突;2. 尾侧;3. 头侧)。C. 标记后正中切口。D. 椎弓根螺钉置入点。E. 椎弓根螺钉定位杆的术中透视(左图:1. 左侧椎弓根;2. 右侧椎弓根;3. 棘突。右图:1. 正常椎体;2. 骨折椎体;3. 椎弓根)。F. 完成复位和内固定后透视像。

（刘培党　任永信　张　旭）

第三章　胸壁局部解剖及临床应用

第一节　胸壁局部解剖

一、境界

胸部以胸廓为支架,表面覆以皮肤、筋膜和肌肉等软组织,内面衬以胸内筋膜,共同构成胸壁。上界自颈静脉切迹、胸锁关节、锁骨上缘、肩峰至第 7 颈椎棘突的连线与颈项部分界;下界自剑突向两侧沿肋弓、第 11 肋前端、第 12 肋下缘至第 12 胸椎棘突与腹部分界;两侧上部分界以三角肌前后缘上份和腋前后襞下缘与胸壁相交处的连线与上肢分界。每侧胸壁可分为胸前区、胸外侧区和胸背区。其中,胸前区位于前正中线与腋前线之间,胸外侧区位于腋前、腋后线之间。胸背区位于腋后线与后正中线之间。

二、体表标志

1. **颈静脉切迹**　胸骨柄上缘的切迹,平对第 2、3 胸椎之间。

2. **锁骨和锁骨下窝**　锁骨居颈静脉切迹两侧,全长均可触及,其中、外 1/3 交界处下方有一凹陷为锁骨下窝,该窝深处有腋血管和臂丛通过,于该窝内锁骨下一横指处,可摸到肩胛骨喙突。

3. **剑突**　上接胸骨体处称剑胸结合,平第 9 胸椎,上端两侧与第 7 肋软骨相接,下端游离并伸至腹前壁上部。

4. **胸骨角**　胸骨柄与体连接处微向前突起,两侧平对第 2 肋,向后平对第 4 胸椎下缘,是计数肋和肋间隙的标志。

5. **肋弓和胸骨下角**　自剑突两侧向外下可触及肋弓,是肝脾的触诊标志。两侧肋弓与剑胸结合处共同围成胸骨下角,该处可触及胸骨剑突。剑突与肋弓的交角称剑肋角,左侧者是心包穿刺常用进针部位之一。

6. **乳头**　男性乳头一般在锁骨中线与第 4 肋间隙交界处,女性略低,并偏外下方。

三、定位线(图 3-1)

1. **前正中线**　经胸骨正中点所作的垂线。
2. **胸骨线**　经胸骨外侧缘所作的垂线。
3. **锁骨中线**　经锁骨中点所作的垂线。
4. **胸骨旁线**　经胸骨线与锁骨中线之间中点所作的垂线。

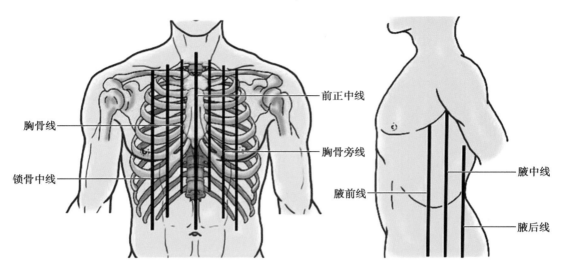

图 3-1 胸部标志线

5. 腋前线和腋后线 经腋前、后襞与胸壁交界处所作的垂线。

四、浅层结构

1. **皮肤** 胸前、外侧区皮肤较薄,除胸骨部的皮肤外,移动性都较大。

2. **浅筋膜** 胸壁的浅筋膜与颈、腹部和上肢浅筋膜相延续,内含脂肪组织、浅血管、淋巴管、皮神经和乳腺(图 3-2)。

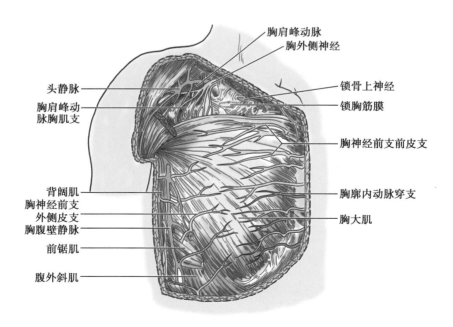

图 3-2 胸前部浅层结构

（1）**皮神经**

锁骨上神经:3~4 支,分布于胸前区上部和肩部皮肤。

肋间神经的前皮支和外侧皮支:肋间神经的前皮支由肋间神经在胸骨两侧发出,分布于胸壁内侧部皮肤;外侧皮支由肋间神经在腋前线附近发出,分布于胸外侧区和胸前区外侧部皮肤。

（2）**浅血管**

胸廓内动脉的穿支:细小,与肋间神经前皮支伴行,在距胸骨侧缘 1cm 处穿出,分布至胸前区内侧部。女性第 2~4 穿支较大,分支分布于乳房,在施行乳腺手术时,应注意结扎止血。

肋间后动脉的前皮支和外侧皮支:与肋间神经的同名分支伴行,分布于胸前、外侧区的肌、皮肤和乳房。

胸腹壁静脉:起自脐周静脉网,沿胸壁外侧部斜向外上行,汇入胸外侧静脉,收集腹壁上部、胸前外侧区浅层的静脉血。

（3）**乳房**（breast）

1）**位置与结构**:青春期未授乳女性乳房呈半球形,位于第 2~6 肋高度,自胸骨旁线向外侧至腋前线。乳房由皮肤、乳腺和脂肪组织构成,输乳管以乳头为中心呈放射状排列,末端开口于乳头。腺叶间结缔组织中有许多与皮肤垂直的纤维束,向浅层连于皮肤,向深层连于胸肌筋膜,该纤维束称"Cooper 韧带"。乳腺肿瘤若累及 Cooper 韧带,可使其缩短而致乳房表面皮肤凹陷,即"酒窝征"（图 3-3）。

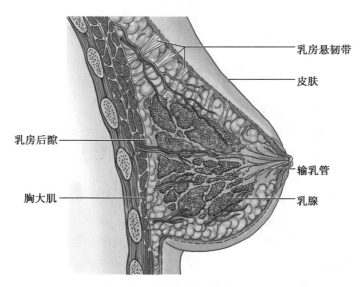

图 3-3　女性乳房（矢状切面）

2）**供应乳房的血管**:乳腺的血供丰富,主要由来自胸廓内动脉的穿支、胸外侧动脉的乳房外侧支和肋间后动脉乳房支供应,它们的伴行静脉分别汇入胸廓内静脉、腋静脉和肋间后静脉。

3）淋巴引流：乳房淋巴分为浅、深淋巴管网。浅淋巴管网在皮下和皮内，深淋巴管网在乳腺小叶周围，两者广泛吻合。乳房外侧部和中央部的淋巴管引流至胸肌淋巴结，为乳房淋巴引流的主要途径；乳房上部的淋巴管引流至尖淋巴结和锁骨上淋巴结；乳房内侧部的淋巴管引流至胸骨旁淋巴结并与对侧乳房的淋巴管相吻合；乳房内下部的淋巴管引流至膈下淋巴结，并与腹前壁上部及膈下淋巴管相吻合；乳房深部的淋巴管经乳房后间隙，穿胸大肌引流至胸肌间淋巴结和尖淋巴结（图3-4）。当乳腺癌累及浅淋巴管时，可导致所收集范围的淋巴回流受阻，发生淋巴水肿，局部皮肤出现点状凹陷，呈"橘皮样"改变，是诊断乳腺癌的重要依据。

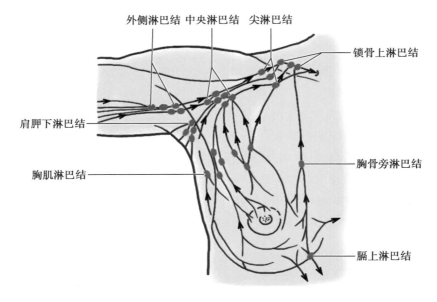

图 3-4 乳房的淋巴回流

3. **深筋膜** 胸前外侧区的深筋膜分浅、深两层。浅层覆盖于胸大肌的表面，较为薄弱。深层位于胸大肌的深面，上端附于锁骨，向下包裹锁骨下肌和胸小肌，并覆盖在前锯肌表面。深层筋膜张于喙突、锁骨下肌和胸小肌上缘的部分，称**锁胸筋膜**（clavipectoral fascia），锁胸筋膜深面有胸外侧神经和胸肩峰动脉的分支穿该筋膜至胸大、小肌。头静脉和淋巴管亦穿此筋膜入腋腔。胸小肌下缘与腋筋膜之间为腋悬韧带（图3-5、图3-6）。

4. **肌层** 胸前外侧区肌层由胸肌和部分腹肌组成。由浅入深分四层：第一层为胸大肌、腹外斜肌和腹直肌的上部；第二层为锁骨下肌、胸小肌和前锯肌；第三层为肋间肌；第四层为贴于胸廓内面的胸横肌。

5. **胸内筋膜** 胸内筋膜是一层致密的结缔组织膜，衬于肋和肋间肌内面。该筋膜厚薄不匀，在胸骨和肋间隙内面的部分较厚，脊柱两侧较薄。胸内筋膜与壁胸膜之间有疏松结缔组织，筋膜向下覆于膈的上面，称膈胸膜筋膜；向上覆于胸膜顶上面，称胸膜上膜（Sibson 筋膜）。

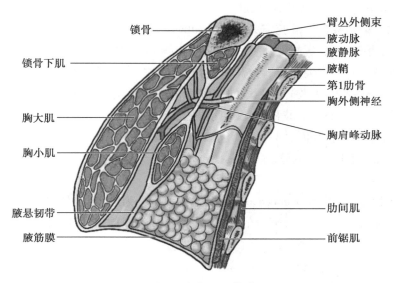

图 3-5　胸前区深筋膜

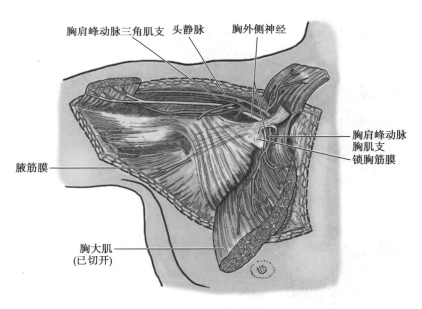

图 3-6　腋腔前壁层次

五、肌间结构

（一）腋区（axillary region）

1. 腋腔的构成 腋区位于胸廓上部与臂上部之间。当上肢外展时,腋区出现向上的浅窝,称**腋窝**（axillary fossa）。腋窝的皮肤较薄,成年人生有腋毛,皮肤内含有大量的皮脂腺和汗腺。腋窝深部呈四棱锥形的腔隙为**腋腔**（axillary cavity）,腋腔是颈部与上肢之间血管与神经的重要通道,可分为顶、底与四壁。腋腔前壁为胸大肌、胸小肌、锁骨下肌、锁胸筋膜与腋悬韧带;后壁由肩胛下肌、大圆肌、背阔肌和肩胛骨围成;内侧壁为胸廓侧壁上4肋及其间的肋间肌和前锯肌;外侧壁为肱骨近侧段的内侧面,肱二头肌短头和喙肱肌;腋腔的底为皮肤、浅筋膜和腋筋膜,自胸壁向上肢移行;腋腔顶即上口,呈三角形,由第1肋骨外缘、锁骨中1/3和肩胛骨上缘围成。颈根部的固有筋膜包被着臂丛和腋血管,形成筋膜鞘,称为腋鞘,由颈部经此口入腋腔(图3-7、图3-8)。

2. 腋腔内容

（1）腋淋巴结（axillary lymph nodes）:根据位置可分为五组:①外侧淋巴结（外侧群）:沿腋静脉远侧段排列,收纳上肢大部分的淋巴,手和前臂感染首先侵及此群;②胸肌淋巴结（前

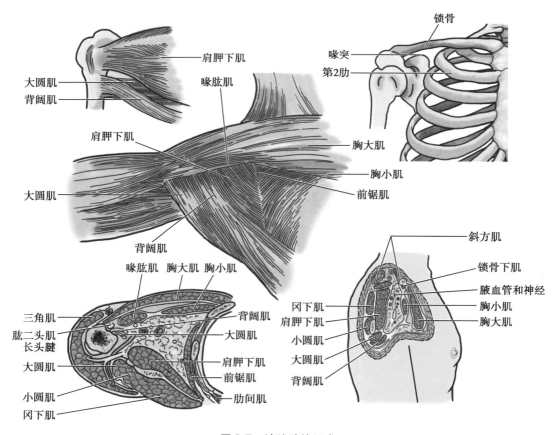

图3-7 腋腔壁的组成

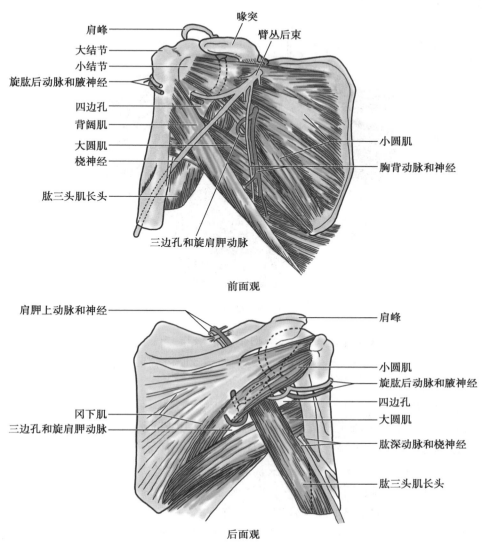

图 3-8 三边孔与四边孔

群）：位于胸外侧动、静脉周围，收纳乳房外侧部及部分上部淋巴、胸前外侧壁及脐平面以上腹壁的淋巴；③肩胛下淋巴结（后群）：位于肩胛下动脉和胸背神经周围，收纳项背部、肩胛部及胸后壁的淋巴；④中央淋巴结（中央群）：位于腋腔中央的脂肪组织中，为最大的一群腋淋巴结，收纳上述三群淋巴结的输出管；⑤尖淋巴结（腋尖群）：位于胸小肌上部，锁胸筋膜深面，沿腋静脉近侧段排列，收纳中央群及部分乳房上部的淋巴，当行乳腺癌根治手术清扫淋巴结时，需注意保护前群附近的胸长神经和与后群相邻的胸背神经（图 3-9）。

（2）**腋鞘**（axillary sheath）：亦称颈腋管，由颈部的椎前筋膜延伸而成，包裹腋动、静脉和臂丛。

（3）**腋动脉**（axillary artery）：锁骨下动脉在越过第 1 肋骨外侧缘后，易名为腋动脉，腋动脉在背阔肌下缘移行为肱动脉。腋动脉以胸小肌为标志将其分为三段：即从起点至胸小

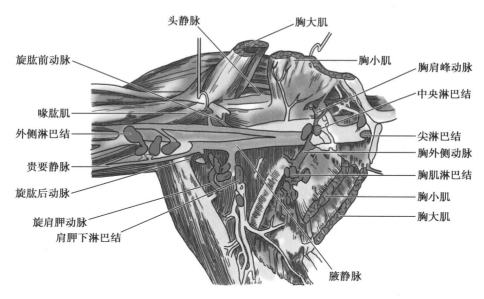

图 3-9　腋淋巴结

肌上缘为第一段;胸小肌深面为第二段;由胸小肌下缘至背阔肌下缘为第三段,腋动脉行程中发出 6 个主要分支:胸上动脉、胸肩峰动脉、胸外侧动脉、肩胛下动脉、旋肱前动脉、旋肱后动脉(图 3-8、图 3-10)。

（4）**腋静脉**(axillary vein):位于腋动脉的前内侧,在背阔肌下缘处由肱静脉延续而来,至第 1 肋骨外侧缘处向上续于锁骨下静脉。腋静脉是上肢静脉的主干,除收纳与腋动脉分支伴行的静脉外,同时接受头静脉和贵要静脉等浅静脉的汇入。

（5）**臂丛**(brachial plexus):先位于腋动脉第 1 段的后外方,继而分为三束包绕腋动脉第 2、3 段。内侧束位于腋动脉的内侧。主要分支有正中神经内侧根、尺神经、前臂内侧皮神经和臂内侧皮神经,都分布至上肢。较细的胸内侧神经分布至胸大、小肌。外侧束位于腋动脉的外侧,主要分支有正中神经外侧根、肌皮神经、胸外侧神经。后束位于腋动脉后方,主要分支有腋神经、桡神经、胸背神经。臂丛的锁骨上部还发出胸长神经(图 3-10)。

（二）**肋间隙**

肋间隙是指相邻两肋之间的间隙,内有肋间肌、肋间血管、神经及结缔组织等,较为薄弱。肋间隙的宽窄不一,上部肋间隙较宽,下部肋间隙较窄。肋弯曲而有弹性,在暴力作用下,可发生骨折。第 3~8 肋曲度大,尤易发生骨折(图 3-11~图 3-13)。

第 1、2 肋间隙的动脉来自肋颈干(源自锁骨下动脉)发出的最上肋间动脉,第 3~11 肋间隙的动脉来自肋间后动脉。肋间后动脉起自胸主动脉,有肋间后静脉和肋间神经伴行。三者并行于肋间隙内,在肋角内侧,位于肋间隙中部,动、静脉缠绕肋间神经周围。在肋角附近,肋间后血管和肋间神经均发出一较小的下支,沿下位肋骨上缘向前。在肋角前方,三者排列顺序自上而下为静脉、动脉、神经。肋间神经常未能被肋沟掩盖。肋间后动脉的上、下支于肋间隙前 1/3 处与胸廓内动脉的肋间前支吻合,下三对肋间后动脉常不分上、下支。因此,胸膜腔穿刺时,常在腋后线至肩胛线之间的第 8 或第 9 肋间隙进针。进针部位在肋间隙

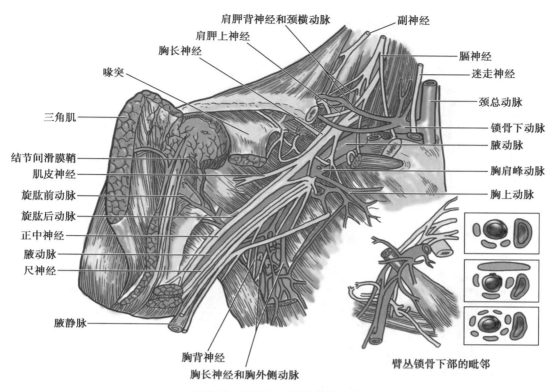

图 3-10　腋腔内容及臂丛的组成

肩胛背神经和颈横动脉
副神经
肩胛上神经
胸长神经
喙突
膈神经
迷走神经
三角肌
颈总动脉
锁骨下动脉
腋动脉
结节间滑膜鞘
肌皮神经
胸肩峰动脉
旋肱前动脉
胸上动脉
旋肱后动脉
正中神经
腋动脉
尺神经
腋静脉
臂丛锁骨下部的毗邻
胸背神经
胸长神经和胸外侧动脉

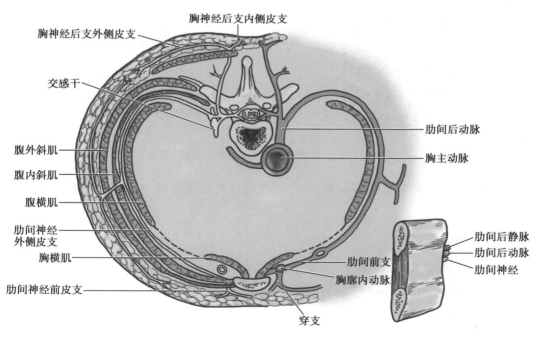

图 3-11　肋间隙及其内容物

胸神经后支内侧皮支
胸神经后支外侧皮支
交感干
肋间后动脉
胸主动脉
腹外斜肌
腹内斜肌
腹横肌
肋间后静脉
肋间后动脉
肋间神经
外侧皮支
肋间神经
胸横肌
肋间前支
胸廓内动脉
肋间神经前皮支
穿支

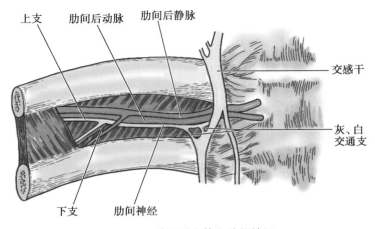

图 3-12　肋间后血管和肋间神经

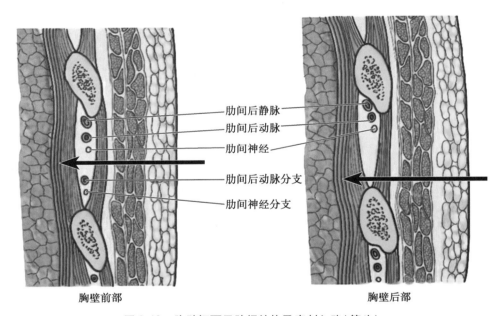

图 3-13　胸壁切面示肋间结构及穿刺入路（箭头）

略偏下位肋的上缘，可避免损伤血管、神经。在肋间隙前部穿刺时，应在上、下肋之间进针（图 3-13）。

六、胸壁的解剖

（一）目的要求
解剖胸前壁和腋区，熟悉胸壁的结构特点，掌握腋腔的构成和内容。

（二）体位
仰卧位。

（三）检查体表标志
根据体表标志和定位线找出相应标志。

（四）操作步骤

第一步：去除皮肤。如图做皮肤切口，切开皮肤（图3-14）。于横切口和正中纵切口交界处提起皮肤，用刀将浅筋膜层内连接皮肤的纤维束切断，去除皮肤（保留男性乳头、女性乳房结构）。

第二步：清理浅筋膜。①在胸骨缘外侧和腋中线附近解剖出1~2支皮神经和血管。第2肋间神经外侧皮支特别发达，分布至腋窝及臂内侧皮肤，故名肋间臂神经。②用镊子在三角肌胸大肌间沟处轻轻分开浅筋膜，即可见在此沟内上行的头静脉。③在锁骨下方可见颈阔肌的起始部及数条锁骨上神经。④解剖女性乳房时，用镊子自乳房周围向乳头放射状剔除脂肪组织，可见乳腺叶及其导管，然后将其与胸大肌筋膜分离，分离时注意观察乳房悬韧带。

第三步：翻胸大肌。清理胸大肌表面的浅筋膜，观察胸大肌的起、止点及肌束方向。然后将手指从胸大肌下缘处插入肌的深面，钝性分离胸大肌及其深面的胸小肌。在离胸大肌起始部约1cm处切断胸大肌（抬起胸大肌下缘，边切边翻）。注意勿损伤胸大肌上缘与三角肌之间的头静脉及胸大肌深面进入该肌的血管、神经。

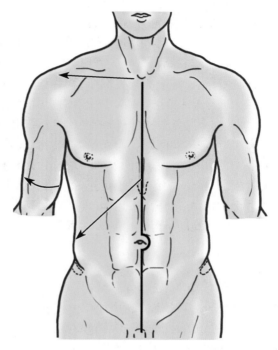

图3-14　胸前区皮肤切口

第四步：翻胸小肌。观察胸小肌的位置及起止点，在胸小肌的下缘附近可找到胸外侧动脉及胸肌淋巴结。用手指沿胸小肌深面钝性分离，然后将该肌在起点部切断、外翻，暴露腋腔。

第五步：解剖腋腔。腋腔中的血管、神经周围有大量的脂肪组织、腋淋巴结，注意重点观察各群淋巴结的位置。

（1）观察腋动脉及其分支：腋动脉以胸小肌为界分为三段。腋动脉第1段：发出细小的胸上动脉，分布到第1、2肋间隙，有时缺如。第2段发出：①胸肩峰动脉：分数支到胸大肌、胸小肌、肩峰及肩关节等处。②胸外侧动脉：沿胸小肌下缘下行，女性此支粗大，并发出分支供应乳房。第3段发出：①肩胛下动脉：较粗大，发自腋动脉第三段，沿肩胛下肌下缘向后下方下行，随即分出旋肩胛动脉，经三边孔至冈下窝，本干延续为胸背动脉，与同名神经伴行，分布于背阔肌深面。②旋肱后动脉：较粗大，伴腋神经穿过四边孔，绕肱骨外科颈内面和后面，在三角肌深面与旋肱前动脉吻合，分布于三角肌和肩关节。③旋肱前动脉：较细小，起自腋动脉第三段，在喙肱肌深面从前方绕过肱骨外科颈，与旋肱后动脉吻合，分布于肱二头肌长头和肩关节。

（2）观察腋静脉：腋静脉位于腋动脉的内侧，其属支大多与同名动脉伴行。在腋静脉远侧段周围有腋淋巴结外侧群，观察后清除。

（3）观察臂丛及其分支：臂丛由颈5~8和胸1神经前支构成，在颈外侧区，此5根合成上干、中干和下干，每干又分成前、后两股，至腋腔再交织成内侧束、外侧束和后束三束，包裹腋动脉的第二段。分布到上肢的神经除胸长神经外,都分别由三个束发出。①由臂丛根部发出胸长神经,经臂丛后方入腋腔,沿前锯肌表面下行。②由外侧束发出肌皮神经和正中神经外侧根,前者斜向下外方,穿过喙肱肌进入臂部。③由内侧束发出者由外侧向内侧依次为正中神经内侧根、尺神经、前臂内侧皮神经和臂内侧皮神经。正中神经内侧根在腋动脉第三段的前外侧与外侧根汇合,进入臂部。尺神经在腋动脉的内侧进入臂部。④由后束发出的有腋神经、桡神经、肩胛下神经和胸背神经等。腋神经伴旋肱后动脉穿四边孔至三角肌深面;桡神经在腋动脉后方,经大圆肌、背阔肌的前面进入臂部;肩胛下神经有 2~3 支,行于肩胛下肌前面,至肩胛下肌和大圆肌;胸背神经与胸背动脉伴行至背阔肌深面。

（4）观察腋腔的壁和尖:拉开腋腔的血管与神经观察腋腔的内侧、外侧和后壁的组成;将胸大肌、胸小肌复位,观察腋腔的前壁;观察腋腔尖的围成。

第六步:解剖肋间隙。剥离第 5、6 肋骨腹外斜肌的起点,注意观察其与前锯肌肌齿的相互关系。在肋间隙观察肋间外肌至肋软骨处移行为肋间外膜。选择第 3~4 肋间隙,沿肋骨下缘切断肋间外肌的起点,不可过深。可先自肋间隙前端将镊柄插入肋间外肌深面与肋间内肌之间,向后外边分离边切断肋间外肌,翻向下方。观察肋间内肌的纤维与肋间外肌纤维方向的不同。在肋下缘小心切开一段肋间内肌,找出肋间神经、肋间后动脉与静脉。

七、总结

1. 肋软骨增加了胸廓的弹性,在一定程度上保护了胸骨和肋骨。如果发生肋骨骨折,常伤及肋间的血管神经,亦可刺破胸膜,造成气胸。

2. 女性乳房淋巴回流在乳腺癌的转移方面有重要意义,对于乳腺癌患者,临床需详细检查乳房的淋巴结。由于两侧乳房淋巴管存在广泛的吻合,也应检查对侧的乳房。

3. 腋腔内淋巴结沿血管神经排列,所以手术如需清扫淋巴结时,应注意勿伤及神经。如损伤胸长神经,可能导致前锯肌瘫痪,形成"翼状肩"。支配背阔肌的胸背神经也易损伤,要注意保护。

4. 掌握肋间隙的结构,尤其是肋间后血管及肋间神经的排列、走行,对胸膜腔穿刺抽气、抽液的进针部位的选择具有重要的意义。

第二节　胸壁重点解剖结构的临床应用

乳房是胸壁的重要器官,一般位于第 2~6 肋间,胸肌筋膜的浅面,自胸骨旁线向外可达腋中线。对于女性,乳房是重要的第二性征。临床上乳房可患多种疾病,恶性疾病中以乳腺癌最为常见。手术是乳腺癌治疗最主要也是最重要的方法之一,乳腺癌改良根治术包括保留胸大、小肌或仅保留胸大肌的两种手术方式。现以保留胸大、小肌的乳腺癌改良根治术为例,介绍其临床应用解剖。

保留胸大、小肌的乳腺癌改良根治术需切除整个患侧乳房,并整块清除同侧腋窝(即解剖学上腋腔的概念,下同)淋巴结及脂肪组织。乳房切除时皮瓣游离范围上至锁骨下方,外侧至背阔肌前缘,内侧至胸骨外缘,下方至肋弓上方。腋窝淋巴结清扫时清除脂肪组织、淋巴结、淋巴管以及小的血管,但必须注意保护腋静脉,胸背动、静脉,胸背神经以及胸长神经。

手术相关的解剖学要点包括如下几个方面。

1. 手术切口根据肿瘤的位置，一般选择横梭形切口、纵梭形切口或三叶草形切口（图 3-15A），切开皮肤后按上述范围游离皮瓣（图 3-15B）。

2. 切除全部乳腺组织和胸肌筋膜（图 3-15C）。

如前所述，腋窝的淋巴结分为 5 组：胸肌淋巴结、外侧淋巴结、肩胛下淋巴结、中央淋巴结及尖淋巴结。乳腺癌腋窝淋巴结清扫的原则是将 5 组淋巴结整块切除。要完成整块切除的重点是沿如下解剖标志进行操作：内侧沿前锯肌表面进行游离；外侧游离至背阔肌前缘；上方紧贴腋静脉下缘进行解剖分离（图 3-15D）。游离结束即完成腋窝淋巴结的清扫。腋窝淋巴及脂肪组织连同乳房整体移除，完成切除操作（图 3-15E、F）。

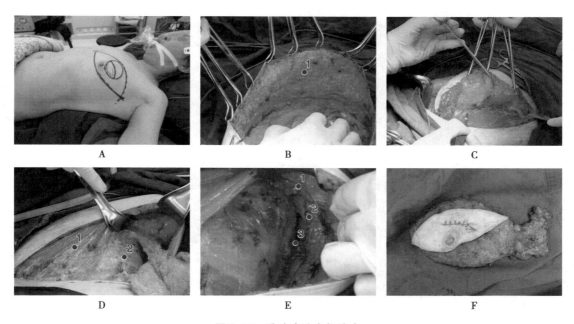

图 3-15　乳腺癌改良根治术

A. 改良根治术梭形切口。B. 游离上皮瓣（1. 上皮瓣）。C. 将乳房从胸大肌表面游离。D. 游离腋窝淋巴脂肪组织（1. 胸大肌；2. 前锯肌）。E. 乳房切除后的腋窝血管神经结构（1. 腋静脉；2. 胸背动静脉、神经；3. 胸长神经）。F. 手术切除标本。

手术过程中避免腋静脉、胸背神经、胸背动静脉及胸长神经的损伤，要点如下。

1. 腋静脉损伤的预防　游离至腋窝顶部，切开锁胸筋膜时需格外小心，锁胸筋膜切开后即可暴露腋静脉；沿腋静脉下缘仔细分离，小心离断回流至腋静脉的血管属支以及腋动脉分支。

2. 胸背动、静脉及胸背神经损伤的预防　胸背动脉为腋动脉的分支。胸背静脉为腋静脉的属支。胸背神经发自臂丛的后束，沿肩胛骨的腋缘至背阔肌。三者相伴沿背阔肌走行。预防其损伤的关键是游离腋静脉下缘时小心进行解剖，暴露出胸背血管及神经；沿背阔肌游离时注意对其进行保护。

3. 胸长神经损伤的预防　胸长神经自臂丛的锁骨上部发出，沿前锯肌的外侧面下降，支配此肌。预防其损伤的关键是沿前锯肌表面进行游离时注意对其进行识别及保护。

（孟海伟　丁　强　肇　毅　黄华兴　朱倩男）

第四章　腹壁局部解剖及临床应用

第一节　腹壁局部解剖

一、境界

腹壁上界由胸骨的剑突及两侧肋弓下缘构成;下界由耻骨联合上缘、两侧的耻骨结节、腹股沟韧带、髂前上棘和髂嵴构成,外侧界为两侧腋中线。

二、体表标志

在腹壁上界可触及的骨性标志主要有剑突和肋弓,下界可触及髂嵴、髂前上棘、耻骨结节、耻骨嵴和耻骨联合。白线位于腹壁前正中线的深部,而脐位于其中部,向后平对第 3~4 腰椎之间,白线两侧为腹直肌。腹直肌肌纤维被 3~5 个腱划分开,腹直肌收缩时,可收缩形成横行浅沟。

三、层次结构特点

腹前外侧壁的不同部位,其层次结构有很大差异。外科手术时,在不同部位做手术切口,常见的有上下腹部正中切口、腹直肌切口、旁正中切口、左右肋弓下斜切口和麦氏切口(即右下腹斜切口)等,必须掌握其不同的层次与结构(图 4-1)。

总体而言,腹壁的解剖结构由浅入深可分为 7 层,依次是皮肤、浅筋膜(皮下组织)、深筋膜、肌肉血管神经层、腹横筋膜、腹膜外筋膜(也称腹膜外脂肪)和壁腹膜。

(一)皮肤

除脐部和腹股沟区外,腹部的皮肤均较薄,移动性大,富有弹性。腹前外侧壁皮肤的感觉神经存在明显的节段性:剑突平面为 T_6 分布范围,肋弓下缘平面为 T_8 分布范围,脐平面为 T_{10} 分布范围,髂前上棘平面为 T_{12} 分布范围,耻骨联合上缘平面(腹股沟上方)为 L_1 分布范围。当胸段及腰上段脊髓出现病变时,可通过腹壁感觉障碍的平面来初步判断病变部位。此外,进行腰麻时可根据感觉神经的节段分布来确定麻醉平面。

(二)浅筋膜(皮下组织)

腹前外侧壁浅筋膜主要由脂肪和疏松结缔组织构成。其个体间差异较大,厚薄不一。脐平面以下的浅筋膜分为浅、深两层,浅层为脂肪层较发达的 Camper 筋膜,深层为富有弹性纤维层的 Scarpa 筋膜。Scarpa 筋膜在腹正中线处附着于白线;在腹股沟处向下附着于腹股沟韧带下方的大腿阔筋膜;在耻骨联合与耻骨结节之间,Scarpa 筋膜向下与阴囊肉膜、会阴

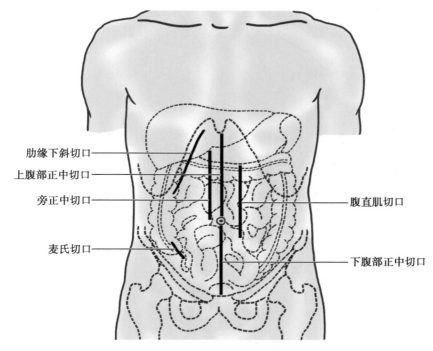

肋缘下斜切口

上腹部正中切口

旁正中切口

麦氏切口

腹直肌切口

下腹部正中切口

图 4-1 腹前壁及外侧壁的常用手术切口

浅筋膜深层(Colles 筋膜)相延续。故当发生尿道球部断裂导致尿液外渗时,尿液可由下向上扩散至同侧腹前外侧壁,但无法越过白线蔓延至对侧腹前外侧壁。

浅筋膜内走行有腹壁浅动脉、浅静脉、浅淋巴管和皮神经。腹前外侧壁上部的细小皮下动脉由肋间后动脉、肋下动脉和肌膈动脉的分支发出。腹前外侧壁下部的两条较大的皮下动脉由股动脉分支发出,包括**腹壁浅动脉**和**旋髂浅动脉**,前者由腹股沟韧带中、内 1/3 交界处向脐部上行;后者越过腹股沟韧带后向髂嵴外侧走行。

腹前外侧壁存在较丰富的浅静脉,在脐部汇合为脐周静脉网。脐部的静脉回流分为两部分,脐以上的浅静脉主要通过胸腹壁静脉汇入腋静脉;脐以下的浅静脉则通过腹壁浅静脉和旋髂浅静脉汇流入大隐静脉,从而沟通了上、下腔静脉系。另外,脐周静脉网通过肝门静脉的附脐静脉,经腹壁上、下静脉等,沟通了肝门静脉和上、下腔静脉,此为门静脉侧支循环途径之一。当出现肝门静脉高压时,可反流至脐周静脉网,呈现以脐为中心的辐射状的脐周静脉曲张,出现"海蛇头"征(图 4-2)。

腹前外侧壁的浅淋巴回流以脐平面为界,脐上部分注入腋淋巴结,脐下部分注入腹股沟浅淋巴结。

(三) 深筋膜

腹壁深筋膜,即固有筋膜,其浅层较为薄弱,附着于腹外斜肌肌质和腱膜的表面,向下附着于腹股沟韧带。固有筋膜浅层和 Scarpa 筋膜在一定程度上可以阻止腹股沟疝和股疝的延展和移位。

(四) 肌肉、血管、神经层

根据腹壁位置及肌层不同,可将腹壁分为中间腹直肌鞘部和外侧腹壁两部分(图 4-3)。

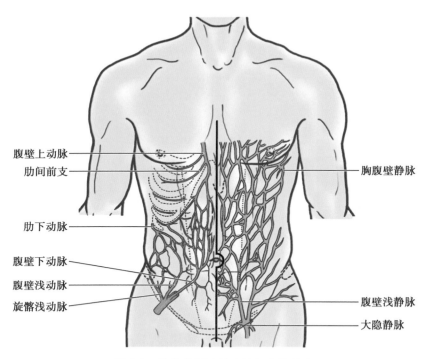

腹壁上动脉
肋间前支
肋下动脉
腹壁下动脉
腹壁浅动脉
旋髂浅动脉

胸腹壁静脉

腹壁浅静脉
大隐静脉

图 4-2 腹前外侧壁的皮神经和浅静脉

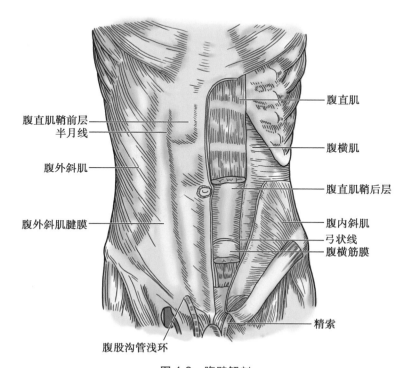

腹直肌鞘前层
半月线
腹外斜肌
腹外斜肌腱膜
腹股沟管浅环

腹直肌
腹横肌
腹直肌鞘后层
腹内斜肌
弓状线
腹横筋膜
精索

图 4-3 腹壁解剖

1. 腹直肌鞘部 该部由浅入深可分为 3 层:腹直肌鞘前层、腹直肌层和腹直肌鞘后层。

腹直肌鞘前层,是由腹外斜肌腱膜和腹内斜肌腱膜的前层愈合而成。但在脐下 4~5cm 平面以下部位,则由腹外斜肌腱膜、腹内斜肌腱膜和腹横肌腱膜共同构成腹直肌鞘的前层。

腹直肌(rectus abdominis)为一对起自耻骨联合上缘和耻骨嵴,向上终止于剑突和第 5~7 肋外缘的上宽下窄的长带状扁肌,位于腹白线的两侧,被腹直肌鞘包裹。腱划为 3~4 条横行的腱性组织,将腹直肌分隔成 4~5 个肌腹。腱划与腹直肌鞘前层紧密连接而不易分离;与腹直肌鞘后层无愈着,故腹直肌鞘后层可自由移动。

腹直肌鞘后层,是由腹内斜肌腱膜的后层和腹横肌腱膜愈合而成。自脐下 4~5cm 处以下,腹内斜肌腱膜的后层和腹横肌腱膜参与腹直肌鞘前层构成,腹直肌鞘后层在此形成一个弓状的游离下缘,称为**弓状线**(arcuate line)或称**半环线**(semicircular line)。此线以下,因腹直肌鞘后层缺如,腹直肌直接与后方的腹横筋膜相贴。

在腹直肌与腹直肌鞘后层之间,有下行的腹壁上动脉和上行的腹壁下动脉,两者在脐水平相互吻合。**腹壁上动脉**(superior epigastric artery)是胸廓内动脉的终末支,由上自下从第 7 肋软骨后方进入腹直肌鞘。**腹壁下动脉**(inferior epigastric artery)起自髂外动脉,于腹横筋膜与壁腹膜之间走行,沿腹股沟韧带的中内 1/3 垂线,经腹股沟管深环的内侧向内上走行,穿过腹横筋膜,跨过弓状线进入腹直肌鞘。其体表投影为:腹股沟韧带中、内 1/3 交界处至脐的连线。故于下腹部行腹腔穿刺术时应注意避让该动脉(图 4-4)。

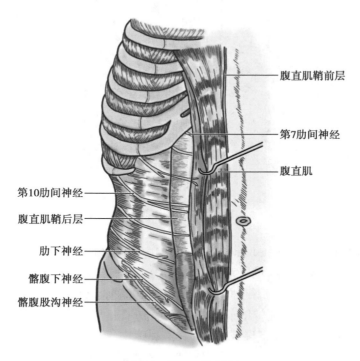

图 4-4 髂腹股沟神经

此外,第 7、8 肋间神经自相应序数的肋间隙,经过肋弓深面,随即进入腹直肌鞘;第 9~11 肋间神经和肋下神经离开相应肋间隙及第 12 肋下缘后,行于腹内斜肌和腹横肌之间,至腹直肌外侧缘处进入腹直肌鞘。这些神经沿途发出肌支支配肋间肌和腹前外侧壁诸肌,发出前皮支分布于腹前壁的皮肤。

2. **外侧腹壁**　主要由腹外斜肌、腹内斜肌和腹横肌 3 层不同走向的肌纤维构成（图4-5）。3 层扁肌的腱膜在腹直肌外侧缘处形成了**腹直肌鞘**（sheath of rectus abdominis），并在腹部正中线愈合形成白线。

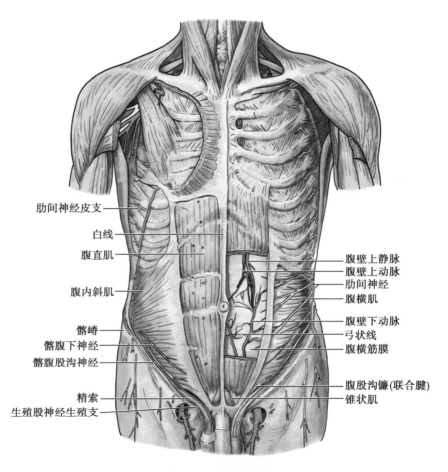

肋间神经皮支

白线

腹直肌

腹内斜肌

髂嵴

髂腹下神经

髂腹股沟神经

精索

生殖股神经生殖支

腹壁上静脉
腹壁上动脉
肋间神经
腹横肌

腹壁下动脉
弓状线
腹横筋膜

腹股沟镰(联合腱)
锥状肌

图 4-5　腹股沟韧带

腹外斜肌（obliquus externus abdominis）是外侧腹壁最浅层的由外上斜向内下走行的扁肌。其以 8 个肌齿起自第 5~12 肋外面，后下部终于髂嵴前部，其余部分移行为薄却坚实的腱膜（图 4-6）。腹外斜肌腱膜的下缘向后卷曲增厚，在髂前上棘和耻骨结节之间形成了**腹股沟韧带**（inguinal ligament），在耻骨结节的外上方形成了三角形的**腹股沟管浅环**（superficial inguinal ring）（又称**腹股沟管皮下环或外口**）。该裂隙中，附着于耻骨联合的上缘部分称为内侧脚，附着于耻骨结节的下缘部分称为外侧脚。外侧脚的部分纤维向内上反转，经过精索的深面附着于白线，称为**反转韧带**（reflected ligament）；另一小部分纤维向后下折转，附着于耻骨梳，形成三角形的**腔隙韧带**（lacunar ligament）（又名**陷窝韧带**），该韧带向外侧延续为**耻骨梳韧带**（pectineal ligament）。这些韧带在腹股沟疝和股疝的修补术中都有重要的临床价值（图 4-7）。

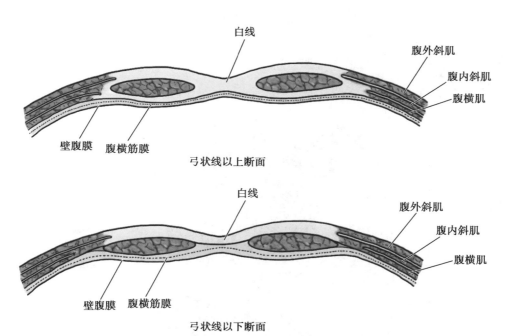

图 4-6 腹横筋膜

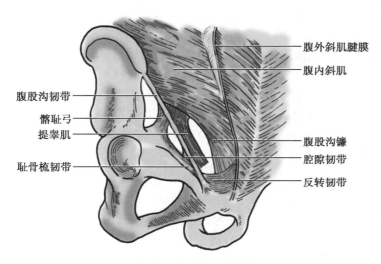

图 4-7 腹股沟区韧带

　　腹内斜肌（obliquus internus abdominis）是腹外斜肌深面的从外下向内上走行的扁肌,呈扇形。起自腹股沟韧带外侧 1/2、髂嵴及胸腰筋膜,后部终于下位 3 根肋骨,其余至腹直肌的外侧缘处移行为腱膜。

　　腹横肌（transversus abdominis）是腹内斜肌深面的从后向前内横行的扁肌。其起自下位 6 根肋骨的内面、胸腰筋膜、髂嵴及腹股沟韧带外侧 1/3,于腹直肌外侧缘处移行为腱膜。

　　腹内斜肌和腹横肌下缘融合,形成弓形向上的游离缘,称为弓状下缘。它越过精索（或子宫圆韧带）的上内方,在腹直肌外侧缘呈腱性融合,称**腹股沟镰**（inguinal falx）或**联合腱**

(conjoint tendon),继续向下绕至精索(或子宫圆韧带)的后方,终于耻骨梳,参与构成腹股沟管的后壁。当腹壁肌肉收缩时,弓状游离缘向腹股沟韧带靠近,有封闭腹股沟管的作用。此外,腹内斜肌和腹横肌下缘的少部分肌纤维包裹睾丸、伴精索向下走行,称为**提睾肌**(cremaster),收缩时发挥上提睾丸的作用(图4-8)。

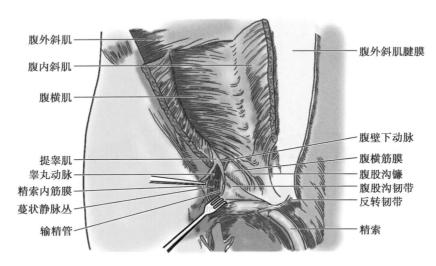

图 4-8　腹内斜肌、腹横肌与腹股沟镰

腹内斜肌和腹横肌之间有肋间后血管、肋间神经、旋髂深血管、髂腹下神经和髂腹股沟神经等,还有将两者紧密连接的结缔组织。下5对肋间后动脉和肋下动脉均起自胸主动脉,进入外侧腹壁后向前下走行,分布于外侧腹壁肌。而4对腰动脉均起自腹主动脉,经腰方肌外侧进入侧腹壁,并与肋下动脉吻合,进而分布于侧腹壁肌。**旋髂深动脉**(deep iliac circumflex artery)起自髂外动脉,向外上方走行,至髂前上棘附近,穿过腹横肌,分布于外侧腹壁肌、髂肌和腰大肌等。故阑尾切除手术时,如果切口过长可能会伤及此动脉。外侧腹壁的动脉多有同名静脉伴行。

在髂前上棘附近,有来自腰丛的**髂腹下神经**(iliohypogastric nerve)和**髂腹股沟神经**(ilioinguinal nerve)穿腹内斜肌,其中髂腹下神经在腹股沟管浅环上方2~3cm处穿过腹外斜肌腱膜,前皮支常从腹股沟管浅环上方穿腹外斜肌腱膜至皮下,分布至耻骨联合上方的皮肤;髂腹股沟神经在腹股沟管内于精索(或子宫圆韧带)外侧走行,出腹股沟管浅环后分布到男性阴囊(或女性大阴唇)前部的皮肤。此外,这两支神经在走行途中分出肌支,支配外侧腹壁肌。在腹股沟疝手术时,必须注意勿损伤上述两神经,以免导致肌肉瘫痪和/或疝复发。

(五) 腹横筋膜

腹内筋膜是指被覆于腹壁最深层肌深面和膈下的深筋膜。按照其覆盖部位的不同,主要分为膈下的膈下筋膜,腹前外侧壁的腹横筋膜,腹后壁的腰方肌筋膜、腰大肌筋膜,相邻部位的腹内筋膜是相互延续的。

腹横筋膜(transverse fascia)是衬贴于腹横肌深面的腹内筋膜,向上接膈下筋膜,向下续髂筋膜和盆筋膜。腹横筋膜的上部较薄弱,接近腹股沟韧带和腹直肌外侧缘处较致密,与腹横肌结合疏松,而与腹直肌鞘后层结合却十分紧密。在腹股沟韧带中点上方约1.5cm处,腹横筋膜形成一个漏斗状突出,称为**腹股沟管深环**(deep inguinal ring)(又称为**腹股沟管腹环或内口**),并向下延续为包裹精索的精索内筋膜。

(六)腹膜外筋膜

腹膜外筋膜(extraperitoneal fascia)也称为**腹膜外脂肪**,是位于腹横筋膜和壁腹膜之间的疏松结缔组织(主要为脂肪组织),在下腹部较上腹部发达。腹膜外筋膜向后与腹膜后间隙的疏松结缔组织相连通。腹壁下动、静脉等均位于此层内,睾丸也在此层中下降到阴囊内。由于腹膜外筋膜的存在,壁腹膜容易剥离,故膀胱、剖宫产等手术,一般不需要打开腹膜腔,在耻骨联合上缘,经腹膜外入路就可开展。

(七)壁腹膜

壁腹膜(parietal peritoneum)为外侧腹壁的最内层,上连膈下腹膜,下续盆壁腹膜。在脐以下,壁腹膜形成 5 条纵行的皱襞,将腹股沟以上的腹前壁内面分为 3 对凹陷。①**脐正中襞**,位于正中线上的一条皱襞,上至脐,下至膀胱尖,内含脐正中韧带(即脐尿管索),是胚胎期脐尿管闭锁后的遗迹;②**脐内侧襞**,为脐正中襞稍外侧的一对皱襞,上至脐,下至膀胱两侧,沿骨盆腔内壁斜行,内含脐动脉索,是胚胎期脐动脉闭锁后的遗迹;③**脐外侧襞**,为最外侧的一对皱襞,也称腹壁下动脉襞,内含腹壁下动、静脉。

在腹股沟韧带上方,脐外侧襞的内、外侧,分别是腹股沟内、外侧窝,为腹前壁的薄弱部位,腹腔的内容物可由此突出形成腹股沟疝。另外,在脐正中襞的两侧还有一对膀胱上窝。

四、肌间结构

(一)腹白线

腹白线,也称**白线**(linea alba),位于腹前正中线,是由两侧腹直肌鞘纤维愈合而形成的纤维结构。腹白线上起剑突,下至耻骨联合。脐上的腹白线宽约 1cm,脐下部位由于两侧腹直肌靠近而变窄增厚。腹白线处血管与神经少,而且无肌层,常被选作腹部手术入路。但也因其血供差,导致此处的伤口愈合慢且不牢固。

(二)脐

脐位于腹前正中线的中点,由致密结缔组织、脐筋膜和腹膜所组成,是腹壁的薄弱部位之一。若脐处发育不良或残留有小间隙,可出现脐疝,反复妊娠和肥胖是导致脐疝的主要诱因。

五、腹股沟区

腹股沟区是髂前上棘所在水平线与腹股沟韧带、腹直肌外侧缘围成的三角形区域。此区域含有两个重要结构——**腹股沟管**和**腹股沟三角**(也称**海氏三角**)。由于在此部位,腹外斜肌已移行为较薄的腱膜,腹内斜肌和腹横肌的下缘不能连接到腹股沟韧带内侧部,男性的精索或女性的子宫圆韧带在此处穿出腹前壁时形成了潜在的裂隙,人体坐立时该区承受了较大的压力,所以该区成为腹壁的主要薄弱部位之一。

(一)腹股沟管

腹股沟管(inguinal canal)是位于腹股沟韧带内侧半上方约 1.5cm 处的肌与筋膜间潜在的裂隙。在成年人,腹股沟管长 4~5cm,由外上斜向内下。男性腹股沟管的形成与胚胎时期睾丸的下降相关(图 4-9)。

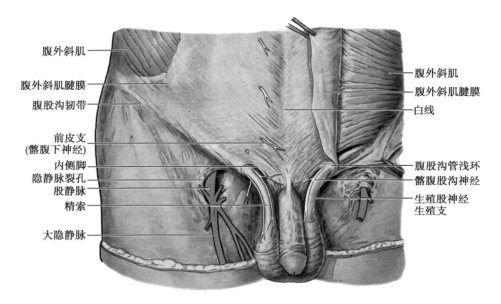

图 4-9　腹股沟管

腹股沟管由内、外两口,和前、后、上、下四壁构成。①内口,即腹股沟管深环(腹环),位于腹股沟韧带中点上方 1.5cm 处(约一横指)、腹壁下动脉的外侧,是男性输精管和睾丸血管会聚之处;②外口,即腹股沟管浅环(皮下环),为腹外斜肌腱膜在耻骨结节外上方形成的三角形裂隙;③前壁,主要由腹外斜肌腱膜构成,外 1/3 部分有腹内斜肌的肌纤维参与;④后壁,主要由腹横筋膜构成,内 1/3 部分尚有发育程度不一的**联合腱**(或称**腹股沟镰**);⑤上壁,由腹内斜肌和腹横肌形成的弓状下缘构成;⑥下壁,由腹股沟韧带构成。

腹股沟管内有男性的精索或女性的子宫圆韧带、髂腹股沟神经和生殖股神经的生殖支穿过。男性的精索由输精管、输精管动静脉、睾丸动静脉、蔓状静脉丛、神经、淋巴管及腹膜鞘突的残余部分组成。**精索有三层被膜:**①**精索内筋膜**,来自腹横筋膜,包绕进入腹股沟管内口后的精索;②**提睾肌**,来自腹内斜肌和腹横肌下缘的部分肌纤维;③**精索外筋膜**,来自腹外斜肌腱膜,包绕穿经腹股沟管外口后的精索。女性的子宫圆韧带常与腹股沟管的管壁融合而消失,也可出腹股沟浅环后终止于耻骨结节、阴阜或大阴唇附近的皮下组织。

腹股沟管有重要的临床意义,其上、下壁之间存在一裂隙,由于构成上壁的腹内斜肌和腹横肌附着于腹股沟韧带的范围有个体差异,故该裂隙的形状与大小不同,通常此裂隙的高度变动在 1~3cm。腹股沟管前、后壁仅为腱膜或筋膜,缺少肌的加强,且腹外斜肌腱膜有三角形的浅环,以及裂隙内有内容物通过,导致腹股沟管为腹壁的薄弱区之一,是疝的好发部位。若腹腔脏器(如肠管或大网膜等)从腹壁下动脉外侧的腹股沟管深环突入腹股沟管内,膨出的脏器推顶壁腹膜形成疝囊,被称为**腹股沟斜疝**,严重的斜疝可进一步在精索被膜包裹之中经腹股沟管浅环至阴囊。

（二）腹股沟三角

腹股沟三角(inguinal triangle)又称**海氏三角**(Hesselbach triangle),位于腹股沟区内侧部,由腹壁下动脉、腹直肌外侧缘和腹股沟韧带内侧半围成。腹外斜肌腱膜构成此三角区域的浅层,腹横筋膜及腹股沟镰构成此三角区域的深层。

由于该区域对应的腹前壁浅表处为腹股沟管浅环,结构较为薄弱,若腹腔脏器(如肠管或大网膜等)从腹壁下动脉内侧的腹股沟三角处向前突出,在腹股沟内侧部位形成半球形可复性肿块,即经过腹股沟管后壁但不经过腹股沟管全长,被称为**腹股沟直疝**。故疝囊颈根部在腹壁下动脉的外侧还是内侧,是手术中区别腹股沟斜疝和直疝的标志。

六、腹壁的解剖

(一) 目的要求

解剖腹壁,熟悉腹壁的层次结构特点及与常用腹壁手术切口的关系,掌握腹直肌鞘、腹股沟管及腹股沟三角的构成和内容。

(二) 体位

仰卧位。

(三) 检查体表标志

根据体表标志和定位线,结合活体,检视触诊体表标志。

(四) 操作步骤

1. 皮肤切口与去除皮肤

方法:①切口从剑突沿正中线向下至耻骨联合上缘;②切口沿肋弓向外下至腋中线;③切口自耻骨联合上缘沿腹股沟韧带向外上至髂前上棘;④沿各切口将腹部皮肤向两侧去除。

2. 解剖浅筋膜内浅血管与皮神经

第一步:在脐平面以下横行切开皮下组织,将手指伸入皮下组织 Scarpa 筋膜与腹外斜肌腱膜之间,向外并向下作钝性分离,观察 Scarpa 筋膜在腹白线、腹股沟韧带和大腿阔筋膜处的附着情况,并且观察其在耻骨联合与耻骨结节之间向下延续至阴囊的情况。

第二步:清理皮下结构,解剖浅血管和皮神经。在正中线两侧和腹外侧壁腋中线的延长线处,分别找出第 7~11 对肋间神经的前皮支和外侧皮支。在腹股沟管浅环内侧脚上方,找出髂腹下神经的前皮支,并注意保护好浅环。在下腹部的皮下组织中,于腹股沟韧带中段找出行向内上方的腹壁浅动、静脉和行向外上方的旋髂浅动、静脉。观察它们的走行、分支或属支。临床上取腹股沟处皮瓣时,经常用到这些血管。

3. 解剖腹外斜肌和腹股沟区

第一步:用刀柄在腹股沟管浅环处钝性分离精索的内、外侧,从而暴露浅环。清理暴露腹外斜肌的其他部分,观察该肌的起点、肌纤维方向及腹外斜肌腱膜。然后切断腹外斜肌外上缘的肋骨起始处,翻起腹外斜肌直至髂嵴上方,再沿腹股沟韧带上方 1.5cm(一横指)处向内下方切开腹外斜肌腱膜,直至腹直肌鞘的外缘。操作时应注意:①不要破坏髂腹下神经和髂腹股沟神经;②当切至浅环时,应绕过浅环上方,在浅环上方作一半环形切口,以保留浅环的完整。

第二步:将腹外斜肌翻向内侧,打开腹股沟管的前壁,查看腹内斜肌在腹股沟韧带的起始处,观察腹内斜肌参与腹股沟管前壁形成的情况。在精索表面找出髂腹股沟神经,在其上方找到与之平行的髂腹下神经。观察腹股沟管上壁,注意腹内斜肌下缘与腹横肌下缘的关系,查看由两肌分出伴精索下行的提睾肌。游离并提起精索,观察腹股沟管的下壁和后壁,注意观察联合腱（腹股沟镰）的位置,关注腹股沟管上壁和下壁之间裂隙的大小。寻找腹壁下血管及其外侧的腹环。观察由腹壁下动脉、腹直肌外侧缘和腹股沟韧带内侧半围成的三角形区域,即腹股沟三角(即海氏三角),此三角区的浅层结构为腹外斜肌腱膜,深层结构为腹股沟镰和腹横筋膜。

4. **解剖腹前外侧壁的肌、血管和神经** 观察腹内斜肌肌纤维呈扇形走行的情况。切口沿肋弓下缘切断腹内斜肌的附着部至腋中线,沿腋中线向下至髂前上棘,再经此点做水平切口直至腹直肌鞘外侧缘。注意所做切口要浅,否则易切断腹横肌,甚至有可能切到腹膜腔。然后将腹内斜肌翻向内侧。在髂前上棘以上,腹内斜肌与腹横肌连接紧密、不易分离,但其间有肋间神经及肋间后血管和自髂前上棘上行至外侧腹壁的旋髂深血管,且两肌的肌纤维方向不同,故翻开腹内斜肌时需特别慎重,可借助上述两点来分辨两肌,将其分开,并使血管、神经贴附在腹横肌的表面。在髂前上棘以下,腹内斜肌与腹横肌连接更紧密,两肌肌纤维方向几乎完全一致,且无血管、神经走行于其间,因此不能强行分离。随后,进一步观察肋间神经、肋间后血管、旋髂深血管的走行,腹横肌纤维走向和移行为腱膜的部位。

5. **解剖腹直肌鞘和腹直肌** 在白线两侧 0.5cm 处切开腹直肌鞘前层,在其上、下两端各做一 1~2cm 的横切口,由内向外翻开腹直肌鞘前层。在腱划处可使用手术刀细心分离腱划与前层的连接,其余部分可钝性分离。然后将显露的腹直肌轻轻向外侧翻起,观察其深面的腹壁上、下血管的位置及走向,以及肋间神经穿入腹直肌鞘的位置与分布规律。在脐下 4~5cm,仔细将腹横筋膜向深部推开,观察腹直肌鞘后层的弓状线。最后观察腹白线分别在脐上、下方的宽度。

第二节 腹壁重点解剖结构的临床应用

随着腹腔镜技术在外科临床的广泛应用,腹股沟疝的腔镜修补手术也逐渐成为趋势。传统的解剖学教材讲述腹壁解剖多从前入路阐述,本节则从腹腔镜的视野角度,以后入路来描述腔镜下的腹股沟区重点解剖结构,在手术中应注意辨识和保护,或作为腔镜手术入路的标志点。既为加深临床手术实践中腹腔镜下腹壁解剖的理解打下基础,也和前入路的描述有所呼应。

以腹股沟疝经腹腹膜前补片修补手术(transabdominal preperitoneal repair,TAPP 修补)为例进行介绍。当腔镜进入腹腔后,首先探查腹膜腔分布,需辨认 5 条皱襞和 2 个陷窝:脐正中襞是腹壁中线的标志,其两侧是脐内侧襞,外侧是脐外侧襞(图 4-10A,其前方为腹壁下血管经过的位置,手术应注意打开脐外侧襞处时不要过深,以免损伤腹壁下血管)。5 条皱襞将盆底区域分成 3 个陷窝(图 4-10A、B):①膀胱上窝,位于两条脐内侧襞之间,膀胱位于其间,前方有腹直肌保护。在切开并分离腹膜时,应避免向内超过脐内侧韧带,否则有损伤膀胱可能。②内侧陷窝,位于脐内侧襞与脐外侧襞之间,是腹股沟直疝突出的部位。③外侧陷窝,位于脐外侧襞外侧,是腹股沟斜疝突出的部位。透过腹膜还可辨认精索或子宫圆韧带,通过手术中体表触诊可扪及髂前上棘的位置,其腹腔内投影位置作为切开腹膜的外侧终点。

观察腹股沟区疝的情况(部位、范围、内容物等),对疝进行分类分型。缺损位于脐外侧襞(腹壁下血管)外侧,为腹股沟斜疝(图 4-10C),其缺损处为内环(即腹环),是腹横筋膜上

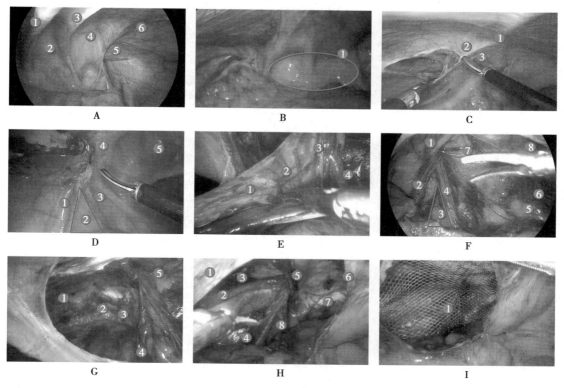

图 4-10 腹股沟疝经腹腹膜前补片修补手术

A. 腹腔镜下腹股沟区重点解剖结构(1. 脐正中襞;2. 膀胱上窝;3. 脐内侧襞;4. 内侧陷窝;5. 外侧陷窝,内环口位置,斜疝突出,该图为右侧腹股沟斜疝;6. 脐外侧襞,覆盖了前方的腹壁下动脉)。B. 腹腔镜下腹股沟区膀胱上窝(1. 膀胱上窝)。C. 腹腔镜下腹股沟斜疝(1. 腹壁下血管;2. 左侧腹股沟斜疝,自髂前上棘腹腔内投影位置开始向内侧切开腹膜至内环口上方1~2cm,向内侧应该保护脐外侧襞覆盖的腹壁下血管;3. 内环)。D. 腹腔镜下腹股沟直疝(1. 精索血管;2. 危险三角,即 Doom 三角;3. 输精管;4. 腹壁下血管;5. 左侧直疝,直疝三角处缺损,腹膜向体表膨出)。E. 腹腔镜下腹股沟斜疝疝囊、输精管及精索血管(1. 右腹股沟斜疝疝囊,即腹膜;2. 精索内筋膜;3. 精索血管;4. 输精管)。F. 腹腔镜下腹股沟区腹膜前外侧间隙(1. 腹壁下血管。2. 输精管。3. 危险三角,即 Doom 三角。4. 精索血管。5. Bogros 间隙腹壁下血管外侧。6. 疼痛三角。7. 内环口:腹壁下血管、输精管、精索血管的交汇处。8. 髂耻束)。G. 腹腔镜下腹股沟区腹膜前内侧间隙(1. 耻骨膀胱间隙,即 Retzius 间隙,腹壁下血管内侧;2. 耻骨联合;3. 耻骨梳韧带;4. 脐膀胱筋膜,其深部为膀胱;5. 腹壁下血管)。H. 肌耻骨孔(1. 联合腱;2. 髂腰肌;3. 斜疝三角;4. 肌耻骨孔;5. 直疝三角;6. 腹直肌外侧缘;7. 耻骨梳韧带;8. 股疝三角)。I. 植入的补片充分覆盖肌耻骨孔,与周围组织有一定的重叠(1. 植入的补片充分覆盖肌耻骨孔,与周围组织有一定的重叠)。

的卵圆形裂隙,精索或子宫圆韧带经内环穿出。内环附近腹横筋膜延伸为精索内筋膜,精索从内环穿过。内环是腹壁下动脉、输精管、精索血管的交汇处,腹腔内容物由此向体表突出即形成腹股沟斜疝。缺损位于脐内侧襞与脐外侧襞之间,为腹股沟直疝(图 4-10D);如果脐外侧襞外侧、脐内侧襞与脐外侧襞之间(即腹壁下血管内侧)同时探查到缺损,则诊断为腹股沟复合疝(马鞍疝,Pantaloon hernia)。如果缺损位于股环,在耻骨梳韧带(上方)及髂耻束间,则考虑股疝。股疝多见于女性,常有腹膜外脂肪嵌顿于股环中,回纳困难时可切断部分髂耻束,但切忌损伤位于外侧的股血管分支。同时需常规探查对侧腹股沟区有无腹壁缺损

（对侧术前无症状，体检及辅助检查未发现异常者），如果存在缺损，则为"隐匿疝"，建议同时修补。

切开腹膜。在内环口上缘 1~2cm、自脐内侧襞至髂前上棘切开腹膜时，应保护脐外侧襞覆盖的腹壁下血管，游离上、下缘的腹膜瓣，进入腹膜前间隙。对于在脐内侧襞内侧的直疝缺损，也应在其外侧切开腹膜，以免损伤膀胱。

分离腹膜前间隙。对于斜疝，切开腹膜后首先需要在疝囊两侧的间隙进行分离（图 4-10E）。外侧间隙（Bogros 间隙，腹壁下血管外侧，图 4-10F）比较容易分离，将切开的外侧腹膜瓣向下方游离至髂腰肌中部水平，注意保护"疼痛三角"内的神经。疼痛三角（图 4-10F）位于精索血管的外上侧、髂耻束的下方，有股外侧皮神经和生殖股神经穿过。生殖股神经来自腰丛，进入腹股沟管内环前分出股支和生殖支。股支进入股鞘，接受大腿近端前方皮肤的感觉，损伤可导致股三角区的感觉过敏；生殖支穿过腹股沟管，接受提睾肌、阴囊和大腿内侧皮肤的感觉，损伤可能会引起射精障碍、射精痛。股外侧皮神经也来自腰丛，在髂耻束的下方通过髂肌的前面，接受大腿外侧皮肤的感觉，因该神经位置较表浅，故较其他神经更容易损伤，手术时应特别注意保护。因此，所有的操作建议贴合腹膜（腹横筋膜后方），保护腹横筋膜和腹膜外脂肪层，从而避免损伤上述神经，否则可能引起术后慢性疼痛。

分离腹膜前内侧间隙（腹壁下血管内侧）。将切开的内侧腹膜瓣向下、向内侧分离，进入耻骨膀胱间隙（Retzius 间隙），显露耻骨梳韧带和耻骨联合并越过中线（图 4-10G）。内侧分离需在腹横筋膜和脐膀胱筋膜之间的疏松间隙进行，如分离过深，可能损伤膀胱。分离耻骨膀胱间隙时，应注意耻骨梳韧带表面可能存在的环状血管结构，称为**死亡冠**（corona mortis）或**死亡环**（circle of death）。死亡冠，是指髂外血管（动脉或静脉）和发自髂内血管的变异粗大的闭孔血管（动脉或静脉）之间的异常吻合支，位于耻骨上支后方，其上端与腹壁下血管或髂外血管相连，下端与闭孔血管相连，损伤后闭孔端缩回闭孔，出血严重且难以控制。如未及时发现，术后可引起大血肿，甚至有导致死亡的报道。

分离疝囊。斜疝疝囊位于腹壁下动脉的外侧，由内环口进入腹股沟管，将斜疝疝囊从腹股沟管内回纳至内环口，并继续将其后方的精索血管、输精管分离至内环口下方约 6cm 处，这种超高位游离疝囊的方法称为精索的"**去腹膜化**"（parietalization），这是非常重要的一个手术步骤，目的是确保有足够的间隙使得补片植入后能平整放置，不会卷曲引起复发。斜疝疝囊与精索结构关系密切，两者之间没有膜性分隔层，游离疝囊应该在疝囊与精索血管、输精管之间的间隙仔细分离，尽量避免拉扯精索，否则有损伤精索血管或输精管的可能。精索血管位于外侧，输精管位于内侧，两者在内环口水平会合后进入腹股沟管，形成的夹角称为危险三角（Doom 三角），是髂外动静脉的区域，损伤后会引起致命的出血。直疝疝囊位于直疝三角内，后方没有精索结构，回纳相对容易，需要将疝入直疝三角内的腹膜、腹膜外脂肪与腹横筋膜分离后方可回纳疝囊。回纳疝囊后常可见直疝三角缺损处的腹横筋膜明显增厚并向体表膨出，称为"假性"疝囊。对于较大的直疝缺损，"假疝囊"术后留有较大空腔，可能会引起积液导致血肿，术中可将松弛的腹横筋膜向腹腔内牵拉后与耻骨梳韧带或腹直肌固定，既可以加强松弛的腹横筋膜又可以减少血肿的发生。

此外，应特别注意腹股沟疝腹腔镜视野下特有的解剖结构——髂耻束，是指覆盖在腹股沟韧带后方的腹横筋膜，其走向和腹股沟韧带完全相同。髂耻束和腹股沟韧带将内侧的缺损分隔成上方的直疝和下方的股疝。

　　无论是斜疝、直疝、股疝,都是从"肌耻骨孔"部位突向体表的。**肌耻骨孔**(myopectineal orifice,MPO,图4-10H)是一个先天的薄弱区域,内侧为腹直肌,外侧为髂腰肌,上界为联合腱,下界为耻骨梳韧带,在这个区域内没有肌纤维组织,抵挡腹腔压力的主要是腹横筋膜。腹腔镜腹股沟疝修补的原理就是利用补片模拟腹横筋膜的作用,覆盖肌耻骨孔并与周围组织有一定的重叠(图4-10I)。

(韩　曙　刘力嘉　李　原)

第五章 四肢局部解剖及临床应用

第一节 四肢局部解剖

　　四肢连于躯干,分上肢和下肢。人类由于劳动和直立,上肢从支持功能中解放出来,成为掌握工具的劳动器官,下肢则仍为支持体重和运动的器官。在解剖结构上,与下肢相比,上肢骨骼更为轻巧,关节囊薄且松弛,肌的数目较多且细长。

一、上肢

(一) 境界

　　上肢(upper limb)连于躯干的两侧,上界以锁骨、肩峰至第7颈椎棘突的连线与颈部相邻,前界以三角肌前缘的上端与腋前襞的连线与胸部相接,后界以三角肌的后缘与腋后襞的连线与背部相续。上肢可分为肩部、腋窝、臂部、肘部、前臂和手部。手又分为手掌、手背和手指三部分。为了解剖操作方便,肩部与腋窝分别在背部、胸壁进行叙述。

(二) 体表标志和主要血管神经的体表投影

　　1. 骨性标志　主要骨性标志有锁骨、肩峰、喙突、肩胛冈、肱骨外上髁、肱骨内上髁、尺神经沟、尺骨鹰嘴、桡骨茎突、尺骨茎突、豌豆骨等。

　　骨性标志是测定上肢的长度及主要血管、神经的位置及判断某些病变的依据。在正常情况下,上述骨性标志均有特定的位置,有些标志之间,还存在一定的位置关系。如上肢的全长由肩峰至中指尖;臂长由肩峰至肱骨外上髁;前臂长由肱骨外上髁至桡骨茎突。又如,在肩部,上方的肩峰,其下外侧的肱骨大结节,及下内侧的喙突,三者间呈一等腰三角形。当肩关节脱位时,三者的位置关系发生变化。再如,肘关节在伸肘时,尺骨鹰嘴与肱骨内、外上髁连成一线,在屈肘时,则形成一等腰三角形,即**肘后三角**(posterior cubital triangle)。当肘关节脱位时,亦可改变这种正常的位置关系。当上肢受损进行体检时,应与健侧进行比较(图5-1)。

　　2. 常用的肌性标志　主要肌性标志有三角肌、肱二头肌、肱二头肌腱、肱三头肌、肱桡肌、桡侧腕屈肌腱、掌长肌腱、尺侧腕屈肌腱、拇长展肌腱、拇短伸肌腱、拇长伸肌腱、指伸肌腱、鱼际(肌)、小鱼际(肌)等。这些肌肉的形态、位置、大小及紧张度等对诊断神经系统的疾病和探查深部血管、神经的定位有重要意义。

　　3. 动脉的体表投影(图5-2)

　　(1) 腋动脉与肱动脉:当上肢外展与躯干成直角、掌心向上时,由锁骨中点至肘窝中点引一直线,此线上1/3的深侧为**腋动脉**(axillary artery),下2/3为**肱动脉**(brachial artery)。

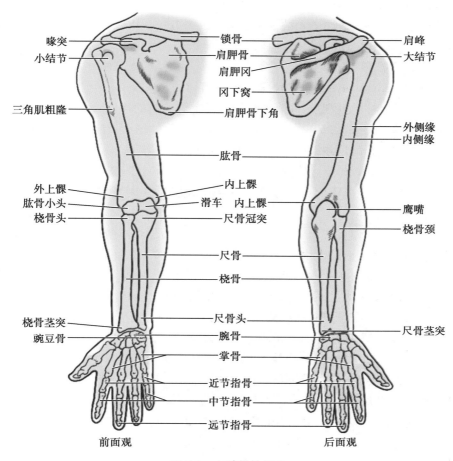

图 5-1 上肢骨性标志

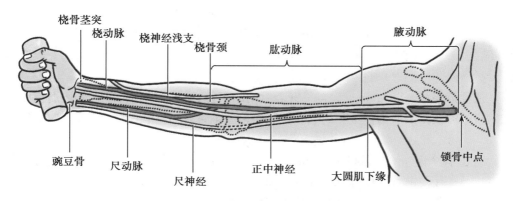

图 5-2 上肢动脉与神经干的投影

（2）**桡动脉**（radial artery）：从肘窝中央下方一横指处，至桡骨茎突内侧半横指处引一连线，桡动脉位于此连线的深侧。

（3）**尺动脉**（ulnar artery）：从肱骨内上髁至豌豆骨作一连线，该线的下 2/3 段为尺动脉下 2/3 段的投影。上述 2/3 段的上端再与肘窝中央下方一横指处作一连线，即尺动脉上 1/3 段的投影。

4. 神经的体表投影

（1）**桡神经**（radial nerve）：自三角肌后缘中、下 1/3 交点处起，经三角肌止点后缘，向下斜过肱骨后方，沿肱桡肌与肱肌之间直下至肱骨外上髁前侧的连线。

（2）**正中神经**（median nerve）：在臂部的定位与肱动脉相同；在前臂位于肱骨内上髁与肱二头肌腱连线中点至腕远侧纹中点稍外侧的连线。

（3）**尺神经**（ulnar nerve）：在臂部的定位，上半段基本上与肱动脉一致，下半段偏内侧至肱骨内上髁的后方；在前臂为从肱骨内上髁至豌豆骨外侧缘的连线。

（三）层次结构特点

上肢呈圆柱形，以骨、关节为中心，肌肉按关节运动轴分群排列，并有肌间隔分开及深筋膜包裹，构成骨筋膜鞘。上肢由浅入深分为 5 层。

1. 皮肤　上肢各部皮肤的厚度和移动性有明显差异。屈侧（除手掌外）较伸侧薄，移动性较大，关节的屈侧更为明显；手掌和手指掌面的皮肤厚而坚韧，角化层较厚，无毛与毛囊、无皮脂腺，但汗腺丰富；在掌纹和指纹处皮肤与深筋膜直接相连，不易滑动；在指腹处，神经末梢特别丰富；手背和手指背面的皮肤薄而松弛，移动性较大。

指甲位于末节指的背面，是指背皮肤的衍生物，由真皮层增厚形成。甲下的真皮为甲床；甲根部的表皮生发层是指甲的生长点；围绕甲根及其侧缘的皮肤皱襞，称甲郭。

2. 浅筋膜　上肢的浅筋膜除手掌部中央和手指掌面外，均较薄而松弛。手掌部中央和指掌面的浅筋膜较致密，内有许多纤维隔连接皮肤和深筋膜，使皮肤不易滑动，有助于握持物体。由于手掌部纤维隔的存在，当手掌感染时，脓液不易扩散，导致局部肿胀，压迫神经末梢引起剧痛。

上肢的浅筋膜内除有疏松结缔组织外，还有浅静脉、浅淋巴管、浅淋巴结和皮神经等。

（1）浅静脉多位于浅筋膜的掌侧面，重要的浅静脉有以下几条。

1）**头静脉**（cephalic vein）：起自手背静脉网的桡侧，沿前臂桡侧，经肘窝前面，再沿肱二头肌外侧向上，经三角肌胸大肌间沟，穿锁胸筋膜，注入腋静脉或锁骨下静脉，末端有时具吻合支连颈外静脉。

2）**贵要静脉**（basilic vein）：起自手背静脉网的尺侧，逐渐转至前臂屈侧，经肘窝处接受肘正中静脉，沿肱二头肌内侧上行，至臂中点稍下方穿深筋膜，注入肱静脉或伴肱静脉注入腋静脉。

3）**肘正中静脉**（median cubital vein）：粗而短，变异较多，斜位于肘窝中间，连接贵要静脉和头静脉，常接受前臂正中静脉的注入。前臂正中静脉有时呈分叉状，分别注入贵要静脉和头静脉，分别称为贵要正中静脉和头正中静脉（图 5-3）。

（2）皮神经位于浅筋膜的深部，贴近深筋膜，大多为臂丛分支。重要的皮神经有以下几条。

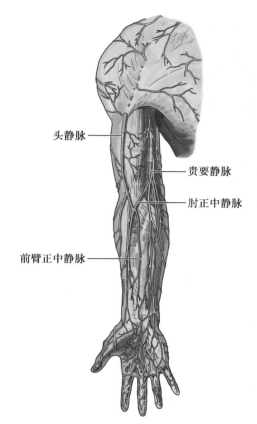

头静脉

贵要静脉

肘正中静脉

前臂正中静脉

图 5-3 上肢浅静脉

1）**臂内侧皮神经**：发自臂丛内侧束，在臂内侧中点穿深筋膜浅出，分布于臂内侧下部的皮肤。

2）**前臂外侧皮神经**：为肌皮神经的终支，在肘部肱二头肌腱外侧穿出深筋膜，在前臂与头静脉伴行，位于静脉的后内侧，分布于前臂外侧。

3）**前臂内侧皮神经**：发自臂丛内侧束，在臂内侧稍下方，穿出深筋膜与贵要静脉伴行，分布于前臂内侧。

4）**桡神经浅支**：为桡神经终支之一，从臂后区穿过外侧肌间隔至臂前区。桡神经浅支在肘部与前臂外侧皮神经以肱肌相隔，肱肌外侧为桡神经，肱肌前面为前臂外侧皮神经。桡神经浅支在前臂中 1/3 段与桡动脉伴行，经桡骨茎突上方绕行至手背，分布于手背桡侧半及桡侧两个半手指近节背面的皮肤（图 5-4~图 5-6）。

5）**尺神经手背支**：在腕上方约 5cm 处发自尺神经，至腕部尺侧稍上方穿出深筋膜，转向手背与贵要静脉起始部伴行，分布于手背尺侧半、小指和无名指尺侧半背面的皮肤以及无名指桡侧半和中指尺侧半近节指背面的皮肤（图 5-5、图 5-6）。

6）手掌的神经：来源于正中神经和尺神经浅支。在手掌部先发出数支**指掌侧总神经**，行至指蹼附近，各分为两支**指掌侧固有神经**。正中神经的分支分布于桡侧三个半指掌侧及其中、远节背侧的皮肤。尺神经的分支分布于手掌尺侧及尺侧一个半指掌侧的皮肤。

此外，还有臂外侧上、下皮神经、臂后皮神经、肋间臂神经、前臂后皮神经等。

3. **深筋膜** 上肢深筋膜根据其所在部位可分为三角肌筋膜、肩胛筋膜、臂筋膜、前臂筋膜和手筋膜等。臂筋膜包裹臂肌，并发出臂内侧和臂外侧肌间隔；附着于肱骨，以分隔臂的屈、伸肌群。臂内、外侧肌间隔与肱骨共同围成臂前区和臂后区骨筋膜鞘。前臂筋膜同样向深部发出肌间隔至前臂屈、伸肌群之间，分别连桡、尺骨，与两骨和前臂骨间膜共同围成前臂前、后骨筋膜鞘。前臂筋膜在腕部附近显著增厚，形成**腕掌侧韧带**（palmar carpal ligament）、**屈肌支持带**（flexor retinaculum，又称**腕横韧带**，transverse carpal ligament）和**伸肌支持带**（extensor retinaculum）。手掌侧筋膜中部为三角形**掌腱膜**（palmar aponeurosis），上端除与屈肌支持带附着外，还与掌长肌腱相延续；下端分出 4 束纵行纤维，附着于 2~5 指腱鞘，四束纵行纤维之间有沿手指两侧走行的血管、神经等通过（图 5-7）。

4. **肌、血管神经干层** 上肢各部肌按肌群进行配布。各肌群位于深筋膜、肌间隔和骨所围成的骨筋膜鞘中。鞘内肌与肌之间形成肌间结构或肌间隙，血管神经干均走行于这些间隙中。上肢的重要肌间结构及筋膜间隙有以下几个。

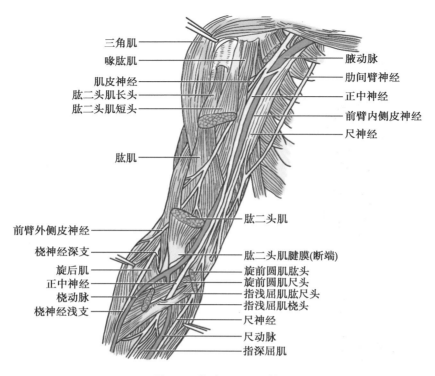

三角肌
喙肱肌
肌皮神经
肱二头肌长头
肱二头肌短头
肱肌

前臂外侧皮神经
桡神经深支
旋后肌
正中神经
桡动脉
桡神经浅支

腋动脉
肋间臂神经
正中神经
前臂内侧皮神经
尺神经

肱二头肌
肱二头肌腱膜(断端)
旋前圆肌肱头
旋前圆肌尺头
指浅屈肌肱尺头
指浅屈肌桡头
尺神经
尺动脉
指深屈肌

图 5-4　前臂区深层结构

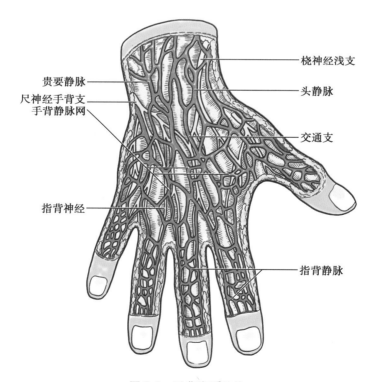

贵要静脉
尺神经手背支
手背静脉网

指背神经

桡神经浅支
头静脉
交通支

指背静脉

图 5-5　手背浅层结构

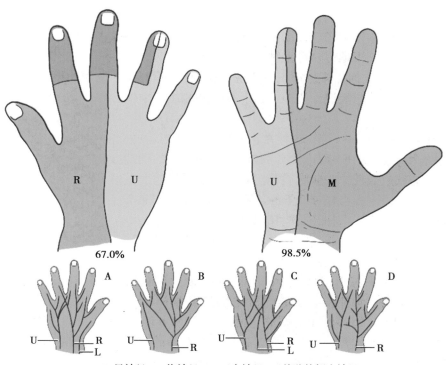

U. 尺神经; R. 桡神经; M. 正中神经; L. 前臂外侧皮神经
A占2%; B占4.5%; C占12.5%; D占67.0%

图 5-6 手皮肤神经分布及变异

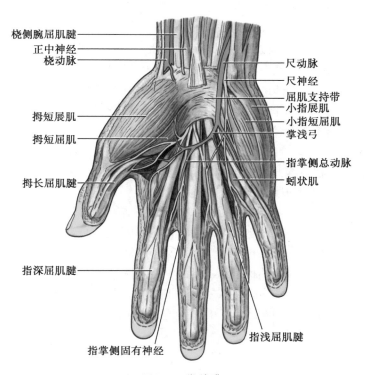

桡侧腕屈肌腱

正中神经

桡动脉

尺动脉

尺神经

屈肌支持带

小指展肌

拇短展肌

小指短屈肌

拇短屈肌

掌浅弓

指掌侧总动脉

拇长屈肌腱

蚓状肌

指深屈肌腱

指浅屈肌腱

指掌侧固有神经

图 5-7 掌腱膜

（1）三角肌胸大肌间沟：位于三角肌前缘与胸大肌外上缘之间，内有头静脉经过。

（2）肱二头肌内侧沟：位于肱二头肌肌腹的内侧，向上通腋腔，内有肱动、静脉与正中神经、尺神经等经过。其下端有时可见肘淋巴结。

（3）肱骨肌管（或称桡神经管）：位于肱三头肌内、外侧头和肱骨的桡神经沟之间。内有桡神经与肱深动、静脉经过。桡神经在上臂后外侧绕至掌侧，走行于肱肌与肱桡肌之间，向下入肘窝的外侧部。

（4）**肘窝**（cubital fossa）：位于肘关节前面，呈三角形。肘窝的上界为肱骨内、外上髁的连线，外侧界为肱桡肌内侧缘，内侧界为旋前圆肌外上缘。肘窝表面由浅入深依次为皮肤、浅筋膜、深筋膜浅层及肱二头肌腱膜，底为肱肌、旋后肌与肘关节囊。肘窝向内上方与肱二头肌内侧沟相通，外上方与桡神经管的延续部相通，向下与前臂的肌间隙相通。肘窝的内容自内侧向外侧，依次为正中神经、肱动脉及其两分支——桡、尺动脉及其伴行的静脉、肱二头肌腱、桡神经浅支与深支。肱动脉在肘窝内的位置表浅，位于肱二头肌腱的内侧，是测量动脉血压时听诊的部位。肘深淋巴结位于肱动脉末端周围。

（5）前臂桡侧沟：位于前臂外侧中下部，肱桡肌和桡侧腕屈肌之间。沟内有桡神经浅支与桡动、静脉组成的血管神经束经过。桡神经浅支是桡神经干的直接延续，下行于桡动脉的外侧，在前臂近侧 1/3 处，两者相距较远，中部 1/3 处两者伴行，远侧 1/3 处又分开。桡神经浅支最后经肱桡肌深面，转至前臂后区。桡动脉有两条静脉伴行，其远侧 1/3 位置表浅，可触及搏动，为临床触摸计数脉搏，也是中医诊脉的部位。

（6）前臂正中沟：位于前臂正中，上半部分位于指浅屈肌和指深屈肌之间，下半部分介于桡侧腕屈肌、掌长肌和指浅屈肌之间。该沟下端通入腕管，内有正中神经通过。正中神经自肘窝向下穿旋前圆肌后即进入前臂正中沟。在沟的下端，其表面仅覆盖掌长肌腱或掌腱膜，易受外伤。

（7）前臂尺侧沟：位于前臂尺侧中下部，尺侧腕屈肌与指浅屈肌之间，内有尺动、静脉和尺神经组成的血管神经束经过。尺神经自肘后尺神经沟下行，穿尺侧腕屈肌起点后转至前臂前面，先在指深屈肌和尺侧腕屈肌之间走行，再于前臂尺侧沟内继续下行，位于尺动、静脉的内侧。尺动脉自肱动脉分出后，经旋前圆肌深面至前臂前区，再经指深屈肌深入前臂尺侧沟，尺动脉的伴行静脉有两条。

（8）**腕管**（carpal canal）：由屈肌支持带（腕横韧带）和腕骨沟围成。腕管内有 9 条屈肌腱（1 条拇长屈肌腱及包绕在其表面的桡侧囊，4 条指浅屈肌腱、4 条指深屈肌腱及包绕在它们表面的尺侧囊）和 1 条正中神经通过（图 5-8）。

（9）手掌的筋膜间隙：位于掌中间深部，内有疏松结缔组织，主要有外侧的鱼际间隙和内侧的掌中间隙。两者被连接掌腱膜与第三掌骨的筋膜（掌中隔）分开。

1）**鱼际间隙**（thenar space）：位于手掌的桡侧半深面，前界为掌中隔前部、示指肌腱、第 1 蚓状肌，后界为拇收肌及其表面的筋膜，外侧界为鱼际肌和拇长屈肌腱及桡侧囊（拇长屈肌腱鞘），尺侧界为掌中隔后部。此间隙的近侧是盲端，远侧端经第 1 蚓状肌管与示指背侧相交通，如果直接刺伤间隙、示指腱鞘炎的脓液穿破后向上溢流或掌骨骨髓炎等，均可引起此间隙的感染。

2）**掌中间隙**（midpalmar space）：位于掌心部的尺侧半的深面，前界为第 2~4 蚓状肌和第 3~5 指的屈肌腱；后界为掌中隔后部和第 3、4 掌骨；外侧界为掌中隔；内侧界为内侧肌间

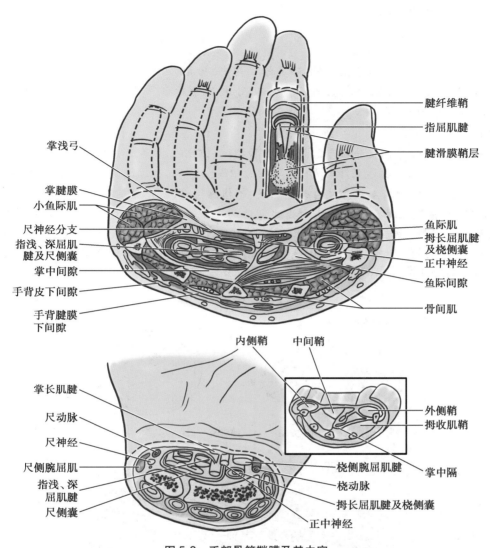

腱纤维鞘
指屈肌腱
腱滑膜鞘层

掌浅弓
掌腱膜
小鱼际肌
尺神经分支
指浅、深屈肌腱及尺侧囊
掌中间隙
手背皮下间隙
手背腱膜下间隙

鱼际肌
拇长屈肌腱及桡侧囊
正中神经
鱼际间隙
骨间肌

内侧鞘　　中间鞘

掌长肌腱
尺动脉
尺神经
尺侧腕屈肌
指浅、深屈肌腱
尺侧囊

外侧鞘
拇收肌鞘
掌中隔

桡侧腕屈肌腱
桡动脉
拇长屈肌腱及桡侧囊
正中神经

图 5-8　手部骨筋鞘膜及其内容

隔。间隙的近端变窄,达屈肌总腱鞘的深面,经腕管与前臂屈肌后间隙相通,远侧经第 2、3、4 蚓状肌管,达第 2~4 指蹼间隙,并与第 3、4、5 指背相通。与鱼际间隙相似,若受伤感染以后,腔内的脓液可沿上述间隙蔓延。

（10）手掌的血管弓

1）**掌浅弓**（superficial palmar arch）:在掌腱膜的深面,由尺动脉的末端和桡动脉的掌浅支吻合,在掌腱膜的深面还有掌浅弓的分支(指掌侧总动脉)、尺神经的浅支和正中神经的分支(指掌侧总神经)。

2）**掌深弓**（deep palmar arch）:位于屈指肌腱的深面,由桡动脉的末端和尺动脉的掌深支组成。由掌深弓发出 3 条掌心动脉,沿骨间掌侧肌前面下行,至掌指关节处与对应的指掌侧总动脉吻合。位于屈指肌腱深面的除掌深弓及其分支外,还有尺神经的深支。

5. 骨和骨连结 略。

【附】手指

手指借掌指关节与手掌相连,运动灵活。其中,拇指粗短,仅有两节指骨。拇指腕掌关节为鞍状关节,运动范围较大,它与示、中、环、小指处于对立位置,可进行屈伸、收展和对掌运动,其作用极为重要。

(1)浅层结构

1)皮肤:手指掌侧皮肤较厚,富有汗腺和指纹,但无毛、毛囊和皮脂腺。

2)浅筋膜:指掌侧浅筋膜较厚,皮下脂肪积聚成球状,有纤维隔将皮肤连于屈肌腱鞘。在指横纹处,无浅筋膜,皮肤直接与腱鞘相连,刺伤感染时,常导致腱鞘炎。在远节指骨远侧4/5的皮肤和骨膜之间有纤维隔连于指远侧纹的皮下和指深屈肌腱末端,形成指端的封闭间隙,称指髓间隙。纤维隔将指腹的脂肪分成小叶,当指端感染肿胀时,压迫指的血管和神经末梢,引起剧烈的疼痛及指骨远侧端坏死。应及时进行指端侧方切开减压。此时,必须切断纤维隔,引流才能通畅(图5-9)。

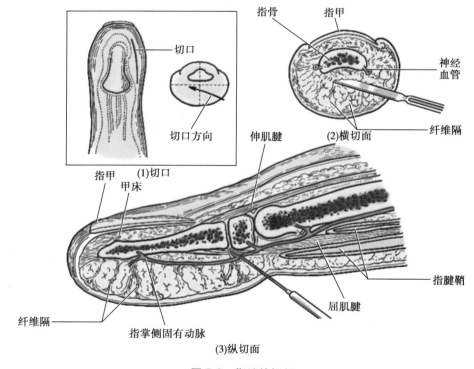

图5-9 指端的解剖

(2)深层结构

1)指浅、深屈肌腱的附着:第2~4指各有指浅、指深两条屈肌腱,行于指腱鞘内。指浅屈肌腱在近节指骨处覆盖并包绕指深屈肌腱;向远侧分为两股,附于中节指骨的侧缘,形成腱裂孔,容指深屈肌腱穿过。指深屈肌腱止于远节指骨底。指浅屈肌腱主要屈近侧指间关节,指深屈肌腱可屈远、近侧指间关节。

2）指腱鞘：为包绕指浅、指深屈肌腱的鞘管,由腱纤维鞘和腱滑膜鞘组成。腱纤维鞘为手指深筋膜增厚,附着于指骨及关节囊的两侧,形成的一骨纤维性管道,对肌腱起约束、支持作用。腱滑膜鞘位于腱纤维鞘内,分脏、壁两层。其中,第2~4指的腱滑膜鞘从远节指骨底向近侧延伸,均越过3个关节,达掌指关节的近侧,部分拇指及小指的腱滑膜鞘分别与桡侧囊、尺侧囊相通(图5-10)。

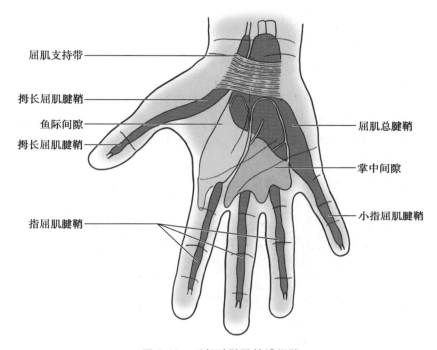

屈肌支持带
拇长屈肌腱鞘
鱼际间隙
拇长屈肌腱鞘
屈肌总腱鞘
掌中间隙
小指屈肌腱鞘
指屈肌腱鞘

图5-10 手部腱鞘及筋膜间隙

（四）上肢的解剖

1. 目的要求

（1）熟悉上肢的骨性和肌性体表标志以及血管、神经的体表投影。

（2）解剖出主要的浅静脉(头静脉、贵要静脉和肘正中静脉)、皮神经(前臂外侧皮神经、臂内侧皮神经和前臂内侧皮神经、指掌侧固有神经、尺神经手背支、桡神经浅支及指背神经),了解其分布部位。

（3）解剖出上肢的深筋膜,观察其各部的特点及其主要形成结构。

（4）观察并掌握上肢肌的分布及其肌间结构的构成、连通关系、肌间结构内的主要神经、血管的走行与分布。

2. 操作和观察步骤

（1）解剖上肢皮下浅层结构

第一步：按前述内容,结合活体检视触诊下列骨性标志:锁骨、肩胛骨的肩峰与肩胛冈、肱骨内上髁、外上髁、尺骨鹰嘴、桡骨茎突、尺骨茎突和豌豆骨等。肌性标志:三角肌、肱二头肌腱、肱三头肌腱、肱桡肌、桡侧腕屈肌腱、掌长肌腱和掌腱膜、尺侧腕屈肌腱、拇长展肌腱、拇短伸肌腱、拇长伸肌腱和大、小鱼际等。

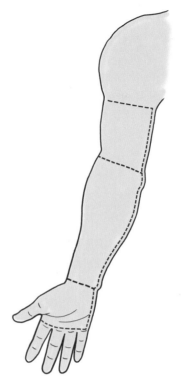

第二步:取仰卧位,切皮。按图 5-11 所示的虚线行上肢的解剖切口。

第三步:切除皮肤。切除上肢掌侧皮肤,从切口处拉起皮肤,向外侧切除,直到上肢外侧缘,皮瓣深面尽量不留脂肪,但不能过深,以免切坏浅静脉和皮神经,注意不要损伤肘部的肱二头肌腱与掌部的掌腱膜。如切除手指的皮肤时间不足时,可只切除中指的皮肤。

第四步:清理和观察掌侧浅筋膜内的结构。

1)在上臂前外侧半浅筋膜内清理出头静脉,并观察其位置、来源、走向和注入部位。

2)在上臂前内侧清理出臂内侧皮神经与贵要静脉。观察其位置、走向、神经的分布、静脉的注入部位。

3)在肘窝皮下清理出肘正中静脉和前臂正中静脉,观察它们的位置和连接形式。

4)在肘窝部肱二头肌腱两侧及前臂内、外侧,清理出前臂内侧和外侧皮神经,观察其位置、来源、走向和分布范围,并观察其与头静脉、贵要静脉的关系。

5)在手掌清理出掌腱膜,分清其边缘,再在中指两侧找出指掌侧固有动脉与神经,观察其位置、来源与分布范围。

图 5-11 上肢的皮肤切口

6)仔细解剖中指的浅筋膜,观察末节指掌侧面的皮下脂肪之间的纤维隔是否垂直地附于末节指骨的骨膜上。纤维隔之间形成紧密而缺少伸缩性的密闭小腔。

第五步:切除上肢背侧的皮肤。

第六步:清理并观察背侧浅筋膜的内容。

1)在上臂背侧清理出臂后皮神经与前臂后皮神经,并观察其位置、来源和分布。

2)在手背部清理并观察手背静脉网,清理出桡神经浅支、尺神经手背支及指背神经。

第七步:检查、观察上肢各部深筋膜的性状(厚薄、紧张程度、形成的特殊结构、皮神经与浅静脉穿过的部位等)。

(2)解剖上肢掌侧肌肉、血管、神经

第一步:保留并游离浅静脉、皮神经。

第二步:除保留浅静脉、皮神经外,可切除各处的深筋膜,但要注意在前臂的上端,浅层肌与深筋膜紧密相连,勿强行去除此处深筋膜,以免损伤肌肉。此外,在肘部注意保留肱二头肌腱膜,腕部保留屈肌和伸肌支持带,掌部保留掌腱膜。

第三步:清理各部肌肉的边缘(以钝性分离为主)和肌间结构,并初步辨认肌肉(图 5-12)。

第四步:翻开已切断起点的胸大肌,在肱二头肌内侧沟内,分离出肱动脉、肱静脉、正中神经、尺神经和前臂内侧皮神经。仔细观察其经过、走向、相互关系、分支和分布范围。在肱肌与肱三头肌之间,观察臂内侧和臂外侧肌间隔。在臂内侧肌间隔的下部前方,寻找肘淋巴结(有无;数目)。在臂内侧肌间隔的后方,可见尺神经绕到肱骨内上髁的后方。

第五步:将肱二头肌内侧缘向外侧拉开,观察其深面的肌皮神经(注意其来源、经过及分布。在肘窝稍上方处穿出深筋膜,分布于前臂外侧皮肤)。

第六步:在肘窝先观察肱二头肌腱膜与肱二头肌腱,再剔除肘窝内的脂肪组织,观察肘窝的组成。清理位于肘窝外侧半的桡神经主干下端及其分支(浅支与深支)、桡动脉及其分支(桡侧返动脉);清理内侧半的正中神经、肱动脉下端和尺动脉及其分支(尺侧返动脉与骨间总动脉),检查肘窝的交通、各动脉伴行的同名静脉。

第七步:清理观察前臂浅层肌:肱桡肌、旋前圆肌、桡侧腕屈肌、掌长肌和尺侧腕屈肌(注意肌的位置、排列次序、走向和起点)。

第八步:在肱桡肌、桡侧腕屈肌围成的前臂桡侧沟内,找出并观察桡动脉、桡静脉、桡神经浅支(注意其分支和分布)(图5-13)。

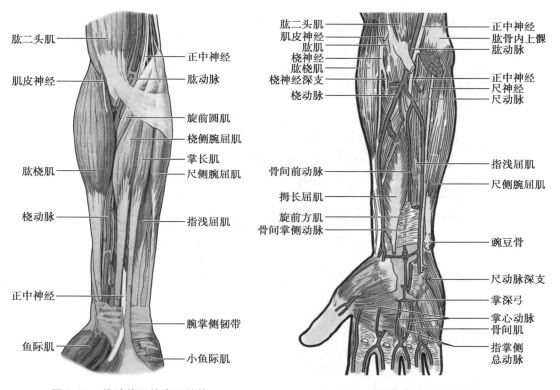

图5-12　前臂前面的浅层结构　　　　图5-13　前臂前面的深层结构

第九步:将旋前圆肌、桡侧腕屈肌和掌长肌拉向桡侧,以检查它们深侧的指浅屈肌(注意其位置、毗邻和起点)。

第十步:先后将指浅屈肌拉向桡侧和尺侧,观察其深面的指深屈肌和拇长屈肌,并观察位于指浅、深屈肌之间的正中神经,注意它发出哪些肌支;进入哪些肌肉;下端进入手掌部的部位。

第十一步:在指浅屈肌与尺侧腕屈肌围成的前臂尺侧沟内,找出尺动、静脉和尺神经主干,观察其来源、位置、走向、分支和供应区。

第十二步:在腕掌部处自内向外剥下掌腱膜,剥离时尽可能地紧靠掌腱膜的深面,切勿损伤其深面的掌浅弓。切断掌腱膜远端附于指腱鞘的四束纤维后,向腕部翻起,观察位于其深面的掌浅弓形态及其分支、正中神经返支、尺神经与正中神经分出的指掌侧总神经(位置及分支)和蚓状肌(位置、神经支配等)。

第十三步:手掌有两个重要的腱鞘:包被拇长屈肌腱,称拇长屈肌腱鞘,又叫桡侧囊;包被指浅屈肌腱和指深屈肌腱的掌部和该二肌第5指的肌腱,称屈肌总腱鞘,又称尺侧囊。第2、3、4指屈肌腱的手指部分每个肌腱则另有单独的指腱鞘,一般不与尺侧囊相通。为了证实桡侧囊、尺侧囊和3个单独指腱鞘的存在和连通关系,可用注射器将清水或带淡颜色的液体注入上述腱鞘内,可见腱鞘隆起及连通情况(见图5-10)。

(3) 解剖上肢背侧肌肉、血管、神经

第一步:取俯卧位。

第二步:游离皮神经至穿出处,切除浅筋膜及背侧各部的深筋膜,注意上部的深筋膜与肌肉结合较紧,不能强行去除,以免损伤肌肉。切除腕部深筋膜时,注意保留背侧的伸肌支持带,检查其与伸肌腱以及有关腱鞘的关系。

第三步:分离并检查浅层各部肌肉(三角肌,肱三头肌,桡侧腕长、短伸肌,指伸肌,小指伸肌,尺侧腕伸肌)的位置及排列(图5-14)。

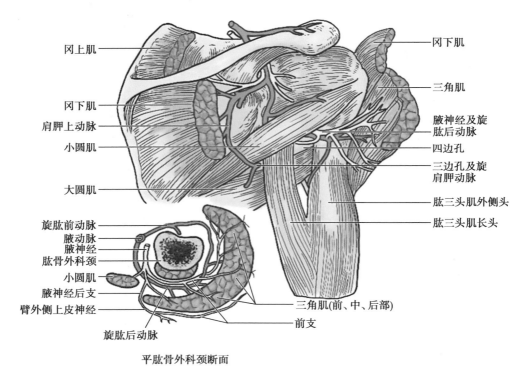

平肱骨外科颈断面

图 5-14　三角肌区与肩胛区的结构

第四步:切断三角肌在肩胛冈的起点,翻开三角肌后半,找出其深侧的肱三头肌长头,检视其内、外侧肌间隙的围成与穿行结构:三边孔(旋肩胛血管经过),四边孔(旋肱后血管和腋神经经过)。在肱三头肌长头和外侧头之间作钝性分离,寻找进入肱骨肌管的肱深血管和桡神经。分开肱桡肌与肱肌外侧缘,可见桡动脉上端发出的桡侧返动脉和桡神经的下段(图5-15)。

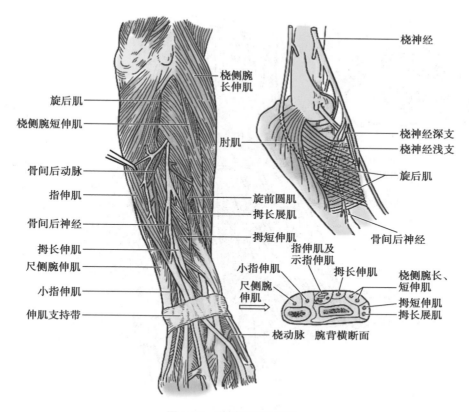

图 5-15　前臂区深层结构

第五步：向内翻开指伸肌，分离并观察其深侧的肌肉（旋后肌、拇长展肌、拇短伸肌、拇长伸肌、示指伸肌）。

第六步：在旋后肌的下缘找出前臂骨间背侧动脉、静脉与神经，观察其来源、走向、供给区。注意观察旋前圆肌与旋后肌止点的位置（旋前圆肌止于桡骨外侧面的中部，旋后肌止于桡骨前面的上部）。

第七步：观察手背侧的伸肌支持带、肌腱及腱鞘（如拇长展肌、拇短伸肌、拇长伸肌、指伸肌的腱鞘等），注意观察由拇长展肌、拇短伸肌、拇长伸肌三个肌腱围成的解剖学"鼻烟窝"。同样可注入清水，观察各腱鞘的范围。腕背的腱鞘如果增厚增大，可形成腱鞘囊肿。手背的肌腱易受切割伤，在外伤后，必须缝接好，故其排列位置要仔细观察（从桡侧向尺侧分别是：拇长展肌腱、拇短伸肌腱、拇长伸肌腱、四条指伸肌腱和小指伸肌腱）（图 5-16）。

（五）提要

1. 关注上肢浅静脉的位置与名称，因其在临床上常用来采血、输液和输血等。

2. 上肢的皮神经从分布角度看，并无节段性，但从神经根的组成上看，仍有明显的节段性，即由第 4 颈神经到第 2 胸神经组成，具体分布如下：

（1）第 4 颈神经（颈 4）分布于肩部。

（2）第 5 颈神经（颈 5）分布于臂桡侧的皮肤。

（3）第 6 颈神经（颈 6）分布于前臂桡侧和拇指的皮肤。

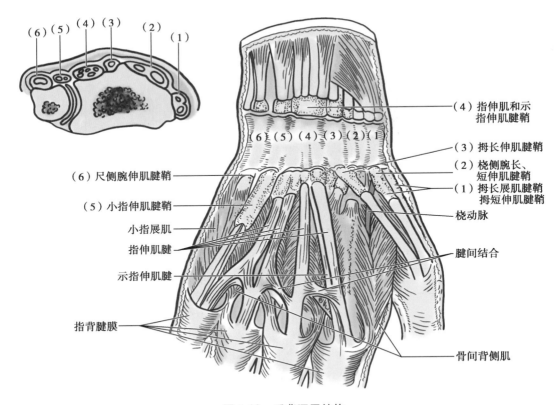

（4）指伸肌和示指伸肌腱鞘

（3）拇长伸肌腱鞘

（2）桡侧腕长、短伸肌腱鞘

（1）拇长展肌腱鞘 拇短伸肌腱鞘

桡动脉

腱间结合

骨间背侧肌

（6）尺侧腕伸肌腱鞘

（5）小指伸肌腱鞘

小指展肌

指伸肌腱

示指伸肌腱

指背腱膜

图 5-16　手背深层结构

（4）第 7 颈神经（颈 7）分布于手的皮肤（第 2、3、4 指与手掌）。

（5）第 8 颈神经（颈 8）分布于前臂尺侧和小指的皮肤。

（6）第 1 胸神经（胸 1）分布于臂尺侧的皮肤。

（7）第 2 胸神经（胸 2）分布于腋窝的皮肤。

神经根部受压或含有这些节段的神经纤维的具体神经受伤害时，上肢相应的神经分布区可出现麻木、刺痛或感觉缺失。

3. 记住肌肉的附着点对理解骨折断端的移位和力的作用方向十分重要。

（1）锁骨的骨折与移位：锁骨的位置表浅，有胸锁乳突肌和胸大肌等附着，骨折一般多见于骨干的内中 1/3 交界处。骨折后，内半骨折端受胸锁乳突肌牵引而往往向后上移位，外半骨折端由于锁骨下肌、胸大肌的牵引和上肢的重力作用向前下移位（图 5-17）。

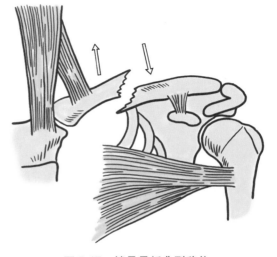

图 5-17　锁骨骨折典型移位

（2）肱骨干骨折与移位：如骨折线位于三角肌附着点以上，近侧端受胸大肌、背阔肌、大圆肌的作用向内移位，远侧端受三角肌收缩向上外方移位，并同时受纵向肌群作用，而出现短缩（图5-18）。如骨折线位于三角肌附着点以下，骨折近端受三角肌及喙肱肌的作用而向前、向外移位，远侧端因纵向肌群作用而产生向上的移位（图5-19）。

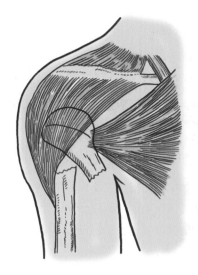

图5-18　骨折位于三角肌附着点以上肱骨骨折端移位示意图

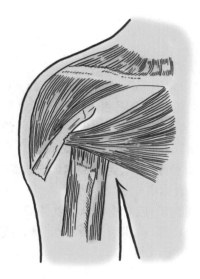

图5-19　骨折位于三角肌附着点以下肱骨骨折端移位示意图

（3）桡骨的Colles骨折与移位：人跌倒时如果手掌外侧着地，可由于体位、力量、年龄等因素发生不同的后果。年龄较大的人最可能发生的后果是Colles骨折。骨折部位约在桡腕关节以上2.5cm处，远侧骨端由于肱桡肌的作用向后（背侧）移位，近侧骨端由于旋前方肌的收缩而向前移位，而且通常发生骨折端的嵌插（图5-20）。

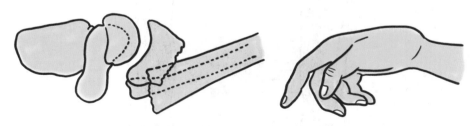

图5-20　典型Colles骨折的餐叉状畸形

4. 上肢骨折与神经损伤

（1）肱骨外科颈骨折或肩关节脱位可能使腋神经受损，表现为三角肌萎缩而导致肩外展无力和三角肌表面一小块皮肤感觉丧失。

（2）肱骨中1/3骨折常致桡神经损伤。

（3）肱骨内上髁骨折时常发生尺神经的损伤。

5. 手的各种间隙具有重要的临床意义，如间隙感染后化脓，脓液的蓄积部位、相邻间隙的相互交通蔓延、外科治疗时的切开引流部位等，均与间隙的位置、周围毗邻关系等有关。

（1）指腱鞘、拇长屈肌腱鞘、屈肌总腱鞘部由于刺伤或其他外伤,以及指端发炎,可受到直接的侵犯或间接的感染。由于拇长屈肌腱鞘和屈肌总腱鞘都可向近侧到达腕部以上,故其感染也可蔓延至前臂。

（2）手掌中部的掌中间隙与桡侧的鱼际间隙,可因穿透伤而感染,也可因腱鞘的感染而引起继发性感染。

二、下肢

（一）境界和分区

下肢(lower limb)与躯干相连,前方以腹股沟韧带与腹部分界,外侧和后方以髂嵴与腰、骶部分界,内侧与会阴相连。下肢可分为臀、股、膝、小腿、踝和足等部。除臀部外,其余各部又可分为若干区:股部分为股前内侧区和股后区;膝部后面为腘窝;小腿分为小腿后区和小腿前外侧区;足分为足背区和足底区。

（二）体表标志、定位线和体表投影

1. **体表标志**　主要体表标志有:髂前上棘、髂嵴、髂结节、髂后上棘、耻骨结节、坐骨结节、股骨大转子、股骨内侧髁和外侧髁、股骨内上髁和外上髁、髌骨、髌韧带、胫骨内侧髁和外侧髁、胫骨粗隆、收肌结节、胫骨前缘、腓骨头、腓骨颈、外踝、内踝、跟腱、跟结节、舟骨粗隆和第5跖骨粗隆(图5-21)。

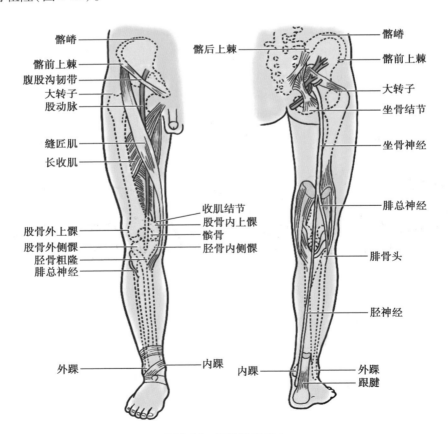

图 5-21　下肢体表标志

2. 定位线

（1）Nelaton 线：身体侧卧、髋关节半屈位时，髂前上棘、股骨大转子尖端和坐骨结节在一条直线上。当髋关节脱位或股骨颈骨折时，大转子尖端在此线以上（图 5-22）。

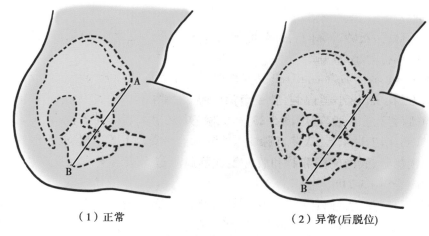

（1）正常　　　　　　　　　　（2）异常(后脱位)

图 5-22　Nelaton 线

（2）Shoemaker 线：身体仰卧、髋关节伸直时，从两侧股骨大转子尖端和髂前上棘之间分别画一连线，正常时两线延长的交点至脐或脐以上的腹壁正中线。如果一侧大转子向上移位，则延长线位于脐以下且偏向健侧，提示髋关节脱位或股骨颈骨折。

（3）Bryant 三角：身体仰卧，由一侧髂前上棘向股骨大转子作连线，向地面作一垂线，然后由股骨大转子引一线与此垂线垂直，即围成 Bryant 三角。正常时，该三角的底线约为 5cm 长，当大转子向上移位时（股骨颈骨折），则此线比健侧缩短。

3. 体表投影

股动脉（femoral artery）：髋关节旋外时，由髂前上棘至耻骨结节连线的中点，向股骨内上髁（或收肌结节）引一直线，此线的上 2/3 即为股动脉的体表投影。

坐骨神经（sciatic nerve）：髂后上棘至坐骨结节连线的上 1/3 与中 1/3 的交点，大转子与坐骨结节连线的中点（或内 1/3 与中 1/3 的交点），股骨内、外侧髁之间的中点，将上述三点连成一线，此线即为坐骨神经的体表投影。

胫神经（tibial nerve）：自腘窝中点至内踝后侧一横指处引一直线，即为胫神经的体表投影。

腓总神经（common peroneal nerve）：沿腘窝外上缘向外下方至腓骨头下方 1cm 处为腓总神经的体表投影。

（三）层次结构特点

下肢结构与上肢类似，也是以骨和关节为中心的分层鞘状结构，分为 5 层。由于下肢的功能主要是支持体重和行走，所以下肢的骨骼和肌肉都较上肢粗大，深筋膜较厚，而关节运动的灵活性则较上肢差一些。

1. **皮肤**　下肢皮肤的厚薄和移动性各部不一，臀部的皮肤较厚，大腿外侧部和后部的皮肤较内侧部厚且移动性小；小腿后部的皮肤较前部薄且移动性大；足背皮肤较足底薄且移动性大;关节屈侧面的皮肤移动性最大。

2. 浅筋膜 下肢各部的浅筋膜互相移行,并与腹部及背部的浅筋膜移行。臀部和足底部的浅筋膜中脂肪层较厚并富含纤维。大腿前部的脂肪也较厚。浅筋膜内有浅血管、皮神经、浅淋巴结和淋巴管等。

(1) 浅静脉

1) 足背静脉弓:趾背静脉向后行至足背,互相吻合形成足背静脉弓,其内侧端移行为大隐静脉,外侧端移行为小隐静脉。

2) 大隐静脉(great saphenous vein):是全身最粗最长的浅静脉,起自足背静脉弓的内侧端,经内踝前方约1cm沿小腿内侧、膝关节后内侧、大腿内侧上行,在耻骨结节外下方3~4cm处穿隐静脉裂孔注入股静脉(图 5-23)。大隐静脉在内踝前方位置浅表、恒定,临床上多在此作静脉穿刺或切开插管。大隐静脉注入股静脉前接受以下5条属支:腹壁浅静脉、阴部外静脉、旋髂浅静脉、股内侧浅静脉和股外侧浅静脉。这5条属支注入大隐静脉的形式多样,相互间有吻合(图 5-24)。

大隐静脉不仅行程长,而且缺乏肌肉支持。部分人群由于静脉管壁先天性薄弱,加上长期从事站立工作或存在其他使下肢静脉回流受阻等因素(如怀孕、盆腔内肿瘤等),可使大隐静脉内血液回流困难,压力增高,管腔扩大,瓣膜关闭不全,继而引起下肢静脉曲张。因下肢

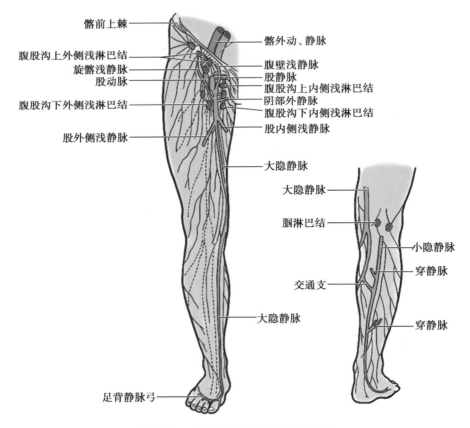

图 5-23 大隐静脉的属支类型(右侧)

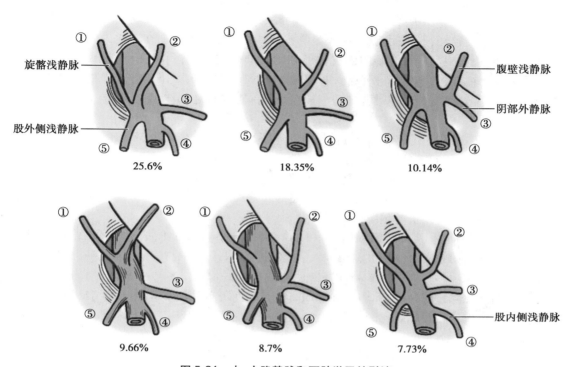

旋髂浅静脉

股外侧浅静脉

25.6%　　　　　18.35%　　　　　10.14%

腹壁浅静脉

阴部外静脉

股内侧浅静脉

9.66%　　　　　8.7%　　　　　7.73%

图5-24　大、小隐静脉和下肢淋巴结引流
①旋髂浅静脉；②腹壁浅静脉；③阴部外静脉；④股内侧浅静脉；⑤股外侧浅静脉。

静脉曲张而作大隐静脉高位结扎术或剥脱术时，应将全部属支在其根部逐个结扎切断，以防复发。

3）小隐静脉（small saphenous vein）：起自足背静脉弓的外侧端，经外踝后方沿小腿后面中线上行，在腓肠肌内、外侧头之间穿腘筋膜注入腘静脉（图5-23）。

（2）浅动脉

1）腹壁浅动脉：在腹股沟韧带下方约1cm处发自股动脉，穿筛筋膜与腹壁浅静脉伴行。上行达腹前壁，分布于浅筋膜和皮肤。

2）旋髂浅动脉：于腹壁浅动脉起点处附近发自股动脉，穿阔筋膜，沿腹股沟韧带下方向外上斜行，分布于附近皮肤和浅筋膜。

3）阴部外动脉：于上述两条浅动脉起点处附近发自股动脉，穿筛筋膜与同名静脉伴行，分布于外阴部皮肤。

（3）浅淋巴结

1）**腹股沟浅淋巴结**（superficial inguinal lymph node）：集中分布于股前内侧区上部，可分上、下两群。腹股沟上浅淋巴结有5~6个，位于腹股沟韧带下方与其平行排列。腹股沟下浅淋巴结有4~5个，沿大隐静脉根部的两侧纵行排列。腹股沟浅淋巴结的输出管部分注入腹股沟深淋巴结，部分经股血管周围和股管上行注入髂外淋巴结（图5-23）。

2）**腘浅淋巴结**（superficial popliteal lymph node）：位于腘窝，小隐静脉注入腘静脉处（图5-23）。

（4）皮神经：在臀部的内上方有臀上皮神经穿出，分布于臀上部的皮肤。在臀下部有起自股后皮神经的臀下皮神经，绕臀大肌下缘至臀下部皮肤。在大腿外侧、前部、内侧和后区分别有股外侧皮神经、股中间皮神经、股内侧皮神经和股后皮神经。在小腿内侧有隐神经与大隐静脉伴行；小腿后区有腓肠内侧皮神经和腓肠外侧皮神经，两者在小腿中、下 1/3 交界处汇合成腓肠神经，与小隐静脉伴行。腓浅神经在小腿前外侧中、下 1/3 交界处穿出深筋膜下行，分出足背外侧皮神经和足背中间皮神经。腓深神经于足部浅出，分布于足的第 1、2 趾相对缘的皮肤。

3. 深筋膜　下肢深筋膜发达，其浅层分布于下肢肌表面，在某些部位还有分隔深、浅层肌的深筋膜深层，并向深部发出肌间隔附于骨表面，分隔肌群。另外，还形成如韧带等结构。

（1）臀部深筋膜（臀筋膜）：臀部的深筋膜向上附着于髂嵴，外侧移行为阔筋膜，参与组成髂胫束。臀筋膜较薄而致密，并形成纤维隔深入臀大肌，不易与肌肉分离。在臀部外上方覆盖臀中肌的部分为致密的腱膜层。

（2）大腿深筋膜：又称**阔筋膜**（fascia lata），为一层坚韧的纤维膜，包绕全部的大腿肌。其外侧部特别坚韧厚实，形成腱膜样结构，称髂胫束。其上 1/3 部分两层包绕阔筋膜张肌，临床上有时可利用髂胫束作为修补体壁薄弱或缺损处的材料。在股三角部，阔筋膜形成一薄弱的卵圆窝称**隐静脉裂孔**（saphenous hiatus），其表面覆盖一层多孔的疏松结缔组织膜，称筛筋膜或外筛板。隐静脉裂孔的外侧缘锐利呈镰状，称镰状缘，其上、下两端呈弓状弯向内侧，形成上、下角。上角向内延伸附着于耻骨结节，并与腹股沟韧带及腔隙韧带相接；下角向内延伸，与耻骨肌筋膜相延续。隐静脉裂孔前方有大隐静脉跨过，并穿筛筋膜注入股静脉（图 5-24）。大腿阔筋膜向深部发出股内侧、外侧及股后肌间隔，伸入肌群间并附于股骨粗线，分隔大腿肌群。外侧肌间隔位于股外侧肌和股二头肌之间，内侧肌间隔在股内侧肌和内收肌群之间，后肌间隔较薄，在内收肌群和后肌群之间，3 个肌间隔与阔筋膜、骨一起形成 3 个骨筋膜鞘（图 5-25）。

1）前骨筋膜鞘的内容：股前群肌、股动脉、股静脉、股神经和腹股沟深淋巴结等。

2）内侧骨筋膜鞘的内容：股内侧群肌、闭孔动脉、闭孔静脉及闭孔神经等。

3）后骨筋膜鞘的内容：股后群肌及坐骨神经等。此鞘上通臀大肌下间隙，向下通腘窝。

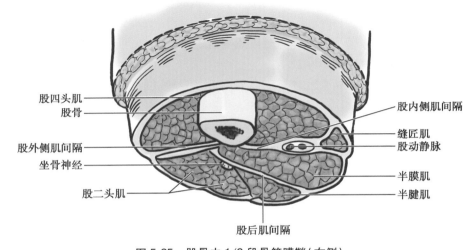

图 5-25　股骨中 1/3 段骨筋膜鞘（右侧）

（3）小腿深筋膜:可分为浅层、深层和肌间隔三部分。浅层覆盖小腿肌表面,其下端在踝关节附近增厚,形成若干固定肌腱的支持带,例如踝关节内侧的屈肌支持带,前侧稍上方的伸肌上支持带(小腿横韧带),外侧的腓骨肌上、下支持带和足背的伸肌下支持带(小腿十字韧带)(图5-26)。小腿深筋膜深层分隔小腿后侧浅、深两层肌。

小腿深筋膜浅层向深部形成前、后两个肌间隔,分别附着于腓骨前、后缘,前肌间隔分隔前肌群和外侧肌群,后肌间隔分隔外侧肌群和后肌群。小腿深筋膜的浅层、肌间隔和胫、腓骨一起形成3个骨筋膜鞘,分别为外侧骨筋膜鞘、前骨筋膜鞘和后骨筋膜鞘(图5-27)。

（4）足部深筋膜:足背深筋膜分为浅、深两层。浅层为伸肌下支持带的延续,附着于足两侧缘。深层又名骨间背侧筋膜,覆盖于骨间背侧肌的背面,并与跖骨骨膜相延续。浅、深两层深筋膜间围成足背筋膜间隙,内有趾长伸肌腱、趾短伸肌及其腱、腓深神经的分支及足

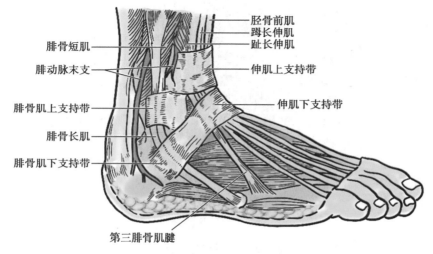

图 5-26 踝与足背外侧面

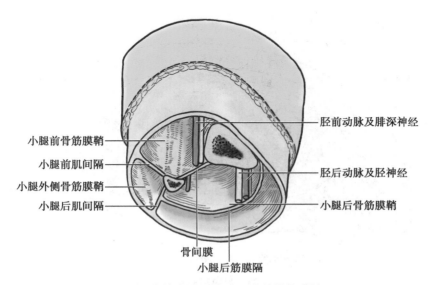

图 5-27 右侧小腿中 1/3 段的骨筋膜鞘

背动、静脉等通过（图5-28、图5-29）。足底深筋膜可分两层,浅层覆盖在足底肌表面,其中间部增厚,称足底腱膜,具有加强足弓的作用。足底腱膜两侧缘向深部发出两个肌间隔,将足底分成3个骨筋膜鞘,分别为外侧骨筋膜鞘、中间骨筋膜鞘和内侧骨筋膜鞘（图5-29）。足底深筋膜深层即骨间跖侧筋膜。

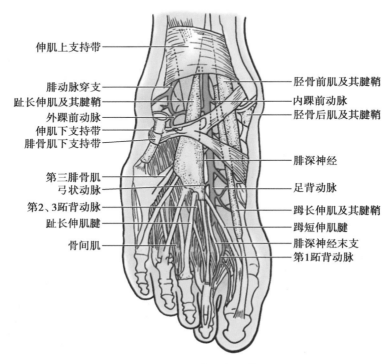

图5-28　踝前区与足背

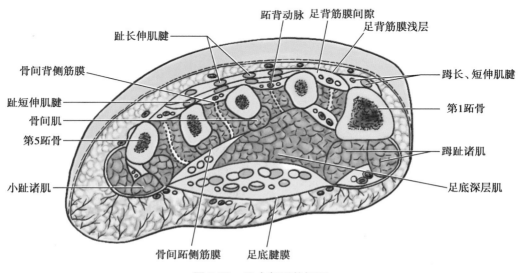

图5-29　足中部冠状切面

4. 肌、血管神经干层 与上肢一样,下肢肌之间也形成一些肌间结构和肌间隙,其内有血管神经干通过并充填疏松结缔组织,这种肌间结构和肌间隙依次互相连通,常为炎症蔓延的途径。下肢的肌间结构和肌间隙主要有以下内容。

(1) 肌腔隙和血管腔隙:腹股沟韧带与髋骨之间的腔隙被位于腹股沟韧带和髂耻隆起之间的髂耻弓分隔成外侧的肌腔隙与内侧的血管腔隙。血管腔隙(lacuna vasorum)前界为腹股沟韧带,后界为耻骨梳韧带,内侧界为腔隙韧带(陷窝韧带),外侧界为髂耻弓。腔隙内有股动脉、股静脉和股管等通过,其与腹膜后间隙连通。**肌腔隙**(lacuna musculorum)前界为腹股沟韧带,后外界为髂骨,内侧界为髂耻弓。内有髂腰肌和股神经通过,其与腹后壁的筋膜下间隙连通(图5-30)。

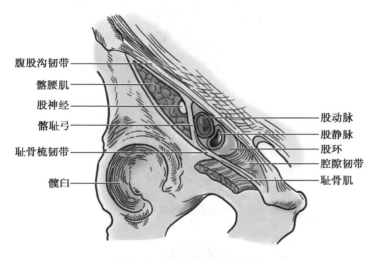

图 5-30 肌腔隙与血管腔隙

(2) **股三角**(femoral triangle):位于股前区上1/3段,呈一底边向上尖朝下的三角形,下通收肌管。境界:上界为腹股沟韧带,内侧界为长收肌的内侧缘,外侧界为缝匠肌的内侧缘,前壁为阔筋膜,后壁凹陷,由外侧向内侧有髂腰肌、耻骨肌和长收肌及其筋膜。股三角内自外侧向内侧排列有股神经、股动脉、股静脉、股管等结构。借此关系,临床上可进行股动脉压迫止血、插管造影,股神经阻滞麻醉或股静脉穿刺等操作(图5-31)。

股三角向上经肌腔隙通腹后壁的筋膜下间隙,经血管腔隙通腹腔的腹膜后间隙,向下通收肌管。腰椎结核时,脓液可沿腰大肌下行,经肌腔隙通过小转子直达股三角。

(3) 股鞘、股管和股环

股鞘(femoral sheath):为腹横筋膜和髂筋膜向下包裹股动脉和股静脉上段的筋膜鞘,呈漏斗形,长3~4cm,向下与股血管的外膜融合为血管鞘。股鞘有两条纵行的纤维隔(图5-32),将鞘腔分为3部分:外侧部容纳股动脉,中间部容纳股静脉,内侧部称股管。

股管(femoral canal)是一个漏斗状间隙,长1~1.5cm。其前壁为腹股沟韧带和筛筋膜;后壁为耻骨梳韧带、耻骨肌及其筋膜;内侧壁为腔隙韧带及股鞘内侧壁;外侧壁为股静脉内侧的纤维隔。股管的上口称**股环**(femoral ring),呈卵圆形,由腹股沟韧带、腔隙韧带、耻骨梳韧带和股静脉内侧的纤维隔所围成。股环上面覆盖有薄层疏松结缔组织膜,称为股环隔。

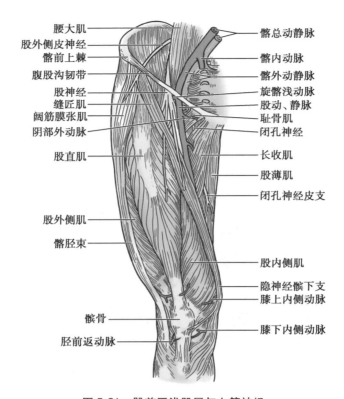

腰大肌 —
股外侧皮神经 —
髂前上棘 —
腹股沟韧带 —
股神经 —
缝匠肌 —
阔筋膜张肌 —
阴部外动脉 —

股直肌 —

股外侧肌 —
髂胫束 —

髌骨 —
胫前返动脉 —

— 髂总动静脉
— 髂内动脉
— 髂外动静脉
— 旋髂浅动脉
— 股动、静脉
— 耻骨肌
— 闭孔神经

— 长收肌
— 股薄肌
— 闭孔神经皮支

— 股内侧肌
— 隐神经髌下支
— 膝上内侧动脉

— 膝下内侧动脉

图 5-31　股前区浅肌层与血管神经

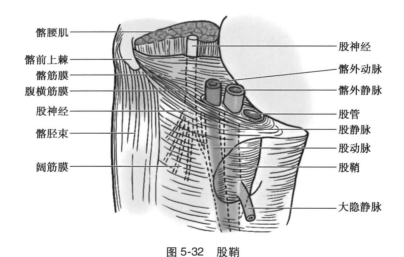

髂腰肌 —
髂前上棘 —
髂筋膜 —
腹横筋膜 —
股神经 —
髂胫束 —
阔筋膜 —

— 股神经
— 髂外动脉
— 髂外静脉
— 股管
— 股静脉
— 股动脉
— 股鞘

— 大隐静脉

图 5-32　股鞘

股环隔的上面衬有腹膜,呈一小凹,称股凹,距股环约 1cm。当腹压增高,腹腔内脏器可被推向股凹,经股环至股管,于隐静脉裂孔处突出,形成股疝(图 5-33)。

由于股环的前、内、后三面均为韧带,延展性差,因此股疝多为绞窄性疝。来自腹壁下动脉的闭孔支或异常的闭孔动脉行经腔隙韧带附近,行股疝修补手术时,应注意避免损伤此动脉。

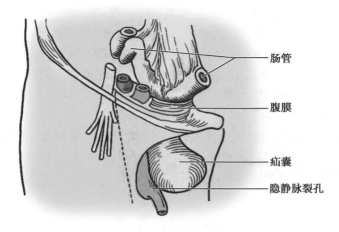

图 5-33　股疝

（4）**收肌管**（adductor canal）：位于大腿中部的前内侧，是股前部肌肉之间的间隙。管的前壁是张于股内侧肌、长收肌与大收肌间的收肌腱板（图 5-34）。

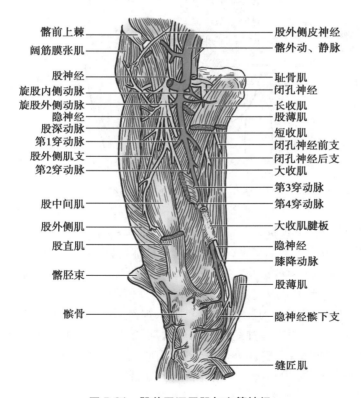

图 5-34　股前区深层肌与血管神经

腱板表面覆以缝匠肌；管的外侧壁为股内侧肌；后壁为长收肌及大收肌。收肌管的上口接股三角尖，下口为**收肌腱裂孔**（adductor tendinous opening），通腘窝上角。管内通过的结构,由前向后有隐神经、股动脉、股静脉以及周围的淋巴结等。在收肌管的下段隐神经与股动脉的分支膝降动脉一起穿过管的前壁至膝关节的内侧。

（5）臀大肌下间隙：位于臀大肌的深面。该间隙在坐骨大孔处最为疏松,内有臀上与臀下血管神经、坐骨神经、阴部内血管和阴部神经。它向深部经梨状肌上、下孔通盆腔,向前下方通髋关节下方,向下通股后间隙,向内下方经坐骨小孔通坐骨肛门窝。臀大肌下间隙感染化脓时,如不及时处理,脓液可沿血管神经束向周围扩散到盆腔、坐骨肛门窝和股后间隙,甚至沿坐骨神经到达腘窝。

（6）梨状肌上、下孔：梨状肌经坐骨大孔时,将坐骨大孔分为上、下两部,分别称为**梨状肌上孔**和**梨状肌下孔**。前者有臀上血管、臀上神经穿过,后者有坐骨神经、臀下血管、臀下神经、股后皮神经、阴部内血管和阴部神经穿过(图5-35)。

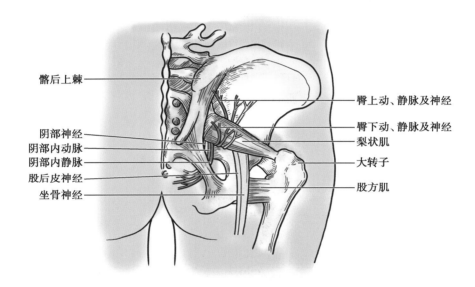

图5-35　臀区的血管与神经

据统计,坐骨神经与梨状肌的关系有多种类型(图5-36)。

（7）股后间隙：位于大腿后群肌之间,内有坐骨神经,向下通腘窝。

（8）**腘窝**(popliteal fossa)：为膝关节后方一菱形凹陷,其上外壁为股二头肌,上内壁为半腱肌及半膜肌,下外壁和下内壁分别为腓肠肌的外侧头和内侧头。腘窝的表面为腘筋膜覆盖。窝内除大量脂肪组织外,还有胫神经、腓总神经、腘动脉与腘静脉及其分支、腘淋巴结。腘窝中线内容由浅入深为胫神经、腘静脉、腘动脉(略偏内侧),小隐静脉在腘窝处注入腘静脉。腓总神经沿股二头肌腱向外下方走行,自腓肠肌外侧头表面行至腓骨头下方,绕腓骨颈进入腓骨长肌深面,分为腓浅神经与腓深神经。腓总神经在腓骨颈处紧贴骨面,腓骨颈骨折时易损伤该神经(图5-37)。

腘窝向上通收肌管和股后间隙,向下通小腿后间隙。

（9）小腿后间隙：位于小腿后面浅、深两层肌之间,间隙内有胫后血管、胫神经和腓动、静脉通过(图5-38)。

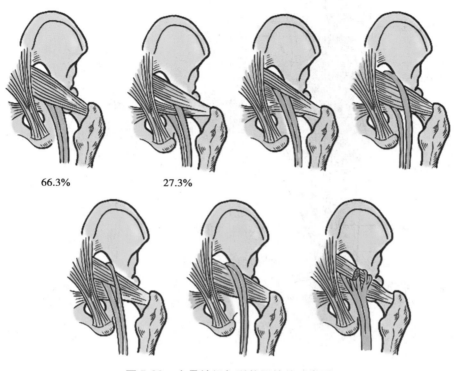

66.3% 27.3%

图 5-36 坐骨神经与梨状肌的关系类型

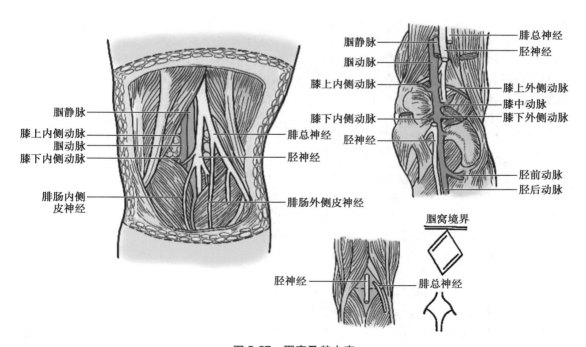

图 5-37 腘窝及其内容

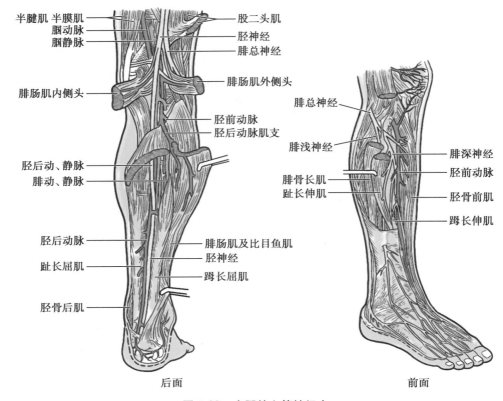

半腱肌 半膜肌
腘动脉
腘静脉
腓肠肌内侧头
胫后动、静脉
腓动、静脉
胫后动脉
趾长屈肌
胫骨后肌

股二头肌
胫神经
腓总神经
腓肠肌外侧头
胫前动脉
胫后动脉肌支
腓肠肌及比目鱼肌
胫神经
𧿹长屈肌

腓总神经
腓浅神经
腓骨长肌
趾长伸肌
腓深神经
胫前动脉
胫骨前肌
𧿹长伸肌

后面　　　　　　　　　前面

图 5-38　小腿的血管神经束

（10）**踝管**（malleolar canal）：由屈肌支持带、内踝与跟骨共同构成。韧带向深部发出纤维隔,构成 4 个骨纤维管。管内由前向后依次为:胫骨后肌腱及其腱鞘、趾长屈肌腱及其腱鞘、胫后血管和胫神经、𧿹长屈肌腱(图 5-39)。踝管内有疏松结缔组织,是小腿后区通向足底的重要路径。小腿或足底感染时,可经踝管相互蔓延。踝后区的外伤、出血或肿胀会压迫踝管内的胫神经,引起踝管综合征。

5. 骨和骨连结　略。

（四）下肢的解剖

1. 目的要求

（1）解剖并观察下肢的浅静脉、皮神经和浅淋巴结的形态、位置及分布,解剖下肢的深筋膜并观察其性状和形成结构。

（2）观察并掌握下肢肌肉、血管、神经干层中的肌间结构（组成、位置、内容和交通）,肌肉（名称、位置）和血管、神经（经过、重要分支及分布）。

2. 操作与观察步骤

（1）下肢的浅层结构

第一步:按本节要求结合活体检查重要的体表标志。

第二步:切皮。沿下肢内侧做一纵行切口,即从大腿上方内侧开始沿大腿内侧向下经膝部内侧、小腿内侧、内踝后方至足跟。然后沿足的内侧缘向前至𧿹趾的内侧缘,再沿每个趾的两侧作切口,然后由髂前上棘至耻骨结节做一斜形切口,最后在膝部和踝部各做一环形切口(图 5-40)。上述切口均宜浅切。

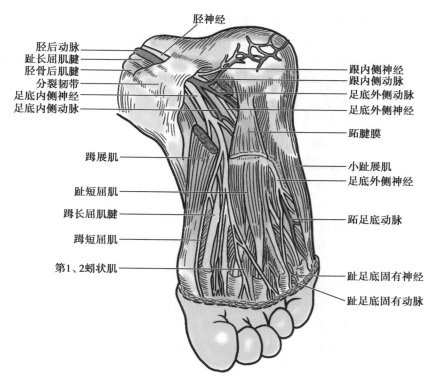

脛神经

脛后动脉
趾长屈肌腱
胫骨后肌腱
分裂韧带
足底内侧神经
足底内侧动脉

跟内侧神经
跟内侧动脉
足底外侧动脉
足底外侧神经

跖腱膜

踇展肌

小趾展肌
足底外侧神经

趾短屈肌
踇长屈肌腱
踇短屈肌

跖足底动脉

第1、2蚓状肌

趾足底固有神经
趾足底固有动脉

图 5-39　踝后区内侧面与足底

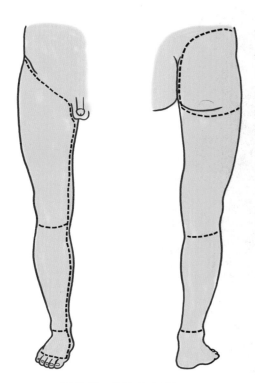

图 5-40　下肢的皮肤切口

第三步：从纵行切口相交处开始去除下肢前内侧的皮肤，由内侧向外侧翻开，注意不要损坏浅静脉、皮神经和深筋膜。

第四步：清理和观察股前侧的浅筋膜层内容。

1）在腹股沟韧带下方，观察腹股沟浅淋巴结，它沿腹股沟韧带下方和大隐静脉上段的两侧排列，为 8~10 个，以大隐静脉注入股静脉处为中心，可分上内、上外侧及下内、下外侧 4 组。细心观察后，再寻找腹壁浅静脉（由腹壁的脐部走向隐静脉裂孔）、阴部外静脉（由外阴部向外走向隐静脉裂孔）和旋髂浅静脉（沿腹股沟韧带外侧半向内下方走行）（见图 5-24）。

在股前部的脂肪组织内解剖出大隐静脉以及在其内、外侧的股内侧浅静脉和股外侧浅静脉，分离这些静脉至股三角部（可先在股骨内侧髁后方寻找到大隐静脉，然后向上追踪）。再将腹股沟浅淋巴结整块地从外侧翻起（或摘去一部分），在其深侧腹股沟韧带内、中 1/3 交界处外下方约 2cm 处找出隐静脉裂孔。观察隐静脉裂孔镰状缘和筛筋膜的形态、性状以及穿过筛筋膜的大隐静脉根部,注意大隐静脉的 5 个属支注入大隐静脉的位置(见图 5-23)。

2) 在大腿前面脂肪组织中解剖出皮神经:①股外侧皮神经:它在髂前上棘下方 8～10cm 处穿出阔筋膜下行。②股神经前皮支:有 2～3 支,分为股中间皮神经和股内侧皮神经。前者在股前中线上、中 1/3 交界处穿出阔筋膜下行,后者在股内侧中、下 1/3 交界处穿出阔筋膜下行。

3) 在大腿下部股骨内侧髁的内后方找出大隐静脉及其伴行的隐神经。

4) 在大腿外侧部,清除脂肪组织,观察髂胫束的位置和性状。

5) 在小腿内侧部脂肪组织中,解剖出大隐静脉及与其伴行的隐神经。在小腿中、下 1/3 部偏外侧找出下行至足背的腓浅神经。

6) 在足背解剖出足背静脉弓和足背的皮神经。

7) 在小腿下部和足部清理脂肪组织,观察小腿的伸肌上、下支持带的位置和性状(见图 5-26)。

第五步:取俯卧位,做下列切口:循髂嵴切口向前至髂前上棘;由骶骨中部向下至尾骨尖;自尾骨尖沿臀沟向外下方至股外侧。沿下肢前部的皮肤切口,将大腿、小腿和足部的皮肤由内侧向外侧翻开(图 5-40)。

1) 在竖脊肌外侧缘与髂结节之间的髂嵴上缘的浅筋膜内找出臀上皮神经(图 5-41)。

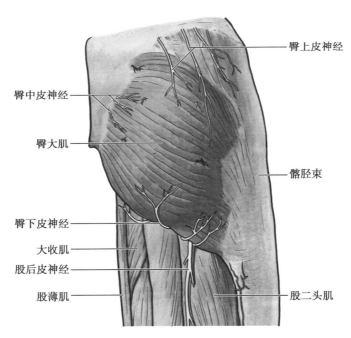

图 5-41　臀部浅筋膜层

2) 在腘窝上方找出穿出深筋膜的股后皮神经。

3) 在小腿后侧中线找出小隐静脉,观察其起点和注入点。同时找出与小隐静脉伴行的腓肠内侧皮神经以及在小腿中、下 1/3 交界处该皮神经与腓肠外侧皮神经汇合成的腓肠神经。

4）除去足跖部的脂肪组织，解剖出跖腱膜，并观察其性状和分布。在第二趾的两侧，找出趾底侧的血管神经。

第六步：检视下肢各部深筋膜的性状（厚薄、紧张度、浅静脉和皮神经穿过深筋膜的部位）。

第七步：透过深筋膜观察下肢浅层肌的轮廓。

（2）下肢前侧肌肉、神经、血管层

1）股前内侧区

第一步：将大隐静脉与深部组织分离后抬起，将其5个属支游离至注入大隐静脉处，将皮神经从末梢游离至其穿过深筋膜处（不得将这些浅静脉、皮神经切断）。然后沿髂胫束前缘切开阔筋膜（注意不要切断髂胫束），再沿腹股沟韧带下缘1cm处，切开阔筋膜至隐静脉裂孔外侧缘折向下，绕隐静脉裂孔下缘横切至股内侧（保留完整的隐静脉裂孔）。将阔筋膜向内侧翻开（或剥除），遇到浅血管、皮神经穿过阔筋膜时，应将它们逐一游离至筋膜的深层，请勿切断。当剥离阔筋膜至缝匠肌外侧缘时，切开缝匠肌鞘（阔筋膜在缝匠肌处分深、浅两层包绕缝匠肌，形成缝匠肌鞘），剥去鞘的浅层而保留深层。在股三角处，仔细将阔筋膜与深层的组织分离，并注意保留穿过隐静脉裂孔的血管、神经。尽量保留腹股沟浅淋巴结。在剥离阔筋膜时，应注意观察阔筋膜各处的厚薄以及与深层组织的关系。

第二步：观察大腿浅层肌（名称、位置）以及股三角的境界。

第三步：清理出股三角，先分离出股鞘（暂时不要切开）并观察其形态、位置。然后沿股鞘中线做一纵行切口，观察鞘内自外侧向内侧排列的股动脉、股静脉、股管以及分离三者的纤维隔。再仔细观察股管和股环的位置、形态构造、大小和内容，可以用镊子轻轻地向管内探测一下（不要插入太深，以免破坏股环处的结构）。

然后将股鞘与其深侧组织分离，观察股三角底面的髂腰肌筋膜与耻骨肌筋膜。将髂腰肌筋膜作一纵行切口，在其深侧找出并观察股神经和髂腰肌。了解血管腔隙和肌腔隙的位置、内容和交通。

第四步：在股三角内找出并观察股深动脉及其分支旋股内侧、外侧动脉和穿动脉。

第五步：在大腿中部抬起缝匠肌（勿切断），找出并观察收肌管的位置、构造、内容和交通。

第六步：在大腿内侧分离和修清股薄肌，再将位于股三角底部的长收肌分离并向外牵拉，显露其深面的短收肌。清理短收肌，观察位于其浅面和深面的闭孔神经前、后支及伴行的闭孔血管。

2）小腿前外侧和足背

第一步：将小腿前外侧和足背部的浅静脉、皮神经游离（勿切断），然后去除小腿前外侧和足背的深筋膜，保留伸肌上支持带和伸肌下支持带。不要破坏浅静脉主干和皮神经。去除深筋膜时，应注意观察各处深筋膜的厚薄与深层肌的关系以及肌间隔。

第二步：观察小腿前外侧的肌肉以及足背的肌腱。

第三步：分开胫骨前肌和趾长伸肌之间的肌缝以及胫骨前肌和拇长伸肌之间的肌缝，在肌缝的深层找出贴着骨间膜前面向下走行的胫前动、静脉和腓深神经。

第四步：在小腿中部腓骨长短肌和趾长伸肌之间的间隙内找出腓浅神经。

第五步：在足背后部的拇长伸肌腱的外侧，找出并观察足背动、静脉及腓深神经。

（3）下肢后群肌、神经、血管层：取俯卧位，进行如下操作。

1）臀部

第一步：游离臀上皮神经，去除臀大肌表面的深筋膜，注意筋膜与肌肉的关系（见图5-40）。

第二步：修理臀大肌的边缘，观察臀大肌以及位于臀大肌外上方的臀中肌。

第三步：仔细清理臀大肌内下方的结缔组织，分清臀大肌的内下缘，再将臀大肌的内下部抬起，并与深层的组织分离，然后慢慢地由下而上切断臀大肌的起点（注意不可损坏骶结节韧带）；将臀大肌翻向外下方，观察臀大肌深层的肌肉，梨状肌上、下孔，以及臀上血管、神经，臀下血管、神经，坐骨神经，阴部内血管和阴部神经。注意坐骨神经和梨状肌的关系以及坐骨神经在臀部的定位。

2）股后区和腘窝

第一步：沿髂胫束后缘纵行切开股后区深筋膜，然后去除该部深筋膜（勿损伤髂胫束），注意观察与深层组织的关系和肌间隔。

第二步：观察在股后深筋膜深层沿中线走行的股后皮神经。观察股后肌群和腘窝的境界。

第三步：分开股二头肌和半腱肌、半膜肌之间的股后间隙，找出并观察坐骨神经、胫神经和腓总神经以及穿动脉。

第四步：细心摘去腘窝内脂肪组织，在腘窝外上缘股二头肌腱下方，找出并观察腓总神经，在中线上找出并观察由浅入深排列的胫神经、腘静脉和腘动脉以及位于周围的腘淋巴结，再找出并观察由腘动、静脉向两侧和向深部发出的分支（属支），最后观察并小结腘窝的组成、内容和交通。

3）小腿后区

第一步：游离小隐静脉和腓肠神经，细心去除小腿后侧深筋膜，观察深筋膜的厚薄与深部组织的关系以及肌间隔。

第二步：观察浅层肌。

第三步：切断腓肠肌的内侧头，将腓肠肌向外侧翻开，观察比目鱼肌的位置、形态，切开比目鱼肌的一部分起点，并将它向外翻开，露出小腿后间隙，去除覆盖在小腿后区深层肌表面的深筋膜，观察该层肌的名称和位置；在中线上找出并观察胫后动、静脉和胫神经；在腘肌下缘处找出并观察胫前、后动脉和静脉的起始。

第四步：在内踝后侧屈肌支持带的深层找出并观察绕过内踝走向足底的胫骨后肌腱、趾长屈肌腱、胫后血管、胫神经和鿂长屈肌腱。

4）足底区

第一步：修理清楚跖腱膜的境界，将跖腱膜的内、外侧缘的前缘切开，从前向后翻开跖腱膜（让其后端附于跟结节上）。不要损伤深层的结构，特别注意其前端的5条纤维束及间隙和保护通过该间隙的血管、神经。翻开跖腱膜后，观察其深侧的趾短屈肌。

第二步：在趾短屈肌和足底内侧肌群之间找出并观察足底内侧动、静脉和神经。抬起趾短屈肌，找出并观察足底方肌、趾长屈肌腱以及斜过足底方肌浅面的足底外侧动、静脉和神经。

（五）提要

下肢的结构与上肢类似，也分5层。在浅筋膜层内有浅血管、皮神经、浅淋巴结和浅淋巴管。浅静脉和皮神经的主干往往伴行，重要的浅静脉有大隐静脉及其5个属支和小隐静脉。下肢深筋膜发达，在耻骨结节外下方3～4cm处的阔筋膜上有隐静脉裂孔，内有静脉和淋巴管等通过。在大腿外侧有强韧的髂胫束，在踝关节周围有支持带。血管神经干层内有一些重要的肌间结构和肌间隙，如肌腔隙、血管腔隙、股鞘、股管、股三角、收肌管、腘窝、臀大肌下间隙、梨状肌上孔与梨状肌下孔等。这些间隙内有血管神经干通过，并充填疏松结缔组织,彼此间可以连通,成为炎症蔓延的途径。股管是一薄弱处,可引起股疝。下肢神经干在走行过程中有几处靠近骨和关节,在发生关节脱位或骨折时易受损伤。

第二节　四肢重点解剖结构的临床应用

一、四肢解剖结构在常规手术中的应用

(一)上肢重点解剖结构的应用

肩关节是人体活动范围最大的球窝关节,由肩胛骨的关节盂和肱骨头组成。由冈上肌、冈下肌、小圆肌和肩胛下肌肌腱组成的肩袖(肌腱袖)包绕肩关节周围,增强其稳定性(图 5-42A)。图 5-42B 为切开后肩袖的示意图,图 5-42C 为肩关节正常 X 光片。因肱骨头大,关节盂浅而小,关节囊松弛,故肩关节不稳定,是全身最容易发生脱位的关节。因冈上肌、冈下肌、小圆肌附着

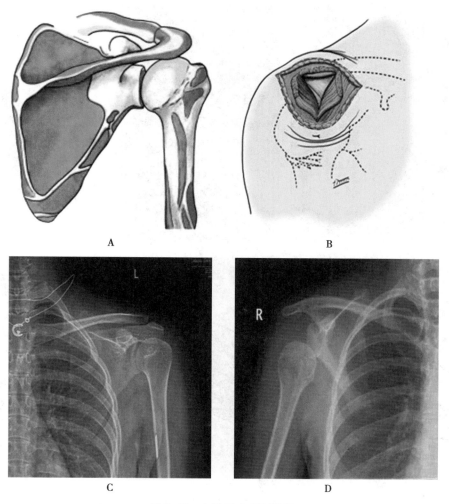

A

B

C

D

图 5-42　上肢重点解剖结构
A. 肩关节;B. 三角肌-胸大肌入路;C、D. 肩关节正常(C)及前脱位(D)的 X 线表现。

于肱骨大结节,肩关节前脱位(图5-42D)时,因肌肉的猛烈收缩,常伴有肱骨大结节的撕脱骨折。脱位时可造成肩袖损伤,导致后期易出现习惯性脱位。另外需注意的是,脱位后肱骨头可能压迫臂丛神经造成臂丛神经损伤,因此临床复位肩关节前,应先评估有无臂丛神经损伤表现。

肱骨上端与干交界处为肱骨外科颈,此处骨质相对薄弱,为肱骨近端骨折最好发部位。处理肱骨近端骨折的手术,最常用入路为三角肌-胸大肌间隙入路。此入路先在锁骨远端下缘扪及肩胛骨喙突,在其下方沿三角肌胸大肌间沟向前外侧延伸至肱骨干近端。在三角肌胸大肌间沟有头静脉走行,分离时应注意保护。在三角肌间隙内有腋神经,操作时注意辨识,过于偏外操作时可能伤及腋神经。钝性分离三角肌和胸大肌后可显露肱骨近端骨性结构及肩袖,通常可在直视下完成骨折的复位固定,如合并肩袖损伤时,注意同时予以缝合修补。肱骨干中段后方因有桡神经走行,发生骨折时应慎行切开复位内固定术,以免造成桡神经医源性损伤。但如骨折时已有桡神经损伤表现,则应直接切开手术,对桡神经进行探查。

肘关节包括肱桡关节、肱尺关节和上尺桡关节(桡尺近侧关节)(图5-43A)。肱尺关节

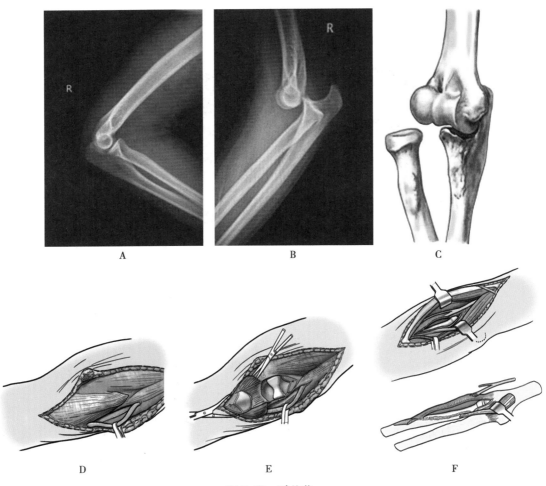

A

B

C

D

E

F

图5-43 肘关节

A、B.肘关节正常及后脱位的X线片表现;C.桡骨小头半脱位示意图;D.肘关节后正中入路及切口内尺神经解剖位置;E.尺骨鹰嘴V形截骨解剖示意图;F.肘关节前外侧切口内桡神经走行示意图。

由肱骨滑车与尺骨滑车切迹构成,肱桡关节由肱骨小头与桡骨头关节凹构成,上桡尺关节则由桡骨的环状关节面与尺骨的桡切迹构成。发生肘关节脱位(图5-43B)时,肱骨内、外上髁和尺骨鹰嘴之间的三角关系发生改变,是鉴别肘关节脱位与肱骨远端骨折的重要体征。肘关节前方肌肉丰厚,内外侧有坚韧的侧副韧带维持关节稳定性,而关节囊后壁松弛,因此,肘关节及周围损伤的手术,首选后侧入路。此入路在肘关节后侧正中,切开后在浅筋膜层,肱骨内侧髁的背侧可探及尺神经(图5-43D)。手术操作时通常先将尺神经充分游离显露并予以标记保护,以免后续操作造成损伤。分离浅筋膜后即可显露尺骨近端。但因尺骨鹰嘴的阻挡,肱骨远端无法直接显露。对于需要手术的肱骨远端骨折,往往需要将尺骨鹰嘴行"V"形截骨后,将鹰嘴骨块连同附着的肱三头肌一起向近端掀开,方可显露肱骨远端(图5-43E)。由于外侧韧带和肌肉的阻挡,从后方显露桡骨近端较困难,因此对于桡骨小头骨折需要手术时,通常于肘关节前外侧沿肱二头肌外侧缘做弧形切口,此切口内打开深筋膜后,于肱肌和肱桡肌之间有桡神经走行,桡神经通常位于肱桡肌的前内侧(图5-43F)。桡骨环状韧带位于桡骨近端环状关节面周围,两端与尺骨相连。儿童时期因桡骨头及该韧带未发育完全,猛力牵拉前臂时桡骨头易被环状韧带卡住,或环状韧带易嵌顿于肱、桡骨间的关节间隙,造成桡骨小头半脱位(图5-43C)。

(二)下肢重点解剖结构的应用

髋关节是人体最大的球窝关节,由髋臼和股骨头组成(图5-44A)。髋关节周围有坚韧的关节囊、韧带以及强大的肌肉保护,因此十分稳定,往往需要特殊体位下较大的暴力方会导致髋关节脱位。而关节囊的下后方相对薄弱,因此髋关节脱位以后脱位最为常见(图5-44B)。发生后脱位时,股骨头可压迫后方的坐骨神经造成坐骨神经损伤。髋关节后脱位合并髋臼后壁骨折时,因后方缺乏骨性阻挡,复位易失败,因此需手术复位固定髋臼后壁骨折。髋关节前方有丰厚肌肉阻挡,不易发生前脱位,一旦发生髋关节前脱位(图5-44C),股骨头常挤压前内侧的动静脉,造成下肢缺血损伤。而股骨头中心脱位(图5-44D),是指股骨头撞击髋臼内侧壁后向骨盆腔内脱位,往往伴有严重的髋部骨折。

股骨头血供主要由旋股内侧、旋股外侧动脉的分支等汇聚而成的关节囊血管网和股骨颈基底动脉环提供。当发生髋关节脱位或股骨颈骨折时,此处血供常遭到破坏,从而导致后期股骨头缺血性坏死。股动脉在腹股沟韧带中点下方进入大腿,此处同时也是股骨头在体

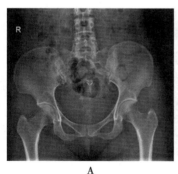
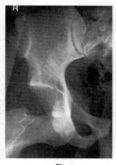
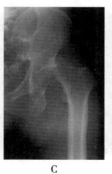
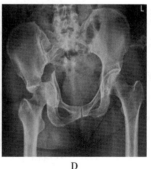

图5-44 下肢重点解剖结构

A. 正常髋关节X线片;B.髋关节后脱位的X线片表现;C.髋关节前脱位的X线片表现;D.髋关节中心脱位的X线片表现。

表的投影。之后股动脉和股静脉在股骨中上段均走行于股骨内侧,至股骨远端转至股骨后方,股神经则位于股骨前方、股直肌内侧。因此股骨的手术应尽可能选择外侧切口。股骨大转子是股骨近端重要的体表标志,可以此为依据向近端或远端做切口。股骨外侧近端切口内,切开皮肤后,浅层为阔筋膜,深层有股外侧肌的肌筋膜,在手术完成闭合切口时,注意逐层将切开的筋膜进行缝合以免形成肌疝。股骨是人体最粗壮的长骨,有一稍弧向外侧的生理曲度,股骨干骨折如行钢板固定,通常需放置在股骨外侧即张力侧,否则容易导致钢板断裂。

二、四肢解剖结构在关节镜手术中的应用

(一) 肩关节

肩关节的骨性结构由肩胛骨的关节盂与肱骨头组成,关节囊内外的重要软组织包括盂唇、盂肱韧带、冈上肌、冈下肌、小圆肌、肩胛下肌、肱二头肌、三角肌等。这些结构在提供关节稳定性的同时,又保证了肩关节的灵活性。

常见的肩关节运动损伤包括肩袖的撕裂,肱二头肌长头腱的损伤,关节盂撕裂,肩峰撞击,关节囊挛缩等。

本节通过肩关节镜手术,描述关节镜下肩关节的解剖形态。

1. 体位和入路的建立 患者全身麻醉后,取侧卧位,患肢外展45°牵引,牵引重量一般为5kg。肩关节镜的常见入路有后入路、前入路、前上入路、外侧入路等。通过后入路,可以进入盂肱关节和肩峰下间隙,观察到相应结构。

2. 镜下重要结构

关节盂和盂唇:肩关节盂唇附着在关节盂边缘,可加深关节盂,有助于稳定肩关节,限制肱骨头过度运动。在肩关节前脱位的患者中,前下方的盂唇会出现撕裂,称为 Bankart 损伤。累及前下方关节盂骨折的损伤则被称为骨性 Bankart 损伤。(图 5-45A)

肱二头肌长头腱:肱二头肌长头腱穿过肱骨前方的结节间沟,弯曲90°进入肩关节止于关节盂 12 点位的盂唇。随着年龄的增加,一部分从事体力劳动的患者会出现肱二头肌长头腱的退变,导致患者肩关节前方的疼痛。在投掷类运动员中,由于有过度的肩关节外展内旋的动作,导致肱二头肌长头腱连同盂唇从前向后的撕裂,这种损伤称为上盂唇损伤(superior labrum anterior and posterior, SLAP)。(图 5-45B)

肩袖:肩袖(rotator cuff)由冈上肌、冈下肌、小圆肌、肩胛下肌的肌腱组成,它们起于肩胛骨止于肱骨头的前、上和后方,与关节囊紧密相连,在将肱骨头稳定于关节盂的同时,提供平衡的力偶,使肩关节能灵活运动。肩袖的撕裂会导致患者肩关节的疼痛,尤其是患肩侧卧位时的疼痛,以及肩关节的无力。在关节镜下,能明确肩袖撕裂的部位,评估撕裂的类型和大小,并且通过辅助入路植入缝线锚钉,修补破裂的肩袖。(图 5-45C)

肩峰:肩胛冈外侧的扁平状隆起称为肩峰。肩峰撞击是中老年人群的常见疾病,它由 Neer 在 1972 年首先提出,指肩关节前屈、外展时,肱骨大结节和喙肩弓反复撞击,导致肩峰下滑囊炎症,肩袖组织损伤,肩关节疼痛,活动受限。对保守治疗效果不明显的患者,可以考虑关节镜下肩峰减压手术,包括肩峰下炎性滑囊的切除,肩峰前下方骨赘的清理,部分喙肩韧带的切除。(图 5-45D)

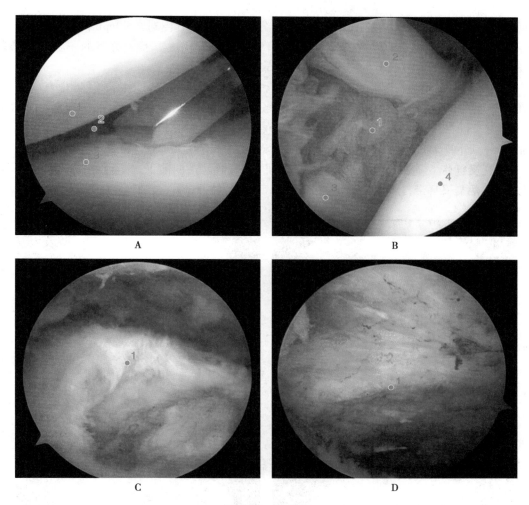

图 5-45　肩关节

A. Bankart 损伤(1. 肱骨头;2. 撕裂盂唇;3. 关节盂)。B. 脱位的肱骨二头肌长头腱(1. 肩袖间隙;2. 肱二头肌长头腱;3. 肩胛下肌;4. 肱骨头)。C. 破裂的冈上肌(1. 破裂的冈上肌)。D. 减压后的肩峰(1. 肩峰)。

(二)膝关节

膝关节的骨性结构由股骨下端、胫骨上端及髌骨组成,关节囊外的重要组织包括股四头肌、股二头肌、半腱肌、半膜肌以及内侧副韧带、外侧副韧带等。它们维持关节的稳定,并且能够使膝关节进行屈伸活动。关节囊内的重要结构有内、外侧半月板,前后交叉韧带。半月板是位于股骨髁与胫骨平台之间的纤维软骨,边缘较厚,中间较薄,可缓冲膝关节,减少膝关节软骨的损伤。前交叉韧带起于胫骨髁间隆起的前内侧,止于股骨外侧髁的内侧壁,维持膝关节的前向稳定及旋转稳定;后交叉韧带起于胫骨髁间隆起的后方,止于股骨内侧髁的外侧壁维持膝关节的后向稳定,参与维持膝关节的旋转稳定。半月板撕裂、前后交叉韧带撕裂是常见的运动损伤。这些关节内重要结构的损伤会严重影响膝关节的功能,限制患者的运动。

本节通过膝关节镜手术,描述关节镜下膝关节的解剖形态。

1. 体位 膝关节镜手术一般采用仰卧位,需在患侧大腿根部绑充气止血带。止血带的压力一般控制在患者收缩压+150mmHg,止血带充气时间一般控制在 90min 内。

髌骨和股骨滑车:髌股关节由髌骨关节面和股骨滑车构成。髌股关节的不稳和关节软骨的退变会导致膝关节前方的疼痛。(图 5-46A)

2. 半月板 内侧半月板呈"C"形,前窄后宽,前角附着在前交叉韧带胫骨止点前方;后角附着在后交叉韧带胫骨止点的前方。外侧半月板呈"O"形,中部宽阔,前后狭窄。前角附着在前交叉韧带胫骨附着点后外侧,后角附着在外侧髁间隆起的后方,内侧半月板后角附着处的前方。外侧半月板的活动性比内侧半月板大。(图 5-46B、C)

3. 交叉韧带 **前交叉韧带**自股骨髁间窝外侧壁的后方,向前下内走行,至胫骨棘(髁间隆起)前侧。**后交叉韧带**自股骨髁间窝内侧壁的前部,向后外下走行,至胫骨棘后侧。(图 5-46D)

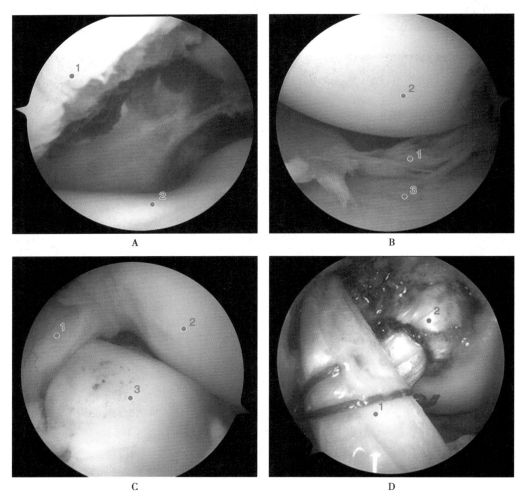

图 5-46 膝关节

A.髌骨脱位患者的股骨滑车和髌骨(1.髌骨,软骨骨折;2.股骨滑车)。B.撕裂的内侧半月板后角(1.撕裂的内侧半月板;2.股骨内侧髁;3.内侧胫骨平台)。C.破裂的外侧盘状半月板(1.前交叉韧带;2.股骨外侧髁;3.外侧盘状半月板,破裂)。D.前后交叉韧带同时撕裂患者重建后的交叉韧带(1.重建的前交叉韧带;2.重建的后交叉韧带)。

（三）踝关节

踝关节的骨性结构由胫骨和腓骨远端及距骨滑车构成。内侧有三角韧带,外侧有外侧副韧带维持踝关节的稳定。其中外侧副韧带分为距腓前韧带,跟腓韧带和距腓后韧带。三角韧带分为深、浅两层。踝关节是一个典型的"榫卯"关节,关节间隙狭窄,一度被认为是不适合做内镜手术的关节。近些年来,随着技术的革新,踝关节镜已在临床常规开展,治疗的相关疾病有:踝关节运动损伤相关的疾病,如习惯性扭伤导致的踝关节慢性不稳,距骨骨软骨损伤,踝关节前踝撞击(也称足球踝),后踝距骨三角骨骨折导致的后踝撞击;一些关节内的肿瘤,如单发或弥散的腱鞘巨细胞瘤、滑膜软骨瘤病等。本节通过踝关节镜手术,描述踝关节的解剖形态。

1. **体位** 踝关节镜手术一般取平卧位;治疗前踝的疾病,取仰卧位;治疗后踝的疾病,取俯卧位。与膝关节镜手术一样,需在患侧大腿根部绑充气止血带。止血带的压力一般控制在患者收缩压+150mmHg,止血带充气时间一般控制在90min内。

2. **前踝** 在前踝内,可以观察到距骨的前部,采取跖屈位时也可观察到距骨的中后部。距骨的骨软骨损伤一般好发于距骨的前外侧或后内侧。(图5-47A)

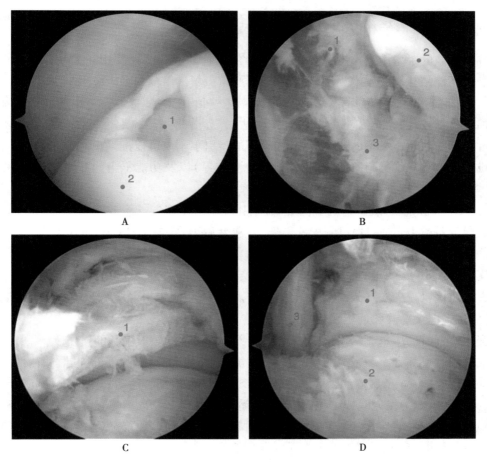

图5-47 踝关节

A.距骨内后方的骨软骨损伤(1.损伤的软骨和软骨下骨;2.距骨)。B.损伤的距腓前韧带(1.腓骨;2.距骨;3.距腓前韧带)。C.骨折的距骨三角骨(1.骨折的距骨三角骨)。D. FHL松解后(1.距骨;2.跟骨;3.跨长屈肌腱)。

在外侧沟内,可以观察到**距腓前韧带**(anterior talofibular ligament,ATFL)。ATFL 起自外踝前缘,向前下斜行止于距骨颈外侧面,厚 2～2.5mm。主要功能是限制距骨前移和内旋。踝关节反复扭伤会导致 ATFL 撕裂、瘢痕化、脂肪化,病程长的患者甚至完全吸收。ATFL 损伤会导致踝关节慢性不稳。(图 5-47B)

3. **后踝**　后踝的解剖范围指胫骨远端后缘、包括胫骨远端腓切迹后侧、胫骨后结节、踝沟、内踝后丘等。后踝是下胫腓复合体的组成部分,可维持踝关节后部的稳定性以及降低踝关节的压力。通过踝关节的后入路,一般可同时观察到后踝关节和距下关节。有一部分患者在外伤后会出现距骨三角骨或者距骨 Stieda 突起(较长较大的距骨后外侧突称为 Stieda 突起,与距骨体不融合的距骨后外侧突称为距骨三角骨)骨折(图 5-47C),从而发生后踝的撞击。通过后踝关节镜手术,可以切除不稳定的距骨三角骨或者 Stieda 突起,松解踇长屈肌腱(flexor hallucis longus,FHL),缓解后踝的疼痛。在后踝,踇长屈肌腱内后方为踝管,因此踇长屈肌腱内侧一般视为后踝关节镜的禁区,除了需治疗弥散性的腱鞘巨细胞瘤,一般视野中出现踇长屈肌腱后,不再进一步向内侧刨削。(图 5-47D)

三、四肢解剖结构在血管手术中的应用

临床四肢的手术中需熟悉肌肉、骨骼、神经,血管的走行路径及相互关系。本节将根据大隐静脉高位结扎及剥脱术为例,描述下肢静脉重点解剖结构的临床应用。

1. **术前曲张静脉体表标记**　由于术中患者取平卧位,将使得原本突出的曲张静脉变得平坦而不易被发现,因此需对患者在术前取站立位,沿曲张静脉走行做出标记以便术中辨认。近年来随着超声设备的普及应用,在超声的指引下不仅可以准确标出曲张静脉的位置,同时也可定位大隐静脉与股静脉的交汇点(隐股交界)以及功能不全的穿通支位置,更有利于手术中的定位(图 5-48A)。

2. **大隐静脉高位结扎**　大隐静脉高位结扎手术入路多选择腹股沟斜形切口,平行或者高于腹股沟皱褶 1cm。该切口顺皮纹创伤小,愈合后美观。一般以耻骨结节外下方 3～4cm 的隐静脉裂孔为切口中点,或者取股动脉搏动点向内侧切口,可以准确暴露大隐静脉根部及其属支(图 5-48B)。术前采用超声定位隐股交界更是提高了切口位置的准确性,可采用更小的手术切口以减少皮下分离带来的创伤。分离皮下组织后沿静脉血管鞘膜显露大隐静脉主干,沿主干向大隐静脉近心端分离至隐股交界。游离并结扎大隐静脉的各属支,再次确认隐股交界位置(图 5-48C),如无法明确隐股交界位置可能导致股静脉的损伤。

大隐静脉根部有 5 条主要的属支:腹壁浅静脉、旋髂浅静脉、阴部外静脉、股内侧浅静脉和股外侧浅静脉。5 条属支注入大隐静脉的形式有多种类型。这些属支的数量和位置存在很大的变异,因此为保证属支结扎完全,术中游离范围应包括隐股静脉汇合处及以下 2cm。行大隐静脉剥脱术治疗时,远端的属支将同时被抽出,但当单独行高位结扎时,应游离至大隐静脉主干远侧 10cm 范围以发现有无隐藏的低位属支。

大隐静脉游离后在距离隐股交界 0.5～1cm 位置结扎,对其近心端进行结扎加缝扎以免结扎线脱落导致出血。如果行单纯大隐静脉高位结扎,应尽量切除暴露段大隐静脉,切除长度 5～10cm。手术切口逐层缝合。

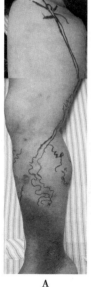
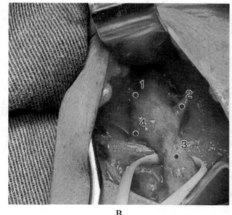
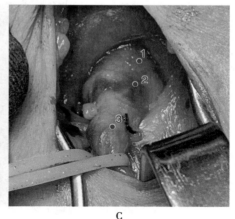

A   B   C

图 5-48　大隐静脉曲张手术前体表标记、大隐静脉及其属支
A. 患者右侧大隐静脉曲张,伴小腿色素沉着,局部溃疡形成,图中所示已经愈合。术前使用超声对大隐静脉主干及其属支和曲张静脉进行标记。B. 大隐静脉高位结扎术中暴露大隐静脉主干及其属支(1. 腹壁浅静脉;2. 旋髂浅静脉;3. 大隐静脉;4. 阴部外静脉)。C. 属支结扎切断后显露大隐静脉汇入股静脉隐股交界(1. 股静脉;2. 隐股交界;3. 大隐静脉)。

3. 大隐静脉剥脱术　大隐静脉剥脱术是静脉曲张标准手术的重要组成部分。与单侧高位结扎相比大大降低了术后的复发率。在腹股沟切口完成大隐静脉近端高位结扎后,经大隐静脉远侧断端插入剥脱导管至膝关节水平。在膝下触及剥脱导管头端位置切开皮肤,游离静脉并切开,取出导管头端。选择合适大小的剥脱橄榄头固定于剥脱导管近心端,将静脉结扎固定于导管上,自上向下剥脱静脉主干。(图 5-49)

4. 局部曲张静脉点式剥脱术　小腿局部静脉曲张采用点式剥脱术。根据术前标记的局部曲张明显的部位,取 1~3mm 纵向切口,适当游离皮下后采用血管钩或者小血管钳抽出曲张静脉。两把小血管钳钳夹后切断,自两断端分别将曲张静脉抽出数厘米(图 5-50)。通常剥脱后小静脉断端不需要进行结扎,通过压迫数分钟即刻止血。曲张静脉应完全切除,如果剥脱过程中发生断裂,应在断裂处重新取小切口进行剥除。根据术前超声定位,对功能不全的穿通支静脉进行剥脱结扎。采用可吸收缝线缝合皮肤切口。

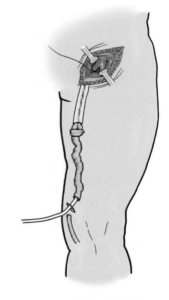

图 5-49　大隐静脉剥脱术
静脉剥脱导管由近侧插入至远端,近心端选择合适大小的橄榄头固定,并将静脉结扎固定于剥脱导管。自远侧缓慢抽出剥脱导管以剥脱大隐静脉主干。

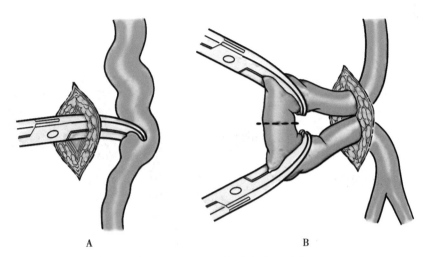

A   B

图 5-50　局部曲张静脉点式剥脱术

A. 取 1~3mm 纵向小切口,小血管钳游离皮下钳夹提出曲张静脉;B. 血管钳钳夹切断静脉后分别抽出两侧静脉。

（朱　敏　宋黄鹤　洪顾麒　邹君杰）

第六章 头面部局部解剖及临床应用

第一节 头面部局部解剖

头部(head),位于颈部的上方,可分为颅部和面部。其中,颅部居头部的后上,面部位头部的前下。两者形态、结构各有特点,其功能也有所不同。

一、颅部

颅部(cranium)位于头部的后上,内腔为颅腔,容纳脑及其被膜等。自颅顶向颅底观察,由浅入深颅部层次为:颅外软组织、颅盖骨、颅脑间隙(三层脑膜及其形成的间隙)、脑及颅底骨。本节只讨论额顶枕区和颞区的颅外软组织。

(一)境界

颅部以眶上缘、颧弓、外耳门和乳突连线为界,与前下方的面部区分。

(二)体表标志和体表投影

1. 体表标志

(1)**枕外隆凸**(external occipital protuberance):位于颅部后方,是枕骨向后最突出的隆起。枕外隆凸向两侧延伸的骨嵴为**上项线**,有胸锁乳突肌和斜方肌附着。枕外隆凸、上项线的深面分别对应**窦汇**和**横窦**。枕外隆凸的下方有枕骨导血管。颅后窝手术应注意保护这些结构。

(2)**乳突**(mastoid process):位于外耳的后下方,是颞骨向下的突起。乳突深面的后半部是乙状窦沟及位于沟内的**乙状窦**;前内方有**茎乳孔**,面神经由此出颅。乳突手术时应注意勿伤及上述结构。

(3)**顶结节**(parietal tuber):是顶骨向外最突出处。其下方 2cm 的深部对应大脑外侧沟后支的末端。两侧顶结节间径是颅部的最大横径。婴幼儿若患佝偻病,顶结节可特别突出而致"方颅"畸形。

2. 体表投影

(1)**前囟点**(bregma):为冠状缝与矢状缝的交点,位于鼻根和枕骨大孔后缘连线的前、中 1/3 交界处,距眉间约 13cm。新生儿的**前囟**即位于此。临床上常在此触诊检查前囟,根据其膨出或凹陷,推断颅内压的变化。

(2)**脑膜中动脉前支**(anterior branch of middle meningeal artery):通过**翼点**深面,翼点的简易测定法:以颧骨缘结节至颧弓中点的距离为底边,向后上方作一等边三角形,其顶角即为翼点的体表投影,深面有脑膜中动脉前支通过(图 6-1)。

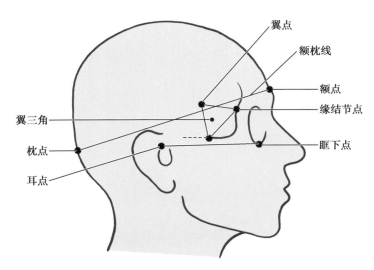

图 6-1　翼点的体表定位

（3）**大脑下缘**（cerebral inferior margin）：从鼻根中点上方约 1.25cm 处向外沿眶上缘向后，经颧弓上缘、外耳门上缘至枕外隆凸的连线即大脑下缘的体表投影。

（三）**层次结构特点（颅顶浅层）**

颅顶由表面的软组织和颅盖骨组成。该部以**上颞线**为界，分为中间的额顶枕区和两侧的颞区。

1. **额顶枕区（fronto-parieto-occipital region）**　额顶枕区的浅层由 5 层软组织组成（图 6-2）。

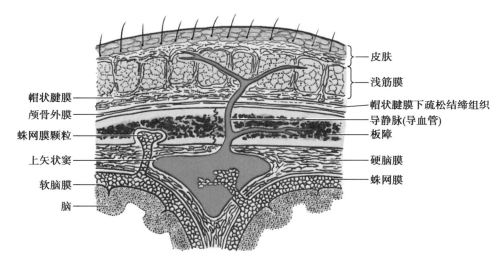

图 6-2　颅顶层次（额状断面）

（1）**皮肤**：厚而致密，除额部外均有头发，并有大量汗腺和皮脂腺，是疖肿和皮脂腺囊肿的好发部位。此外，还有丰富的血管，外伤后出血多，但创口抗感染力强，愈合较快。

（2）**浅筋膜**：内有致密结缔组织形成纵向走行的纤维束，连接皮肤及深层的帽状腱膜，并将此层分隔成诸多小格,其中充满脂肪,且有血管和神经穿行。这一层如有感染,不易蔓延扩散,渗出物压迫神经末梢引起剧烈的疼痛。小格内的血管壁,常与纤维束愈着,外伤后血管不易收缩致出血较多,常需缝合或压迫止血。

浅筋膜内的血管和神经由基底向颅顶走行。根据其位置可以分为前组、外侧组和后组(图6-3)。前组位于额部,越眶上缘上行,偏内侧的是**滑车上动、静脉**和**滑车上神经**,偏外侧的为**眶上动、静脉**和**眶上神经**。外侧组经耳的前、后而上行。位于耳前的较粗大,它们是从腮腺上缘穿出的**耳颞神经**和**颞浅动、静脉**;位于耳后的是**耳后动、静脉**及**枕小神经**。后组在枕部上行,为**枕动、静脉**和**枕大神经**。颅顶的动脉来源于颈内动脉和颈外动脉两个系统,不但左、右两侧互相吻合,各部的动脉之间也存在着广泛的吻合。因此,头皮发生大面积撕裂时也不易缺血坏死。由于血管、神经从四周向颅顶走行,所以颅顶部的手术一般应取放射状切口,以免损伤血管、神经;而在开颅手术作皮瓣切开时,皮瓣的蒂应在下方,蒂内保留血管神经干,以保证皮瓣的营养。颅顶的神经来源虽不同,但都走行于浅筋膜内,所以局部阻滞麻醉应在皮下组织注射。由于浅筋膜内纤维束较粗大,注射时可感到较大阻力,且神经的分布区互相重叠,故应扩大阻滞麻醉的范围,才能得到较为满意的效果。

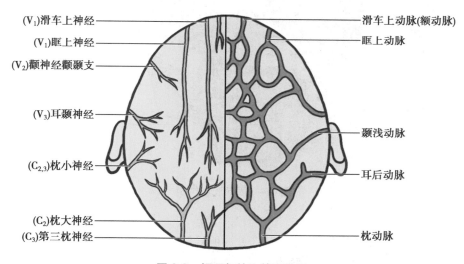

图6-3 颅顶部的血管和神经

（3）**帽状腱膜和枕额肌**:**帽状腱膜**(galea aponeurotica)前连**枕额肌**(occipitofrontalis)的额腹,后连该肌的枕腹,两侧渐变薄,与颞筋膜浅层相移行。通过浅筋膜的纤维束与皮肤紧密相连,临床上常将皮肤、浅筋膜和帽状腱膜这3层结构合称为**头皮**。颅顶外伤若伤及帽状腱膜,因受额腹和枕腹的牵拉而伤口裂开,尤以横行创伤为甚,可导致大面积的头皮撕裂。

（4）**腱膜下疏松组织**:为连接头皮与颅骨外膜的薄层疏松结缔组织,亦称腱膜下隙。此层在颅顶范围较大,前达眶部,后抵上项线。如出血或化脓,可在此层内蔓延至整个颅顶;头皮撕裂时,极易与深层分离撕脱。颅顶浅筋膜内的静脉广泛吻合,形成静脉网,且可经此层内的导血管与板障静脉及颅内的硬脑膜窦互相连通。这种连通虽可均衡颅内、外静脉的压力,但也致感染自颅外向颅骨或颅腔内扩散,故临床上称此层为颅顶部的"危险区"。

（5）**颅骨外膜**:薄而致密,与颅骨表面连接疏松,容易剥离,但在骨缝处,则伸入骨缝,并与其紧密愈着。骨膜下发生感染或血肿时,常局限于一块颅骨的范围内。

2. **颞区**(temporal region) 位于颅顶的两侧,其前、上、后界为上颞线,下界为颧弓上缘。颞区的层次结构如以下顺序。

(1) 皮肤:前部薄,有一定活动度,后部与额顶枕区相同。

(2) 浅筋膜:较薄,脂肪组织很少。在耳前,该层内由前向后有**面神经颞支和颧支**、**颞浅动脉**、**耳颞神经**和**颞浅静脉**从腮腺上缘穿出后向上走行(图6-4)。颞浅动脉在耳屏前方越过颧弓,位置浅表而恒定,临床上可在此进行压迫止血,还可以逆行插管介入治疗颌面部恶性肿瘤,或取含颞浅动、静脉和耳颞神经的组织瓣治疗颌面部软组织缺损。

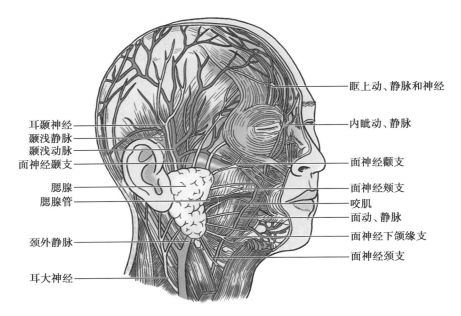

图6-4 面部浅层结构

(3) **颞筋膜**(temporal fascia):起于上颞线,覆盖于颞肌表面,分为浅、深两层。浅层较薄,为帽状腱膜的延续;深层致密而坚韧,部分颞肌纤维可起自深层。浅、深两层在颞区上部紧密愈着,向下于颧弓上方1~2横指处分开,分别附着于颧弓的外、内面。

(4) **颞肌**(temporalis):扇形,强大而厚实。其深面有前、后两列血管神经束纵向走行,并进入该肌,为源自上颌动脉的**颞深前**、**后动脉**和下颌神经的分支。

(5) 颅骨外膜:覆盖于组成颞窝的颅骨表面。颞窝浅面由于有强大的颞肌和颞筋膜保护,是颅脑外科常用的手术入路。

颞间隙(temporal space)是介于颞筋膜与颞窝骨膜之间的间隙,分为浅、深两部(图6-5)。浅部位于颧弓上方,颞筋膜浅、深两层之间,含脂肪组织和颞中血管(颞浅动脉的分支)。深部位于颞筋膜深层与颞窝骨膜之间,内容颞肌及其深面的血管、神经、结缔组织,与颌面部的颊间隙、颞下间隙和翼下颌间隙相通。

二、面部

(一) 境界
面部(face)后上方以眶上缘、颧弓、外耳门和乳突连线为界与颅部相分,前下方以下颌

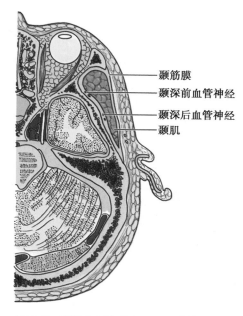

图 6-5　颞区和颞间隙（平眶上缘横断面）

颞筋膜
颞深前血管神经
颞深后血管神经
颞肌

体下缘、下颌角至乳突尖连线与颈部分界。

（二）体表标志与体表投影

1. **眶上孔**（supraorbital foramen）　位于眶上缘内、中 1/3 交点上方,有眶上血管、神经经过。有时眶上孔缺如,而为眶上切迹（图 6-6）。

2. **眶下孔**（infraorbital foramen）　位于眶下缘中点下方 0.5～0.8cm,有眶下血管、神经经过。

3. **颏孔**（mental foramen）　位于下颌体上、下缘连线中点的外侧面,下颌第 1、2 前磨牙牙根之间的下方,有颏血管、神经经过。眶上孔、眶下孔和颏孔的连线,通常为一直线。

4. **颧弓**（zygomatic arch）　位于外耳门前方的水平线上,全长约 3 横指,均可触及。

5. **腮腺管**（parotid duct）　腮腺管的体表投影为耳垂至鼻翼与口角间中点连线的中 1/3 段,即位于颧弓下方约一横指处。

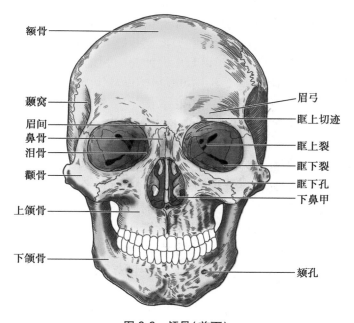

额骨
颞窝
眉间
鼻骨
泪骨
颧骨
上颌骨
下颌骨

眉弓
眶上切迹
眶上裂
眶下裂
眶下孔
下鼻甲
颏孔

图 6-6　颅骨（前面）

（三）层次结构特点

面部以面颅骨为支架,参与构成骨性的眶、鼻腔和口腔,容纳视器、呼吸道和消化道的起始部分。可以把面颅骨视为面中层,其浅表和深层的结构为面浅层和面深层;面部以咬肌前缘为界又可分为面前区和面侧区。

1. 面浅层的结构特点

（1）皮肤：面部皮肤薄，柔软而富有移动性，血液供应丰富，外伤后出血较多，抗感染力强而有利于手术后及创伤后的伤口愈合。皮肤含有较多的皮脂腺、汗腺和毛囊，是皮脂腺囊肿和疖肿的好发部位，面部小血管有丰富的内脏运动神经分布，皮肤色泽易受情绪影响而改变。皮肤的真皮层有浅筋膜的纤维和表情肌的肌纤维附着，形成较复杂的皮纹（图6-7）。为减小手术后的瘢痕，面部切口应尽量与皮纹保持一致。

（2）浅筋膜和表情肌：面部皮下组织较少，脂肪组织呈小颗粒状，额部、睑部和鼻部的脂肪最少，而颊部脂肪组织较多，称颊脂体。睑部皮下组织疏松，心、肾疾病引起的水肿可首先在睑部表现出来。面部浅筋膜内有**表情肌**，即面肌。它们多起自面颅骨或筋膜，止于皮肤，收缩时牵动皮肤，使面部产生各种表情。表情肌在眼裂、口裂和鼻孔周围呈环状或放射状分布，对裂孔有关闭或开大作用（图6-4）。

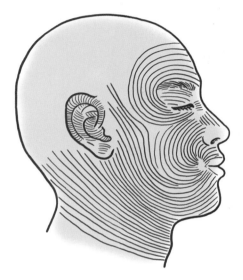

图6-7 面部皮纹

浅筋膜内有丰富的血管，一组是走行于口、鼻外侧和眼裂内侧的**面动脉**、**面静脉**。面静脉位于面动脉后方，它经内眦静脉与眼上静脉交通，经面深静脉与颞下窝内的翼静脉丛交通，眼上静脉和翼静脉丛则与颅内海绵窦交通。口角以上的面静脉无瓣膜，鼻根至两侧口角的三角区域内的感染若处理不当（如挤压等），细菌可随血液循环经上述途径逆流至海绵窦，导致颅内感染，故临床上称鼻根至左、右口角的三角形区域为"危险三角"。另一组血管为从腮腺上缘穿出的颞浅动、静脉，沿耳屏前方上行。此外，还有深部动脉的终支，如眶上动脉、眶下动脉、颏动脉穿出至面浅层。

面浅层内有感觉性的**三叉神经**终支和运动性的**面神经**终支分布。眼神经的终支**眶上神经**、上颌神经的终支**眶下神经**、下牙槽神经的终支**颏神经**分别从眶上孔、眶下孔、颏孔穿出后至浅筋膜内，管理面前部的感觉。三叉神经痛时可在上述三孔出现压痛。面侧部有**耳颞神经**与颞浅动、静脉伴行。**面神经**的**颞支穿腮腺上缘**、**颧支穿腮腺前上缘**、**颊支穿腮腺前缘**、**下颌缘支**和**颈支**穿腮腺前下缘和下端浅出，支配面部表情肌和颈阔肌。面神经终支穿出后，走行在浅筋膜内，位置浅表。面部手术时应注意保护这些终支，防止损伤后出现面瘫。

面部的浅淋巴结除腮腺表面有**腮腺浅淋巴结**外，其余部位无恒定分布的淋巴结，浅淋巴管直接汇入颈部的下颌下淋巴结和颏下淋巴结。

（3）深筋膜：面部深筋膜一般薄而不发达，但咬肌和腮腺表面的筋膜则很明显，称**腮腺咬肌筋膜**，为颈深筋膜的浅层向上延续而成，上方附着于颧弓，前半部贴于咬肌表面称咬肌筋膜，后半部分两层包绕腮腺，形成**腮腺囊**。

2. 面侧区的结构特点　面侧区介于咬肌前缘之后，颧弓之下，下颌骨下缘、下颌角至乳突尖连线之上，乳突和胸锁乳突肌前缘之前，以腮腺咬肌区和面侧深区较为重要。

（1）**腮腺咬肌区**（parotideomasseteric region）：位于面侧区的浅层。此区主要内容有腮腺、咬肌、下颌支、面神经、颈外动脉和上颌动脉、下颌后静脉等。腮腺咬肌区的层次结构由浅入深为：第一层，皮肤；第二层，浅筋膜，内含颈阔肌、耳大神经等；第三层，腮腺咬肌筋膜；第四层，前半为咬肌，后半为腮腺浅部及穿过腮腺的血管、神经；第五层，前半为咬肌下间隙、下颌支，后半为腮腺深部；第六层，为下颌后窝的底（图6-8）。

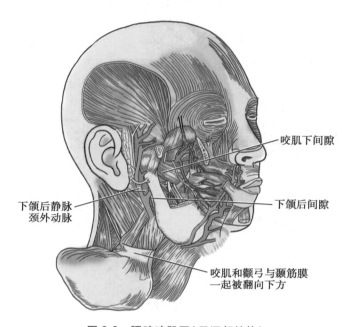

咬肌下间隙

下颌后静脉
颈外动脉

下颌后间隙

咬肌和颧弓与颞筋膜
一起被翻向下方

图 6-8 腮腺咬肌区（示深部结构）

1）腮腺的位置：**腮腺**（parotid gland）位于外耳道前下方，上平颧弓，下达下颌角，后至乳突前缘，部分腮腺向前盖于咬肌表面，大部分腮腺填充于下颌后窝内，深面与茎突诸肌及深部的血管神经相邻，这些结构包括颈内动脉、颈内静脉、舌咽神经、迷走神经、副神经、舌下神经，它们共同形成"腮腺床"。

2）腮腺的形态特点：整个腮腺形态呈不规则的楔形，底向外，尖向前内突向咽侧壁。腮腺表面轮廓呈不规则四边形，有4个突起：面突向前，关节突向上，耳突向后，颈突向下（图6-9）。如果向上的关节突（突向颞下颌关节）不明显，则呈倒三角形；若面突特别发达，则为倒"L"形；有时4个突起均不显著，则近似椭圆形。腮腺深部还有咽突突向咽侧壁，该处发生肿瘤，以咽部症状较明显，早期诊断较困难。

3）腮腺囊：由腮腺咬肌筋膜分两层包被腮腺浅、深两面而成。腮腺囊的浅层致密，与腮腺附着较紧且深入腮腺小叶间，因而腮腺炎症时肿胀受限而疼痛剧烈。腮腺囊的深层比较薄弱，脓肿不易向浅层突破，常穿入深部，致咽旁脓肿或突向颈部。

4）腮腺管：发自腮腺前缘的深面（图6-10），在颧弓下缘下方一横指横行向前，越过咬肌表面及前缘，以直角转向内方，穿颊脂体及颊肌，开口于上颌第2磨牙牙冠相对的颊黏膜。开口处的隆起为腮腺管乳头，可经此插管行腮腺管造影。与腮腺管伴行的有面神经颊支和面横动、静脉，有时在腮腺管上方有与腮腺分离的副腮腺。

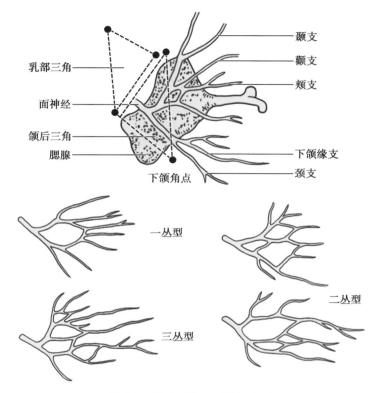

颞支
颧支
颊支
下颌缘支
颈支

乳部三角
面神经
颌后三角
腮腺
下颌角点

一丛型

二丛型

三丛型

图 6-9　腮腺形态和面神经类型

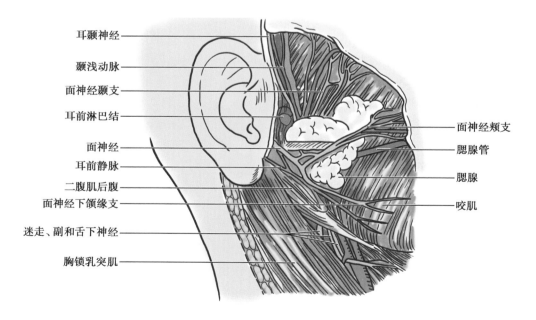

耳颞神经
颞浅动脉
面神经颞支
耳前淋巴结
面神经
耳前静脉
二腹肌后腹
面神经下颌缘支
迷走、副和舌下神经
胸锁乳突肌

面神经颊支
腮腺管
腮腺
咬肌

图 6-10　腮腺及穿经其中的血管、神经

5）穿经腮腺的血管、神经：横行于腮腺内的有面神经及其腮腺丛，纵行于腮腺内的为颈外动脉及其终支、下颌后静脉及其属支、耳颞神经（图6-10）。

面神经主干自茎乳孔出颅后，向前经茎突根部浅面，走行1cm左右即穿入腮腺，在腮腺内通常分为上、下两干，由干上再发出分支吻合成**腮腺丛**（见图6-9），最后由丛上分出颞支、颧支、颊支、下颌缘支和颈支5组分支穿出腮腺。面神经的颅外分支可根据其与腮腺的穿行关系分为3段：第1段为面神经干穿出茎乳孔至进入腮腺之前的一段，第2段为腮腺内段，第3段为面神经穿出腮腺后的部分。面神经的干和丛将腮腺分为浅、深两部，与腮腺关系密切，腮腺炎症或肿瘤可压迫面神经，引起面瘫；腮腺切除术时更应注意保护面神经。

纵行结构一般位于面神经的深侧。**颈外动脉**经二腹肌后腹深面向上进入下颌后窝的腮腺内，至下颌颈高度分为2条终支：**颞浅动脉**向上穿出腮腺上缘，在腮腺内发出**面横动脉**前行；**上颌动脉**向前入颞下窝。**下颌后静脉**行于颈外动脉后方，在腮腺内由颞浅静脉和上颌静脉合成后下行。**耳颞神经**在颞下窝由下颌神经发出，向后经下颌颈深面进入腮腺，折向上方，伴颞浅动、静脉出腮腺。

6）**咬肌**（masseter）：为一对强大的咀嚼肌，体表可触及其四边形轮廓。咬肌后部浅面被腮腺浅部覆盖，前部则被腮腺咬肌筋膜覆盖。

（2）面侧深区：此区位于颅底下方，下颌支的深面，口腔的后外侧和咽的外侧。该区上部为**颞下窝**（infratemporal fossa）及颞下间隙，下部为翼下颌间隙，深部为咽后和咽旁间隙。

（四）面部的筋膜间隙

筋膜间隙是指筋膜与筋膜之间或筋膜与骨膜之间的潜在间隙。正常情况下，各间隙均为血管、神经的通道，并有脂肪、结缔组织或其他结构填充。间隙的空间不明显，在炎症感染破坏了结缔组织时，筋膜间隙才变得清晰起来。由于间隙内有神经通过，面部阻滞麻醉，尤其是口腔科的阻滞麻醉，通常将麻醉剂注入某个间隙内的神经周围。在化脓性感染时，渗出物一般循着人体结构中较薄弱的部位，如筋膜间隙、血管神经束的通道蔓延播散。因此，筋膜间隙在颌面部局部解剖中占有重要地位。熟悉它们的位置、内容和交通关系，对于正确实施局部阻滞麻醉，判断颌面部感染的部位并建立通畅的引流途径等至关重要。

以上、下颌骨为界，可将面部的筋膜间隙分为浅部的浅间隙和深部的深间隙。浅筋膜间隙包括眶下间隙、颊间隙、咬肌下间隙、颞间隙和下颌后间隙；深间隙包括颞下间隙、翼下颌间隙、翼咽间隙、眶外间隙和口底间隙等。

1. 眶下间隙（infraorbital space） 位于眶下方，介于**上唇方肌**（颧小肌、提上唇肌和提上唇鼻翼肌的总称）的深面与上颌骨前面之间（图6-11、图6-12），呈底边在上的三角形。其上界为眶下缘，内侧界为鼻外侧缘，外下界为

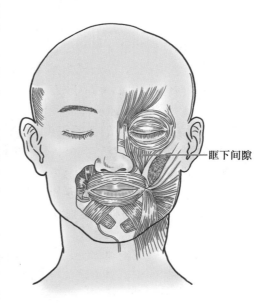

眶下间隙

图6-11 眶下间隙

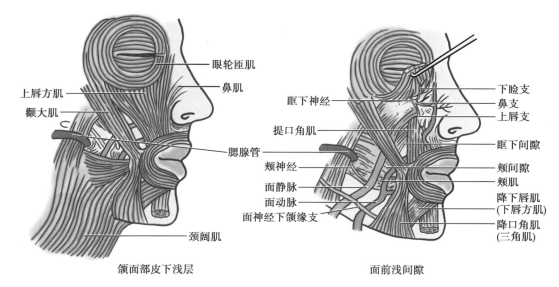

图 6-12 眶下间隙和颊间隙

颧大肌和颧骨。间隙底面为上颌体的前面,底面中部有眶下孔,孔的外下方为尖牙窝及提口角肌,提口角肌在眶下孔下方向前下方斜行至口角。间隙内有脂肪结缔组织和血管、神经。**眶下神经和眶下动脉**从眶下孔穿出后分支至下睑、外鼻和上唇;眶下孔内侧有面动脉上行,移行为内眦动脉,面动脉后方有面静脉下行;颧大肌上端深侧有面横动脉及面神经颧支的终支前行。

眶下间隙经颧大肌深面与颊间隙交通,间隙的感染多来自上颌尖牙和前磨牙的牙源性感染。通过眶下孔进入眶下管,可阻滞麻醉眶下神经和上牙槽前、中神经。

2. **颊间隙**(buccal space) 介于颊部皮肤与颊肌之间,其上界为颧大肌和颧骨,下界为下颌体下缘,前内界与通过口角的垂线一致,后界浅部为咬肌前缘,深部为**翼下颌韧带**(自翼突内侧板至下颌骨第 3 磨牙牙槽突后方)。颊间隙后半部较深,前半部较浅。颊脂体充于间隙的后部,并伸入其他深间隙,成为感染互相传播的途径。颊间隙后半部有腮腺管横行,穿过颊脂体后再向内穿颊肌,开口于相对上颌第 2 磨牙牙冠的颊黏膜。在腮腺管穿颊肌处上方有**颊动脉**、下方有**颊神经**从深面浅出,分支供应颊部的皮肤和黏膜。颊间隙前半部有面动脉和面静脉走行。间隙的浅筋膜内尚有由后向前走行的面神经颊支和下颌缘支。颊支位于腮腺管的上、下方,较粗大的颊支一般紧邻腮腺管。下颌缘支,多为 1~2 支,经颈阔肌的深面,多沿下颌骨下缘或稍上方,弓形向前,越面血管浅面至下唇诸肌。由于下颌缘支吻合较少,受损后易致同侧下唇的运动障碍,所以下颌部手术时,应在下颌骨下缘下 1~1.5cm 处作切口,于颈阔肌与颈部深筋膜浅层间剥离,低位结扎面血管,以避免损伤此神经(图 6-12)。

颊间隙向上通眶下间隙,向后上深部通翼下颌间隙、颞下间隙和眶外间隙,向后外通咬肌下间隙。颊间隙的感染多来自邻近间隙或口腔。

3. **咬肌下间隙**(submasseteric space) 位于咬肌深面与下颌支上半部之间,为一狭窄而扁平的间隙,前端以咬肌前缘与颊间隙分界,后至下颌支后缘,上达颧弓下缘,下抵咬肌至下颌支的附着部(图 6-13)。咬肌下间隙含少量结缔组织,**咬肌动脉和神经**从下颌切迹上方、下颌颈前方自颞下间隙穿出,经过咬肌下间隙的上部,进入咬肌深面。临床上阻滞咬肌神经时,常在下颌切迹中点的上后方进针。

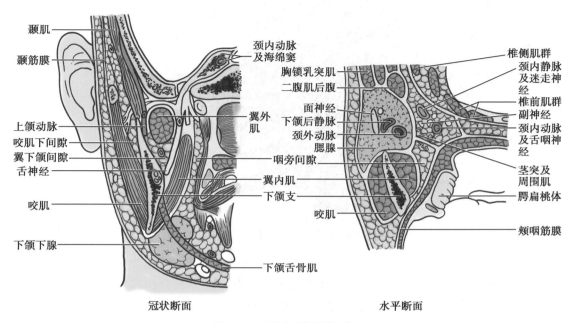

图 6-13 面侧区的间隙(右)

咬肌下间隙上部经下颌切迹通深部的颞下间隙和翼下颌间隙,经颧弓深侧通颞间隙,向前上通眶外间隙,向前通颊间隙,向后通下颌后间隙。咬肌下间隙的感染多来自下颌智齿冠周炎、下颌骨骨髓炎,或由腮腺及邻近间隙的感染扩散而来。

4. **下颌后间隙**(retromandibular space) 位于下颌后窝。下颌后窝位于下颌支和乳突之间,上为外耳道,下为下颌角至乳突尖的连线,前为下颌支及其浅、深侧的咬肌和翼内肌,后为乳突及胸锁乳突肌前缘,底面由上而下为茎突、茎突肌群、寰椎横突和二腹肌后腹等。下颌后间隙即指腮腺囊的浅层与下颌后窝底面之间的空间,内容腮腺及穿过腮腺的结构(见图 6-10)。间隙底面、二腹肌深面由后向前依次排列有副神经、颈内静脉、舌下神经、颈内动脉和颈外动脉。下颌后间隙前通颞下间隙、翼下颌间隙、翼咽间隙和颈部的下颌下间隙。

5. **颞间隙** 位于颞筋膜与颞窝骨膜之间(已如前述)。虽然该间隙位于颅侧面,但其内容纳的颞肌与面部的咀嚼功能密切相关;颞间隙向下又与颊、颞下、翼下颌等间隙相通,所以将其列入面部筋膜间隙的范畴(见图 6-5)。

6. **颞下间隙**(infratemporal space) 位于颞下窝,指翼外肌及其周围的范围。其上界在体表相当于颧弓上缘,上壁由蝶骨大翼的颞下面构成,下界为翼外肌下缘,后界为下颌支后缘,前壁为上颌骨的后面,内侧壁为翼突外侧板和翼上颌裂,外侧壁为下颌支上半部和颞肌腱。间隙内有翼外肌、血管、神经、脂肪和结缔组织。**翼外肌**将颞下间隙分为 3 层:浅部在翼外肌浅侧,中部即翼外肌所在,深部在翼外肌深侧(图 6-14)。

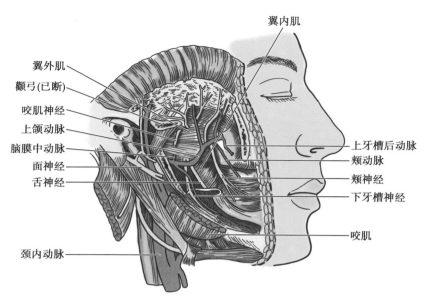

图 6-14 颞下间隙(浅部)和眶外间隙

颞下间隙浅部为上颌血管的通路,内有上颌动脉及其分支、翼静脉丛等。少数(约10%)上颌动脉可走行于翼外肌深侧。**上颌动脉**在翼外肌后下面分出**脑膜中动脉**和颞深后动脉上行,**下牙槽动脉**下行;在入翼腭窝前发出颞深前动脉上行,颊动脉、**上牙槽后动脉**下行。**翼静脉丛**伴上颌动脉分布,由许多静脉吻合而成,分布于翼外肌浅面周围及其深侧,后部汇合成上颌静脉,注入**下颌后静脉**,前部有面深静脉经颊肌浅面与面静脉交通,深部经蝶骨的小静脉孔、卵圆孔和破裂孔等通颅内海绵窦。这些通道形成静脉回流的缓冲装置,也为颅外感染向颅内蔓延的途径。

颞下间隙中部为翼外肌所占。该肌的上头与下头之间有**颊神经**穿出,翼外肌与翼内肌之间有**舌神经**、**下牙槽神经**穿出。

颞下间隙深部在除去翼外肌后即可显示,在颞下窝上壁有贴附其上行的颞深前、后神经。颞下间隙深部的后部,在相当颞下颌关节的深侧,有蝶下颌韧带的上端;向外上方横行的耳颞神经;耳颞神经的两根之间有**脑膜中动脉**穿过并上行,经棘孔入颅;脑膜中动脉深侧有**鼓索**自颅底骨缝穿出后斜向前下方,并入舌神经。下颌关节手术时应注意保护上述结构。颞下间隙深部的中部有卵圆孔和从该孔穿出的**下颌神经**及其分支——咀嚼肌支、颊神经、舌神经、下牙槽神经和耳颞神经。卵圆孔的体表投影在颧弓下缘中点至下颌切迹中点连线的中点,深约4cm。颞下间隙深部的前部为翼突外侧板及翼内肌上端,翼内肌深侧有咽上缩肌上缘、腭帆张肌、咽鼓管软骨和腭帆提肌等。

颞下间隙向上通颞间隙,经颅底孔裂通颅内,向前下通眶外间隙,向外下通翼下颌间隙,向外越下颌切迹通咬肌下间隙,向后经上颌血管通下颌后间隙,向内经翼上颌裂通翼腭窝。

7. 翼下颌间隙(pterygomandibular space) 位于下颌支内侧面和翼内肌外侧面之间,前界为颞肌前缘、颊肌后缘和下颌支前缘,后界为下颌支后缘和腮腺囊,上界为翼外肌下缘,下界为翼内肌至下颌支的附着部。翼下颌间隙有少量脂肪结缔组织,主要内容为2条韧带和3根神经。最前方为**翼下颌韧带**,是颊肌和咽上缩肌的共同起点,亦称**颊咽肌缝**,在口腔内被覆黏膜后称**翼下颌皱襞**,是口内阻滞下牙槽神经的重要标志,也是翼下颌间隙口内切口的标志。翼下颌韧带后方约0.6cm有**颊神经**下行;颊神经后方1cm稍深处有**舌神经**下行;经下颌第3磨牙后方的黏膜深侧至下颌下间隙,舌神经后方约1.5cm处、翼内肌外侧面中部有**下牙槽神经和血管**下行,进入下颌孔。位于最后方的是**蝶下颌韧带**,下行止于下颌骨小舌(图6-13、图6-15、图6-16)。

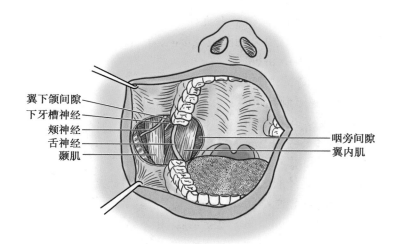

图6-15 翼下颌间隙及翼咽间隙(口内观)

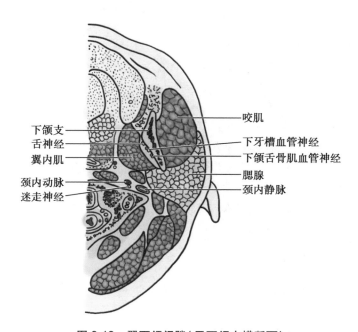

图6-16 翼下颌间隙(平下颌支横断面)

翼下颌间隙向上与颞间隙和颞下间隙相通,向内上与眶下间隙相通,向前通颊间隙,向后通下颌后间隙,向下随舌神经通下颌下间隙。翼下颌间隙位置居中,炎症可向周围间隙广泛蔓延。在进行下牙槽神经阻滞麻醉时,亦进针于翼下颌间隙。一般在口内翼下颌皱襞中点稍外处进针,经过颊黏膜、颊肌即进入该间隙。抵达下颌孔上方时可阻滞下牙槽神经,退针时依次可阻滞舌神经和颊神经。这样一次进针可阻滞 3 条神经,麻醉同侧下颌牙槽和牙龈(图 6-15)。

8. **眶外间隙(extraorbital space)** 位于眶外侧壁的外后方,内侧壁由前向后为上颌结节、翼上颌裂和翼外肌前端,前壁和外侧壁为颧骨和颧弓前端,后方为颞肌下端前缘和下颌骨冠突。间隙内充满脂肪,紧贴上颌结节有**上牙槽后动脉**、**神经**下行入牙槽孔,进针至此处可阻滞上牙槽后神经(图 6-14)。眶外间隙上通颞间隙,后通颞下间隙,下通颊间隙。

9. **翼咽间隙(pterygopharyngeal space)** 位于翼内肌与咽侧壁之间,又称咽旁间隙。前上界为翼下颌韧带,前下界达下颌下腺上缘,后界为椎前筋膜。间隙内有少量结缔组织,隔咽上缩肌与腭扁桃体相邻。翼咽间隙向后与咽后间隙相通,经翼内肌与翼外肌之间与颞下、翼下颌间隙相通,向前通颊间隙和眶外间隙,向下通下颌下间隙(图6-16、图6-17)。

10. **口底间隙(space of mouth floor)** 亦称**舌下间隙**(sublingual space),围绕舌根呈"∩"形。间隙的外方和前方为下颌体,下方为口底膈(下颌舌骨肌和颏舌骨肌),上方为口底黏膜,内方为舌骨舌肌和舌根,间隙前端在舌下阜深面彼此相通。间隙后部有

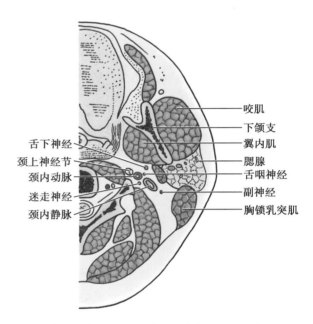

图 6-17 翼咽间隙(平第 2 颈椎横断面)

舌动脉和舌下神经,前部有**舌下腺和下颌下腺管**。舌神经先在下颌下腺管的外上方向前下,经腺管外侧绕至导管下方,再转至导管内上方上行,分支进入舌前 2/3 部。在下颌下腺手术结扎其导管时,应注意舌神经与导管半螺旋状的交叉关系。**舌下神经**在舌骨舌肌中下部斜向前上方进入舌下面的中部。

口底间隙经下颌舌骨肌后缘通下颌下间隙、翼下颌间隙和翼咽间隙。

颌面部深间隙的位置见图 6-18。

(五) 头部的解剖

1. **目的要求**

(1) 掌握颅浅层的结构特点。

(2) 掌握面浅层的结构特点。

(3) 口腔医学专业的学生尚需掌握面部间隙的结构特点。

2. **解剖体位** 仰卧位,肩部垫木枕。

3. **操作和观察步骤**

(1) 颅顶及面浅层的解剖

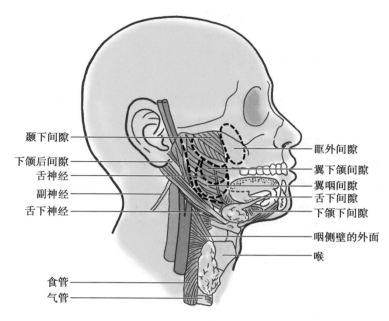

图 6-18　颌面部深间隙

第一步:在颅顶部距正中线 2.5cm 处做 5cm×8cm 切口。将皮肤解剖后,再逐层缩小0.5cm×0.5cm 解剖直至颅骨。每解剖一层观察一层,注重观察浅筋膜内粗大的纤维束、头皮的组成、帽状腱膜下的疏松环境、颅骨外膜与颅骨的附着状况。

第二步:切开面部皮肤。切口按图 6-19 所示。以发际的正中开始向下做正中切口,直至颈部。经过鼻翼和口裂时做环形切口,切口不可过深。在正中切口线上,从口角处向外横切至外耳根部。经眼裂时,在上睑下缘和下睑上缘做环形切口。

第三步:仔细翻剖面部皮肤,自正中切口向两侧进行。面部皮肤薄,且与表情肌相连,翻剥时不应破坏皮下的结构。

第四步:清理浅筋膜脂肪,显示出表情肌的轮廓。

第五步:在耳前细心剥除腮腺囊,循此向前剥除腮腺咬肌筋膜,暴露腮腺、腮腺管及咬肌。注意观察在腮腺囊内有无腮腺淋巴结。

第六步:以腮腺管为起点,顺序解剖出穿出腮腺的结构。腮腺管位于颧弓下方一横指。

先自腮腺前缘上部至上缘依次寻找以下内容。

面横动脉:位于颧弓下方,咬肌表面,伴腮腺管前行。

面神经颧支:自腮腺前上缘穿出,2~3 支,分布于眼轮匝肌等。

面神经颞支:自腮腺上缘中部穿出,1~2 支,越过颧弓向上至颅顶肌等。

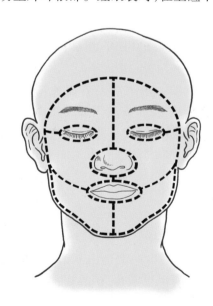

图 6-19　头部皮肤切口

颞浅动、静脉:在耳屏前方自腮腺上缘穿出,上行越过颧弓,于颞浅筋膜浅面分为前、后两支,分别至额部和顶部。

耳颞神经:伴颞浅动、静脉后方出腮腺。

再从腮腺管下方,自腮腺前缘下部至下端,逐一寻找以下内容。

面神经颊支:自腮腺前缘穿出,3~4 支,于腮腺管上、下方前行,分布于颧肌、上唇方肌、口轮匝肌上部、颊肌等。

面神经下颌缘支:自腮腺前缘下侧穿出,1~2 支,沿下颌体下缘的上、下方前行,越过面动、静脉浅侧,分布于口轮匝肌下部、降口角肌、降下唇肌、颏肌等。

面神经颈支:自腮腺下端穿出,常为 1 支,下行于颈阔肌深面。

第七步:解剖腮腺及下颌后间隙。循面神经颊支或下颌缘支追踪入腮腺实质内,分离出面神经腮腺丛,细心地在丛的浅侧剖离腮腺浅部,连同腮腺管将腮腺浅部翻向前方,暴露面神经的上干、下干和主干,在面神经深侧剔除腮腺深部,察看下颌后窝的境界和下颌后间隙的内容。在面神经的深侧分离出颈外动脉及其终支、下颌后静脉及其属支。

(2) 面浅间隙及面中层的解剖

第一步:在眼轮匝肌与额腹之间,切开眼轮匝肌并将之下翻,解剖出穿出眶上孔或眶上切迹的眶上血管神经及其内侧的滑车上血管、神经。

第二步:解剖颊间隙及面动、静脉。先清理颧大肌的轮廓并将之保留。该肌是眶下间隙和颊间隙的标界肌。观察在颧大肌下方和咬肌前方的颊间隙的范围,其后半部有横行的腮腺管、面神经颊支和下颌缘支等。在腮腺管深侧仔细掏出颊脂体,观察其形态和深度。在咬肌前下端至下颌骨下缘附着处的前方寻出面动脉,自外侧翻开口角的肌层,显示出面动脉及其分出的上、下唇动脉。面动脉后方为面静脉,在颊间隙中份有面深静脉注入。在口角下方逐层翻开降口角肌和降下唇肌(下唇方肌),显露颏孔,观察其位置(下颌第 2 前磨牙下方,距正中线 2~3cm)、开口方向(向后)和穿出的颏动脉、神经。

第三步:解剖眶下间隙。在上唇方肌下端将之切断并翻向上,显示眶下间隙,清理其内容。观察眶下孔的定位及穿出的眶下血管、神经。循已找出的面动脉向上直至其终端——内眦动脉。面静脉起自内眦静脉,在面动脉后方下行。

第四步:解剖咬肌下间隙和颞间隙。先将面神经终支的末端切断,将所有面神经终支、腮腺丛及主干后翻至茎乳孔。再在颧弓上方横行切开颞筋膜浅层,显露颞间隙浅部,取出脂肪,用镊柄向上探查间隙浅部的范围并找出颞中动脉,观察颞筋膜深层。然后沿颞筋膜前、上、后缘切开并将之下翻至颧弓上缘,露出颞间隙深部和颞肌。最后用探针由上而下插入颧弓深面,确定其前、后端并锯断,连颞筋膜、颧弓和咬肌一并往下翻开,边翻边注意观察在下颌切迹上方由深部进入咬肌的咬肌血管、神经。咬肌下翻至其下颌支的附着部为止,观察咬肌下间隙的位置和交通。

第五步:解剖翼下颌间隙和颞下间隙浅部。在下颌支中下部横行锯去或用骨钳咬去约 2cm 骨密质,再刮去骨松质,露出下颌骨内由骨密质形成的下颌管,向上刮去下颌管的密质骨壁,现出管内的下牙槽血管、神经并将其妥善保护。循此分离至下颌孔,在血管、神经深侧锯断下颌支深面的骨密质,如此完全离断下颌支。分离和切开颞下颌关节囊,留关节盘于关节囊内,游离出下颌头,然后将切断的下颌支和颞肌下半部一并翻向上方(注意保护穿颞肌前下部的颊神经),显露出下颌支深面的翼下颌间隙及其上方的颞下间隙浅部,以及颞肌深面的颞间隙深部。

在翼下颌间隙,自前向后分离出位于翼内肌表面的颊神经、舌神经和下牙槽神经血管,观察测量它们的间距。

在颞肌深面,分离并观察贴颞窝表面上行的颞深前、后血管神经。

在颞下间隙浅部,分离上颌动脉及其分支,观察翼静脉丛的位置和发达程度,注意颊神经、舌神经和下牙槽神经的穿出部位。

第六步:解剖眶外间隙和颞下间隙深部。在颧弓前端深面、上颌体后方清理眶外间隙内的脂肪,清理紧贴上颌体后方下行入牙槽孔的上牙槽后血管、神经,观察其分支数。分离并切断翼外肌上、下头的起点,在下颌窝周围分离出余下的下颌关节囊及囊内的关节盘,然后在上颌动脉深面将翼外肌连带下颌关节囊、关节盘,向后方摘出,显露颞下间隙深部,分离出刚出卵圆孔的下颌神经主干及其分支。观察脑膜中动脉及其与耳颞神经的关系,从颅底穿出的鼓索及其与舌神经的关系。

第七步:解剖翼咽间隙。在翼突窝分离并切断翼内肌的起始部,全部去除翼内肌,暴露翼咽间隙,清理间隙底面和咽壁上的血管。在颞下间隙深部前侧分离出腭帆张肌、腭帆提肌和咽鼓管软骨等,观察咽上缩肌和颊肌之间的翼下颌韧带性状。

第八步:解剖口底间隙。锯去或咬去下颌管以下的下颌体,直至颏孔前方,在下颌体内侧面切断下颌舌骨肌起点,将该肌翻向下方,显露口底间隙,理清舌下神经、舌神经和下颌下腺管、舌下腺,观察舌神经与下颌下腺管的交叉关系。

全部解剖结束后,需将取出和翻开的结构全部复位,以便复习观察。

(六) 提要

1. 颅顶部由皮肤、浅筋膜和帽状腱膜紧密结合为头皮,所以外伤时受到暴力牵拉可大面积撕脱。腱膜下结缔组织疏松,该层出血易蔓延,引起整个颅顶的血肿。骨膜下血肿,则因骨膜在骨缝处紧密愈着,所以局限在一块骨的范围。借此可区别损伤的层次。

2. 面部浅筋膜结构复杂,血管丰富,含表情肌,除感觉性的三叉神经终支分布外,还有支配表情肌的面神经运动终支,腮腺管也走行于浅筋膜内。在面部的手术中应注意保护面神经的分支和腮腺管。

3. 面部存在着较多的筋膜间隙,这些间隙为面部器官的功能与活动提供了缓冲余地,同时又是血管与神经的通道,在感染时即成为炎症播散的途径。熟悉这些间隙的位置、内容和交通,有重要的临床意义。面部的浅间隙有 5 个,即眶下间隙、颊间隙、颞间隙、咬肌下间隙和下颌后间隙;深间隙也有 5 个,即颞下间隙、眶外间隙、翼下颌间隙、翼咽间隙和口底间隙。

第二节　头面部重点解剖结构的临床应用

头部由浅至深依次可分为皮肤、浅筋膜、颅顶肌及帽状腱膜、腱膜下组织和颅骨外膜等结构。头部软组织血供丰富,自前向后有滑车上动脉、眶上动脉、颞浅动脉、耳后动脉和枕动脉等,动脉间吻合较多。头部常用的皮瓣有额颞皮瓣、耳后皮瓣、颞枕皮瓣、眶上皮瓣和颞区皮瓣等。由于头皮血管被纤维组织包绕和固定,血管腔不易关闭,故皮瓣很少发生缺血。

面部感觉神经支配来自三叉神经,三叉神经的分支为从皮肤到黏膜的所有面部软组织提供神经支配,其分布与面部的 3 个胚胎学分区相吻合,即额鼻突、上颌突、下颌突。头皮后部、下颌的下缘以及颈部等处的感觉则由颈神经分支及神经丛支配。面部大多数的皮肤和皮下组织都由颈外动脉的分支供应,颈外动脉在颈部由颈总动脉分出后,发出甲状腺上动脉、舌动脉、面动脉、咽升动脉、耳后动脉、枕动脉、上颌动脉和颞浅动脉等分支。

本节将结合头面部常见皮瓣的特点介绍其临床应用(图 6-20)。

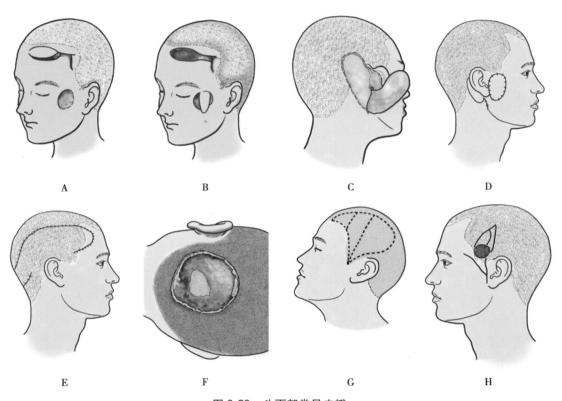

图 6-20　头面部常见皮瓣

A. 额部皮瓣应用设计;B. 额颞皮瓣修复面部缺损实例;C. 耳后皮瓣设计;D. 耳后皮瓣实例;E. 顶部旋转皮瓣设计;F. 顶部旋转皮瓣修复肿瘤切除后头皮缺损;G. 颞顶部筋膜瓣设计;H. 颞顶筋膜瓣修复颞区皮肤缺损。

一、额部皮瓣

额部皮瓣是以颞浅动脉干的额支为蒂的皮瓣,根据面部皮肤及口内黏膜的缺损修复情况,按切取的范围分为单侧额瓣、全额瓣。主要适用于修复上唇缺损、鼻尖缺损、面颊部洞穿性缺损等。额部血供的主要来源为颞浅动脉的额支,其次为眶上动脉和滑车上动脉,术前确定颞浅动脉干的走行方向十分重要。皮瓣蒂的宽度和长度需适中,确保皮瓣转移后可无张力地覆盖创面。切取皮瓣时,先切开蒂部的皮肤,仅切及真皮层,保留其下的血管主干及周围皮下组织内的毛细血管网。术中要充分止血,以免术后血肿压迫蒂部血管。额部皮瓣需经皮下隧道转移至需要修复缺损的部位,故皮下隧道制备要大,以便皮瓣容易通过。

二、耳后皮瓣

耳后皮瓣是以耳郭背面和乳突区皮肤软组织为供区形成的皮瓣,又称耳后乳突区皮瓣。根据耳后皮肤软组织的血供特点,临床上既可以形成以耳后动静脉为蒂的耳后皮瓣,也可以形成以颞浅动静脉为蒂的耳后皮瓣。以耳后动静脉为蒂的耳后皮瓣可修复耳前、颧弓下面颊部、耳垂、耳轮和耳郭下部的组织缺损,游离移植可修复鼻缺损。以颞浅动静脉为蒂的耳后皮瓣可修复颧部、眼睑、眶内及鼻部的缺损。皮瓣经皮下隧道转移至受区,耳前及耳上发际区的切口直接缝合,耳后创面用皮片移植修复。

三、顶部皮瓣

以颞浅血管顶支分布范围为供区的皮瓣称顶部皮瓣。多用于修复因肿瘤或外伤后造成的头皮缺损;修复耳前发际缺损;前额过高而秃发者。头皮的帽状腱膜较厚,有抗力,缺乏弹性,不易伸展。有时为了增加皮瓣的宽度,需在其内面做多条平行于皮瓣长轴的纵行切口。但此项操作务必注意不能切断或损伤血管。进行大面积头皮修复时,需要用游离皮片植皮,覆盖裸露的创面,这样皮瓣不会产生过大的张力。

四、颞顶筋膜瓣

颞顶筋膜瓣以颞顶部筋膜为供区,既可做带蒂局部移植修复头面部的软组织缺损和进行器官(耳鼻)再造,又可做吻合血管的游离移植,进行手、足等有特殊要求部位的软组织重建。此处主要由颞浅动脉的顶支供血,与头皮其他血管间吻合交通支多,血供丰富;动脉分支较粗,直径为18~33mm,吻合容易,通畅率高。筋膜瓣切取平面的掌握程度是影响术后筋膜瓣成活的关键因素。筋膜瓣浅层与皮肤紧密相连,解剖分离时在毛囊下进行,困难且耗时;筋膜瓣深层分离时在腱膜下疏松组织中掀起,定位准确,切取较容易。

五、面颊部皮瓣

面颊部皮瓣主要是以面动脉各分支走向为蒂,设计皮瓣,用以修复面颊部浅层皮肤(或皮肤和浅筋膜)小范围组织缺损和鼻唇部邻接器官小范围的缺损(图6-21)。面颊部外被皮肤,内覆黏膜,其间有神经、血管及腮腺导管通过,肌和疏松脂肪组织充填,构成面颊部具有动态功能的外形。因此,不能利用重要的面颊部组织去修复次要部位的缺损。对于面颊皮肤和黏膜较大缺损或全层洞穿性缺损的修复,需借助邻近或远位皮瓣修复。采用面颊皮瓣修复时应同时关注面颊形态上的美感,不应为使缺损得到整复却造成形态上的不协调。中小范围的面颊皮肤缺损,尽量选用面颊和颈部邻接或邻近的组织瓣修复,除因皮肤质地、厚度一致外,肤色也基本相同,不致因修复后过于深暗的肤色而呈镶嵌性毁容。

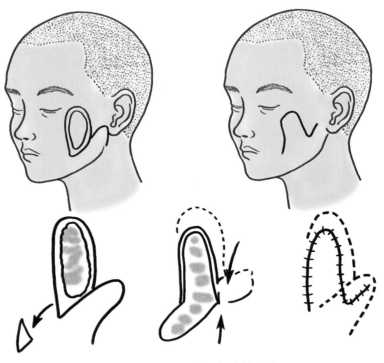

图 6-21 面部旋转滑行皮瓣设计

（唐敏峰 唐 健 史京萍 卢忠文）

第七章　颈部局部解剖及临床应用

第一节　颈部局部解剖

颈部（neck）连接于头、躯干和上肢之间，后方以颈部脊柱为支柱，前方正中有甲状腺及甲状旁腺、喉与气管、咽与食管等器官。它们的位置可随颈部活动而改变。颈部的血管、神经总的分布呈"L"形，纵行的位于脏器两侧，包括颈总动脉及颈内与颈外动脉、颈内静脉、迷走神经和交感干等，连于头、胸等部；横列的位于颈根部，为锁骨下动、静脉和臂丛等，连于胸和上肢。全身的淋巴回流也在颈部经胸导管、右淋巴导管分别注入左、右静脉角。颈部诸结构间有筋膜间隙，便于脏器活动，并成为血管神经的通道。

一、境界和分区

（一）境界

上界为下颌骨下缘、下颌角、乳突尖、上项线和枕外隆凸的连线，以此与头部分界；下界为胸骨颈静脉切迹、胸锁关节、锁骨、肩峰至第 7 颈椎棘突的连线，以此与胸部、上肢分界。

（二）分区

上述境界范围内为广义的颈部，它又被两侧斜方肌前缘分为颈部和项部。前者指两侧斜方肌前缘之间的部分，为狭义的颈部，属本章讨论内容；后者指两侧斜方肌前缘之后的部分，已在体壁背部论述。

颈部以胸锁乳突肌为界分为颈前区、胸锁乳突肌区和颈外侧区三部（图 7-1）。颈前区位于胸锁乳突肌前缘和颈前正中线、下颌骨下缘之间，呈底边在上的三角形。此区又被二腹肌前、后腹及肩胛舌骨肌上腹分为下颌下三角、颏下三角、颈动脉三角和肌三角。胸锁乳突肌区居该肌前、后缘之间，狭长而斜行。颈外侧区位于胸锁乳突肌后缘、斜方肌前缘、锁骨上缘之间，被肩胛舌骨肌下腹分为枕三角和锁骨上大窝。

二、体表解剖

（一）颈部体表结构

颈部在体表可见到或摸到的标志较多，颈中部由上而下有下颌底、舌骨体及大角、甲状软骨及喉结、环状软骨、气管颈段、胸骨上窝及颈静脉切迹等，颈侧部有胸锁乳突肌、颈外静脉、锁骨上大窝、锁骨、肩峰和前斜角肌腱等（图 7-2），其中常用和重要的结构有：

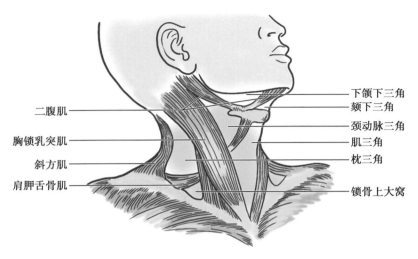

图 7-1 颈部分区

二腹肌

胸锁乳突肌

斜方肌

肩胛舌骨肌

下颌下三角

颏下三角

颈动脉三角

肌三角

枕三角

锁骨上大窝

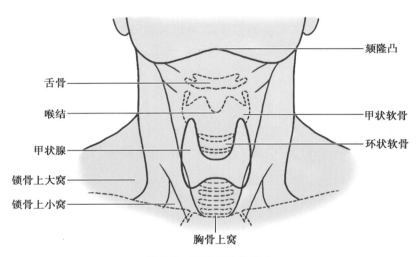

图 7-2 颈部的体表标志

舌骨

喉结

甲状腺

锁骨上大窝

锁骨上小窝

颏隆凸

甲状软骨

环状软骨

胸骨上窝

1. **环状软骨**(cricoid cartilage) 位于第 6 颈椎水平,是喉与气管的交界处,可作为计数气管环的标志,交感干颈中神经节和第 6 颈椎的颈动脉结节位于此水平,后者是颈部压迫止血点。

2. **舌骨**(hyoid bone) 双目平视时,舌骨体平颏隆突下缘,后方平第 3 颈椎。自舌骨体的两侧向后可触及舌骨大角。

3. **甲状软骨**(thyroid cartilage) 位于舌骨下方,其上缘平第 4 颈椎,甲状软骨前角的上端为喉结,位于前正中线。

4. **胸锁乳突肌**(sternocleidomastoid) 是颈部重要的标志肌,前、后缘可明显见到。其后缘中点为颈丛皮支的出点,其下端胸骨头、锁骨头与锁骨上缘间为锁骨上小窝。

5. **前斜角肌**(scalenus anterior) 位置较深。在胸锁乳突肌下端外缘,沿锁骨后侧向深部可触及该肌肌腱及其附着的第 1 肋,是锁骨上入路阻滞麻醉臂丛的标志。

（二）体表投影（图 7-3）

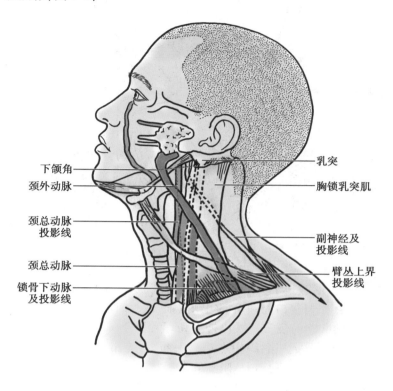

图 7-3　颈部的体表投影

1. **颈总动脉**（common carotid artery）**和颈外动脉**（external carotid artery）　自下颌角与乳突尖连线的中点向下，右侧至胸锁关节，左侧至胸锁乳突肌的胸骨头和锁骨头之间作一连线，即为两动脉的体表投影线。甲状软骨上缘水平是两者的分界线。

2. **臂丛**（brachial plexus）　在环状软骨平面，胸锁乳突肌后缘中、下 1/3 交点到锁骨中、外 1/3 交点的连线为臂丛上界；前斜角肌腱外端至锁骨中点连线为臂丛下界。

3. **锁骨下动脉**（subclavian artery）　由胸锁关节到锁骨中点向上作一弧形连线，最高点在锁骨上方 2cm。该弧线为锁骨下动脉的体表投影。

4. **副神经**（accessory nerve）　胸锁乳突肌后缘上、中 1/3 交点到斜方肌前缘中、下 1/3 交点的连线。

5. **肺尖**（apex of lung）**和胸膜顶**（cupula of pleura）　位于锁骨内侧 1/3 的上方，其最高点在锁骨上方 2.5~3cm。

三、层次结构特点

（一）皮肤
颈部皮肤较薄，活动性较大，其皮纹横行，颈部手术时常取与皮纹一致的横切口。

（二）浅筋膜
颈部浅筋膜脂肪较少，前外侧部有宽阔而菲薄的颈阔肌，属皮肌。在颈阔肌的深面有如下结构（图 7-4）。

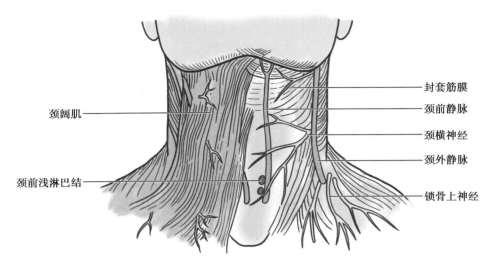

图 7-4　颈部浅层结构

1. **面神经颈支**　在下颌角下方约 1cm 进入颈阔肌,在其前方有面动脉的分支颏下动脉。颈阔肌肌皮瓣可用于修复口腔颌面部组织缺损,取材时应注意保护上述神经和血管。

2. **颈丛(cervical plexus)皮支**　**枕小神经**和**耳大神经**向上、**颈横神经**向前、**锁骨上神经**向下走行。它们均在胸锁乳突肌后缘中点穿出深筋膜,分布于相应部分的皮肤。故颈部手术时可在胸锁乳突肌后缘中点进行颈丛阻滞麻醉。

3. **颈部浅静脉**　**颈外静脉**(external jugular vein)沿胸锁乳突肌表面下行,穿深筋膜注入锁骨下静脉或静脉角,必要时可取其进行静脉插管输液。在右心衰竭时,因上腔静脉血回心受阻,颈外静脉可发生扩张。**颈前静脉**(anterior jugular vein)位于颈前正中线两侧,较细小,下行向外侧注入颈外静脉。两侧颈前静脉下端有横行的吻合支,称**颈静脉弓**。

4. **颈部浅淋巴结**　沿颈外静脉排列的为**颈外侧浅淋巴结**,收集耳后及枕部淋巴,注入颈外侧深淋巴结。在颈前静脉附近有**颈前浅淋巴结**。

（三）颈肌和深筋膜

1. **颈肌**　颈肌分浅、中、深 3 层。浅层为颈阔肌和胸锁乳突肌;中层为舌骨上、下肌群;深层为前、中、后斜角肌和椎前肌群。

2. **深筋膜**　颈部深筋膜位于浅筋膜和颈阔肌深面,包绕在颈部诸肌、脏器和血管的周围,可分为浅层、中层、深层和成对的颈动脉鞘(图 7-5)。

（1）**浅层**:又称**封套筋膜**(investing fascia),是包裹整个颈部结构的总筋膜套。其后方附于项韧带;向前分别包绕斜方肌和胸锁乳突肌,形成两肌的肌鞘,在前正中线处与对侧同名筋膜交织成颈白线;上方附着于上项线及乳突,向前延伸包绕腮腺,形成**腮腺囊**,继而延续为**腮腺咬肌筋膜**,在下颌骨下方包绕下颌下腺,形成**下颌下腺囊**,并向上附于下颌底;下方附着于肩峰、锁骨,在胸骨柄上方分为两层,分别附于颈静脉切迹的前、后缘,围成**胸骨上间隙**,内有颈静脉弓。

（2）**中层**:又称**气管前筋膜**(pretracheal fascia)或**颈内脏筋膜**。此层筋膜位于舌骨下肌群的深面,包绕颈部诸多脏器,如咽、食管颈部、喉、气管颈部、甲状腺等,形成**甲状腺假被囊**、**食管筋膜**和**气管筋膜**等。中层的前下部覆盖气管,称为**气管前筋膜**;后上部覆盖颊肌与咽缩肌,称为**颊咽筋膜**。气管前筋膜向上附着于环状软骨弓、甲状软骨斜线和舌骨;向下经气管

图示标注文字:
颈阔肌
颈前浅淋巴结
封套筋膜
颈前静脉
颈横神经
颈外静脉
锁骨上神经

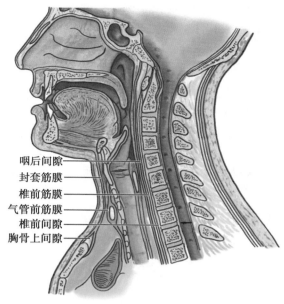

咽后间隙
封套筋膜
椎前筋膜
气管前筋膜
椎前间隙
胸骨上间隙

正中矢状切面

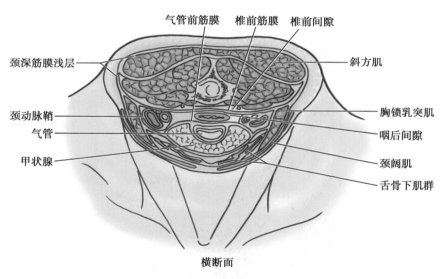

气管前筋膜　椎前筋膜　椎前间隙

颈深筋膜浅层

斜方肌

颈动脉鞘

胸锁乳突肌

气管

咽后间隙

甲状腺

颈阔肌

舌骨下肌群

横断面

图 7-5　颈筋膜

前方及两侧入胸腔,附于纤维心包。

（3）**深层**：又称**椎前筋膜**（prevertebral fascia）。此层筋膜覆盖颈部深层肌表面,上方附于颅底,下方随颈长肌入胸腔,约在第 3 胸椎高度附于前纵韧带。在斜角肌间隙处,椎前层包绕臂丛和锁骨下动、静脉,伸向腋窝,形成**腋鞘**。

（4）**颈动脉鞘**（carotid sheath）：又称**颈血管鞘**或颈鞘,为颈部深筋膜在大血管周围增厚而成,内含颈总动脉、颈内动脉、颈内静脉、迷走神经。颈动脉鞘借疏松结缔组织与前方的颈深筋膜浅层和中层、后方的深层相连,鞘内有纵行的纤维分隔动脉和静脉。

3. **颈部筋膜间隙**　位于颈筋膜各层之间,为疏松结缔组织间隙（图 7-5）。

（1）**胸骨上间隙**（suprasternal space）：位于颈前中部、胸骨柄上方。封套筋膜在该处分为两层，向下与胸骨柄之间即围成胸骨上间隙，高约3cm，间隙内有颈静脉弓和少量脂肪组织。

（2）**气管前间隙**（pretracheal space）：位于气管前筋膜与气管之间，内有甲状腺峡、脂肪结缔组织和甲状腺下静脉，下半部偶可出现甲状腺最下动脉、胸腺上端、左头臂静脉、头臂干等。气管切开时要注意勿伤及上述结构。气管前间隙向下通上纵隔。

（3）**咽后间隙**（retropharyngeal space）：位于咽后方与椎前筋膜之间，由结缔组织分隔为左、右两部，向上抵达颅底，向下经食管后间隙连于后纵隔。位于咽壁侧方的部分为咽旁间隙。

（4）**椎前间隙**（prevertebral space）：位于椎前筋膜与颈部脊柱之间。颈椎结核脓肿时，脓液多积于此间隙，并可向下蔓延至后纵隔；向两侧至颈侧部，并可循腋鞘至腋窝；或穿破椎前筋膜至咽后间隙。

四、颈部各区的主要结构

（一）颈前区

颈前区内界为颈前正中线，外界为胸锁乳突肌前缘，上界为下颌底。该区分为下颌下三角、颈动脉三角、肌三角和颏下三角。

1. 下颌下三角（submandibular triangle）

（1）境界：下颌下三角位于下颌底和二腹肌前、后腹之间。三角的底（深面）由下颌舌骨肌和舌骨舌肌组成。其表面为皮肤、浅筋膜、颈阔肌和封套筋膜所覆盖。

（2）内容：下颌下三角内的主要结构是下颌下腺及其周围的血管、神经和淋巴结（图7-6）。

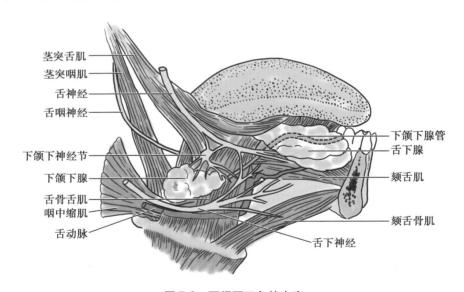

图7-6 下颌下三角的内容

下颌下腺（submandibular gland）占据下颌下三角的大部分，表面由封套筋膜形成的下颌下腺囊包绕。腺体分浅、深两部。浅部较大，位于下颌舌骨肌浅面；深部自下颌舌骨肌后缘伸向前内，其前端发出下颌下腺管，在下颌舌骨肌和舌骨舌肌之间行向前上方入口底间隙，开口于口底黏膜的舌下阜。下颌下腺周围有**下颌下淋巴结**。**面动脉**由颈外动脉发出后，经二腹肌后腹深面进入下颌下三角，穿过下颌下腺后端深面，绕下颌骨下缘至面部。面动脉后方有面静脉,在腺体后方下行。**舌动脉**在进入下颌下三角后位置较深,于舌骨舌肌深面行向前上方。下颌下腺深面与舌骨舌肌浅面之间上 1/3 有**舌神经**、下 1/3 有**舌下神经**横行向前。舌神经下方连有**下颌下神经节**。

封套筋膜与下颌下三角底面之间为**下颌下间隙**(submandibular space)。该间隙向前与口底间隙相通、向后与翼下颌间隙相通。

2. **颏下三角**(submental triangle) 位于两侧二腹肌前腹与舌骨之间,内有**颏下淋巴结**等。

3. **颈动脉三角**(carotid triangle)

(1)境界:颈动脉三角位于胸锁乳突肌前缘、二腹肌后腹下缘和肩胛舌骨肌上腹上缘之间。其底面为椎前筋膜,浅面为皮肤、浅筋膜和颈阔肌、封套筋膜。

(2)内容:三角内有舌骨大角、颈总动脉及其分支——颈内与颈外动脉、颈内静脉及其属支、舌下神经及其降支、迷走神经及其分支喉上神经等(图 7-7)。

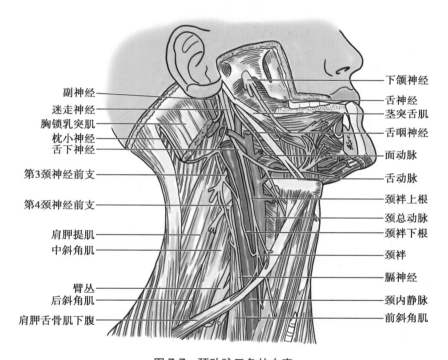

图 7-7 颈动脉三角的内容

舌骨大角是颈动脉三角内的重要定位标志。在舌骨大角后方,平甲状软骨上缘处,**颈总动脉**分为**颈内动脉**和**颈外动脉**。颈总动脉分叉部有**颈动脉小球**和**颈动脉窦**,分别为化学感受器和压力感受器。在颈动脉三角内,颈总动脉及其分叉部位置浅表,可按摩颈动脉窦治疗室上性心动过速;此处若受暴力打击,则可能反射性地引起心搏骤停。颈外动脉自颈总动脉发出后,先位于颈内动脉前内侧,再至其外侧上行。在舌骨大角下方,颈外动脉发出**甲状腺上动脉**,行向前下;在舌骨大角上方,向前依次分出**舌动脉**和**面动脉**,向后分出**枕动脉**。临床上结扎颈外动脉时,除根据其位置关系外,尤其应根据有无分支与颈内动脉相鉴别(颈外动脉在颈部有分支,而颈内动脉在颈部无分支)。

在舌骨大角的上方,**舌下神经**由后向前弓形越过颈内、外动脉的表面,发出降支——**颈**

袢上根后穿二腹肌后腹深面进入下颌下三角。

在舌骨大角的下方,迷走神经的分支——**喉上神经内支**和**外支**经颈内、外动脉深面,较粗大的内支穿甲状舌骨膜入喉,较细小的外支下行至环甲肌。甲状腺上动脉发出的**喉上动脉**则与喉上神经内支伴行。

4. **肌三角**(muscular triangle) 又称肩胛舌骨肌气管三角,由颈前正中线、胸锁乳突肌前缘和肩胛舌骨肌上腹围成。其浅面为皮肤、浅筋膜、封套筋膜、舌骨下肌群及气管前筋膜,深面为椎前筋膜。三角内有甲状腺、甲状旁腺、喉、气管、食管等脏器,以及分布于这些脏器的血管、神经(图7-8)。

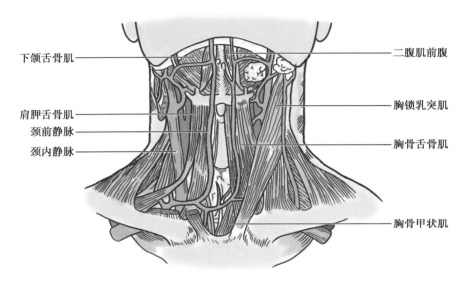

图 7-8 颈前区

(二) 胸锁乳突肌区

胸锁乳突肌区为胸锁乳突肌前、后缘之间的区域。位于胸锁乳突肌深面的结构有颈动脉鞘、颈袢、颈外侧深淋巴结、颈交感干、颈丛及其分支等。

1. **颈动脉鞘** 由颈深筋膜形成,在鞘内,颈内静脉居外侧,颈总动脉和颈内动脉居内侧,静脉和动脉之间的后方为迷走神经。鞘与颈内静脉管壁附着紧密,因而颈内静脉损伤后管壁不易塌陷,可导致空气栓塞。

2. **颈袢**(ansa cervicalis) 由上根和下根在环状软骨平面合成(图7-9)。第1颈神经(C$_1$)前支先与舌下神经伴行,再于二腹肌后腹下方离开舌下神经下行,即为**颈袢上根**(舌下神经降支)。**颈袢下根**源自第2、3颈神经前支(C$_2$、C$_3$),它们离开颈丛后于颈内静脉表面联合下行,在颈动脉鞘的前外侧与上根汇合成颈袢。颈袢发出分支支配大部分舌骨下肌群。甲状腺手术时,在环状软骨平面以下切断舌骨下肌群,可避免伤及颈袢。临床上可取舌骨下肌群肌皮瓣再造舌,取瓣时亦应注意保护颈袢至肌的分支。

3. **颈外侧深淋巴结** 沿颈内静脉排列,上起颅底,下达颈根部,其最下端输出管组成颈干。其中位于二腹肌后腹与颈内静脉之间的称**颈内静脉二腹肌淋巴结**(角淋巴结),位于肩胛舌骨肌上腹与颈内静脉之间的称**颈内静脉肩胛舌骨肌淋巴结**,口腔颌面部的肿瘤常累及

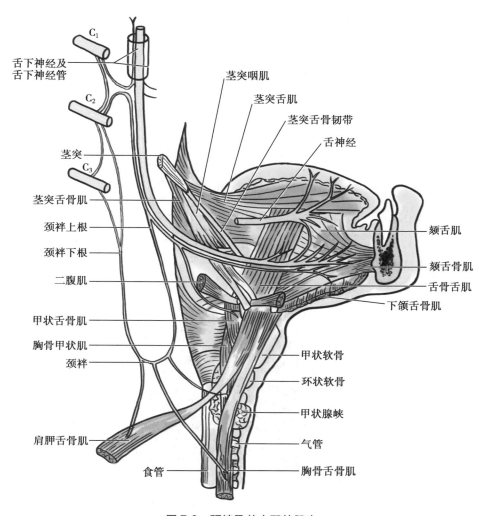

图 7-9　颈袢及其支配的肌肉

这些淋巴结。少数淋巴结可向后沿副神经排列。

4. **颈丛**(cervical plexus)　位于胸锁乳突肌深面和中斜角肌、肩胛提肌浅面之间。颈丛发出浅支和深支。浅支为皮支,在胸锁乳突肌后缘中点处穿深筋膜浅出;深支至颈深肌群,并发出膈神经。

5. **颈交感干**(cervical sympathetic trunk)　位于颈椎两侧,椎前筋膜深面。有颈上、中、下三个神经节。**颈上神经节**最大,梭形,位于第 2～3 颈椎横突前方;**颈中神经节**常不明显,位于颈动脉结节平面;**颈下神经节**常与第 1 胸神经节融合为**颈胸神经节**(星状神经节)。三个神经节发出颈心神经,参与组成心丛。

(三)　颈外侧区

颈外侧区前界为胸锁乳突肌后缘,下界为锁骨上缘,后界为斜方肌前缘。该区又被肩胛舌骨肌下腹分为枕三角和锁骨上大窝。

1. **枕三角**(occipital triangle)　又称肩胛舌骨肌斜方肌三角,由肩胛舌骨肌下腹、斜方肌前缘和胸锁乳突肌后缘围成。三角的深面为椎前筋膜及其覆盖的颈部深层肌,浅面为封套筋膜。三角内有疏松结缔组织和副神经通过。**副神经**自胸锁乳突肌前缘上部进入该肌深面,发出分支支配该肌,再由该肌后缘上、中1/3交点穿出,进入枕三角,向下在斜方肌前缘中、下1/3交点进入肌的深面(图7-10)。副神经周围有淋巴结排列,下方有颈丛至斜方肌的肌支。在枕三角内行淋巴结清扫术时,要注意保护副神经。

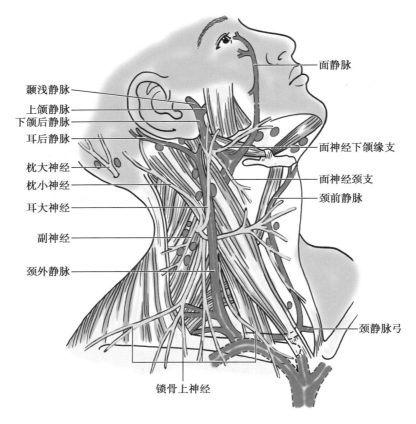

图 7-10　枕三角的内容

2. 锁骨上大窝和颈根部

(1)境界:**锁骨上大窝**(greater supraclavicular fossa)又称肩胛舌骨肌锁骨三角,由胸锁乳突肌后缘、肩胛舌骨肌下腹和锁骨围成。颈根部在锁骨上方二横指宽的范围内,是颈、胸和腋的过渡区。

(2)内容:以**前斜角肌**为中心标志,颈根部和锁骨上大窝内的结构排列关系如下:在前斜角肌内侧,是颈与胸之间的纵行结构和胸膜顶,纵行结构包括颈内静脉和头臂静脉、颈总动脉和头臂干、迷走神经、交感干和膈神经等;在前斜角肌前、后及外侧,是胸、颈与上肢之间的横行结构,包括锁骨下静脉及其属支、锁骨下动脉及其分支、臂丛等(图7-11)。其中,重要结构有以下几项。

1)**胸膜顶**与**肺尖**:位于颈根部深处,在锁骨内侧1/3上方2~3cm处。胸膜顶前方为锁骨下动脉;前外侧为前斜角肌、膈神经、锁骨下静脉和迷走神经,左侧还有胸导管;后方为颈交感干、颈胸神经节等;外侧为中斜角肌。颈根部手术时应注意保护胸膜顶,避免损伤引起气胸。

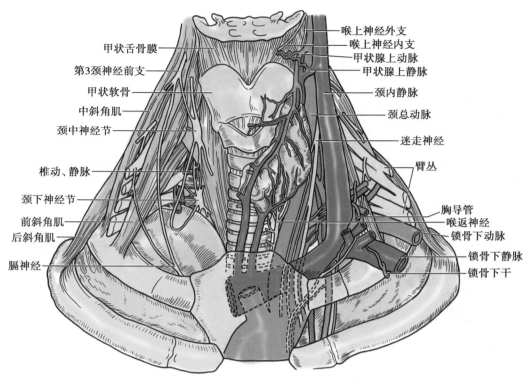

图 7-11 颈根部

2）**胸导管**（thoracic duct）：在食管左缘上行，于第 7 颈椎高度折向外侧，形成胸导管弓，跨过左胸膜顶上方，向外下方注入左静脉角。胸导管颈部前方有颈动脉鞘，后方有胸膜顶、锁骨下动脉及其分支等。颈部损伤胸导管可致乳糜漏。

3）**锁骨下静脉**（subclavian vein）：在颈根部行于前斜角肌浅面，向内于胸膜顶的前方与颈内静脉汇合成头臂静脉。锁骨下静脉的前下方为锁骨和锁骨下肌，后方为前斜角肌、锁骨下动脉和胸膜顶，下为第 1 肋。锁骨下静脉与周围组织紧密结合，位置较固定，管壁不易塌陷，故常用于进行静脉穿刺插管、长期输液或行心导管检查和中心静脉压测定等。

4）**锁骨下动脉**（subclavian artery）和**臂丛**（brachial plexus）：经前、中斜角肌和第 1 肋之间的**斜角肌间隙**（scalenus interspace），向外侧入腋窝。在斜角肌间隙内，臂丛居上 3/4，锁骨下动脉居下 1/4。在锁骨中点上方，臂丛的上、中、下干较为集中，为锁骨上入路臂丛阻滞麻醉的部位。

5）**膈神经**（phrenic nerve）：位于椎前筋膜深面，沿前斜角肌表面从外上行向内下，经锁骨下动、静脉之间进入胸腔。

6）**锁骨上淋巴结**（supraclavicular lymph node）：为颈外侧深淋巴结最下组，亦称颈深下淋巴结，位于胸锁乳突肌下端深面，颈内静脉的后外侧，其输出管构成颈干。胸、腹腔脏器的肿瘤，肿瘤细胞可经胸导管逆行至左锁骨上淋巴结，引起其肿大。左锁骨上淋巴结临床上称为 Virchow 淋巴结。

7）**椎动脉三角**（triangle of vertebral artery）：位于外侧的前斜角肌、内侧的颈长肌和下方的锁骨下动脉之间。三角浅层有甲状颈干、迷走神经和交感干、颈胸神经节等,深层有椎动、静脉,椎静脉多在椎动脉的前外侧。

五、颈部脏器

(一)甲状腺和甲状旁腺

1. 甲状腺 (thyroid gland)

(1)位置和形态:甲状腺呈"H"形,由左、右叶及峡部组成,但甲状腺形态常出现变异(图 7-12)。甲状腺左、右叶位于喉和气管的前外侧,上极平甲状软骨中点,下极达第 6 气管环。峡部在第 2~4 气管环前方。国人常有甲状腺锥状叶的存在,锥状叶多与峡部上缘或峡与侧叶连接处相连。

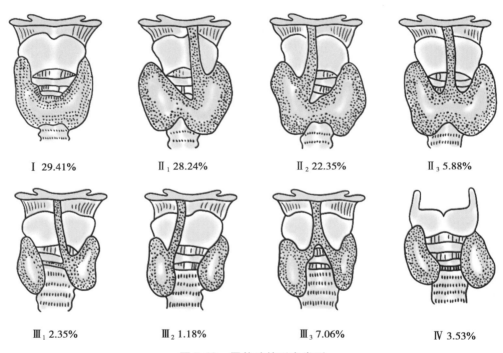

Ⅰ 29.41%　　Ⅱ₁ 28.24%　　Ⅱ₂ 22.35%　　Ⅱ₃ 5.88%

Ⅲ₁ 2.35%　　Ⅲ₂ 1.18%　　Ⅲ₃ 7.06%　　Ⅳ 3.53%

图 7-12　甲状腺的形态类型

(2)被膜:甲状腺的被囊有内、外两层。内层紧贴甲状腺并伸入腺叶之间,称**真被囊**或**纤维囊**。外层由气管前筋膜形成,叫**假被囊**或**甲状腺鞘**。假被囊与环状软骨及气管软骨环膜相连,形成**甲状腺悬韧带**。因此,在吞咽时甲状腺可随喉上下移动。真、假被囊之间,有血管、神经和甲状旁腺。

(3)甲状腺的血管与喉的神经(图 7-13):营养甲状腺的动脉为甲状腺上、下动脉。**甲状腺上动脉**发自颈外动脉,先伴**喉上神经外支**下行,约在甲状腺上极上方 1cm 处,动脉单独从甲状腺侧叶上极进入甲状腺,而喉上神经外支则与甲状腺上动脉分开,行向前内至环甲肌。行甲状腺手术结扎甲状腺上动脉时,如在靠近上极处进行,可避免误伤喉上神经外支。**甲状腺下动脉**由锁骨下动脉的甲状颈干发出,向内下经颈动脉鞘后方,至甲状腺侧叶下极后面,在此与**喉返神经**交叉后进入腺体。左喉返神经发自左迷走神经胸段,勾绕主动脉弓,在气管与食管间沟内垂直上升,神经多位于甲状腺下动脉后方与之交叉;右喉返神经由右迷走神经发出后,勾绕右锁骨下动脉,在气管与食管间沟内斜向上内方,于甲状腺下动脉前方与其交叉。国内有关两侧喉返神经与甲状腺下动脉关系的调查资料显示,神经在动脉后方通过者占 38.2%,神经在动脉前面通过为 13.7%,神经在动脉分支间通过为 45.2%,但有 2.9% 神经与动脉无直接关系。在手术中应注意血管与神经的复杂关系,结扎甲状腺下动脉时,应避免损伤喉返神经而导致声音嘶哑等严重后果。此外,约 10% 的人可出现**甲状腺最下动脉**。它发自头臂干或主动脉弓,沿气管前面上行到甲状腺峡,低位气管切开术时应注意。

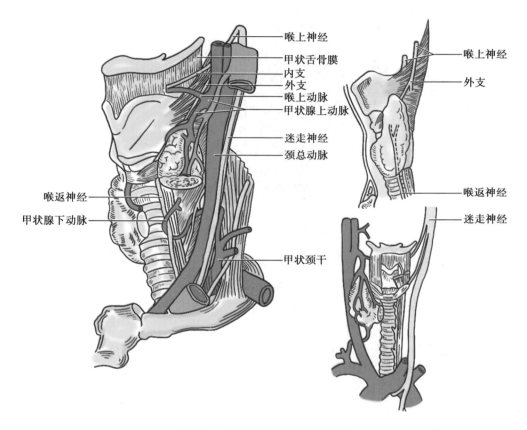

图 7-13 甲状腺的动脉及喉的神经

甲状腺的静脉有上、中、下 3 对(图 7-14)。**甲状腺上静脉**与同名动脉伴行,注入颈内静脉;**甲状腺中静脉**起自侧叶外侧中部,短而粗,注入颈内静脉;**甲状腺下静脉**起自侧叶下极,向下汇入头臂静脉。左、右甲状腺下静脉在气管前吻合成**甲状腺奇(静脉)丛**。做气管切开时应注意止血。

(4)邻接:甲状腺的前面,由浅入深有皮肤、浅筋膜、封套筋膜、舌骨下肌群和气管前筋膜覆盖。左、右叶后内侧邻喉与气管、咽与食管、喉返神经,后外侧与颈动脉鞘、颈交感干相邻。肿大的甲状腺向后方压迫喉与气管、咽与食管、喉返神经,可引起呼吸困难、吞咽困难和声音嘶哑等症状;向后外方压迫颈交感干,可出现 Horner 综合征,即同侧瞳孔缩小、上睑下垂、眼球内陷等体征。

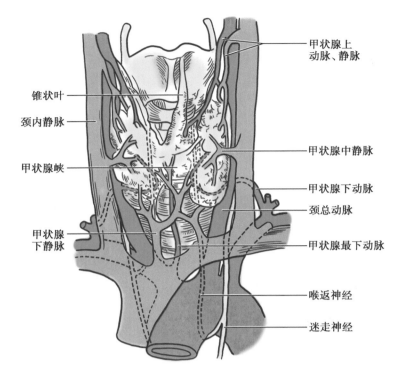

图 7-14　甲状腺的静脉

甲状腺上
动脉、静脉

锥状叶

颈内静脉

甲状腺中静脉

甲状腺峡

甲状腺下动脉

颈总动脉

甲状腺
下静脉

甲状腺最下动脉

喉返神经

迷走神经

2. **甲状旁腺**（parathyroid gland）　甲状旁腺一般为上、下各一对,位于甲状腺后面真、假被囊之间（图 7-15）。其个数及位置变异较大,据统计,约 44% 为 4 个,54% 少于 4 个,2% 有 5 个。上甲状旁腺的数量和位置较恒定,位于甲状腺侧叶后缘中点以上,环状软骨高度附近。下甲状旁腺数目和位置变异较大,多数（约 60%）在侧叶后缘下 1/3 附近。

（二）喉和气管

1. **喉**（larynx）　位于颈前中部,相当于第 5、6 颈椎水平,有较大的年龄变化:小儿喉上界可达第 3 颈椎,老年人喉上界可降到第 6 颈椎上缘。喉可随吞咽而上下移动。喉的动脉为甲状腺上动脉的分支喉上动脉和甲状腺下动脉的分支喉下动脉。支配喉的神经为迷走神经的分支喉上神经和喉返神经。

2. **气管**（trachea）　气管颈部由 6~8 个气管软骨环组成,位颈前中部,续于喉。气管颈部的上部位置较浅而下部较深,可在胸骨上窝触及。气管的位置可随头颈部活动而改变,当头后仰时变长变浅,而低头时变短变深。仰头和低头时气管可上、下移动 1.5cm 左右。头转向一侧时,气管转向同侧,其后方的食管则移向对侧。故而气管切开术时,头应保持正中位,并尽量后仰,使气管居中且接近体表。

（1）邻接:气管前方由浅入深依次为皮肤、浅筋膜、封套筋膜、胸骨上间隙及颈静脉弓、舌骨下肌群及气管前筋膜、气管前间隙。第 2~4 气管软骨环前方有甲状腺峡,峡下方有甲状腺下静脉、甲状腺奇静脉丛和可能出现的甲状腺最下动脉等。两侧为甲状腺侧叶,后方为食管,气管与食管间的沟内有喉返神经,后外侧为颈动脉鞘及其内容、颈交感干等。

（2）血管、神经:气管颈部的动脉来自甲状腺下动脉的分支,静脉回流到甲状腺下静脉,

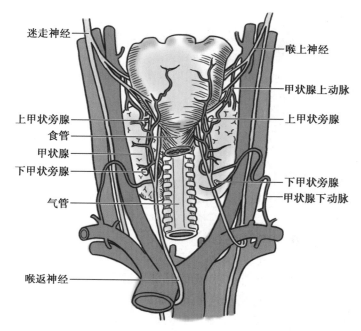

图 7-15　上下甲状旁腺的位置

淋巴汇入颈外侧深淋巴结,交感神经来自颈中神经节,副交感神经为喉返神经的分支。

（三）咽和食管

1. **咽**（pharynx）　上为盲端,附于颅底,前通鼻、口、喉腔,外侧通中耳鼓室,下界在第 6 颈椎水平与食管相续,周围为疏松间隙,即咽旁间隙和咽后间隙。

2. **食管**（esophagus）　颈部居气管后方偏左,故颈部食管手术多选左侧入路。食管后外侧邻交感干,外侧邻颈动脉鞘和甲状腺侧叶,后方隔疏松的食管后间隙邻椎前筋膜及其深侧的颈长肌和脊柱。

食管颈部的动脉来自甲状腺下动脉的分支,静脉注入甲状腺下静脉。神经支配为迷走神经和交感神经的小分支,形成食管丛。

六、颈部的解剖

（一）目的

1. 掌握颈部体表标志,熟悉重要器官的体表定位。

2. 通过逐层解剖掌握颈部肌间三角的围成和重要内容,熟悉颈部筋膜的分布特点,熟悉筋膜间隙的分布。

3. 掌握颈部主要血管和神经的分布。

4. 掌握颈部重要器官的位置、形态、血管神经的分布、与周围结构的邻接关系。

（二）解剖体位

仰卧位。肩部垫木枕,使头部后仰。

（三）操作和观察步骤

1. 检查体表标志

（1）检查下列骨性标志:下颌底、下颌角、乳突、舌骨及其大角、甲状软骨及喉结、环状软骨、颈静脉切迹、锁骨、肩峰。

（2）活体摸测及观察：胸骨上窝、锁骨上大窝、颈总动脉、颈外静脉、胸锁乳突肌。

2. 切口与翻皮　沿前正中线、下颌底和锁骨上缘切开皮肤。颈部皮肤薄，与颈阔肌连接紧密，所以切口不宜过深。将皮肤从正中线切口向两侧翻剥至斜方肌前缘，注意保护其深面的颈阔肌，切勿将其与皮肤一起翻去。

3. 解剖颈部浅层

第一步：上翻颈阔肌。将颈阔肌下缘切断并向上翻起到下颌底，注意边翻边分离位于肌深面的血管、神经，尤其是颈丛浅支。

第二步：观察颈部浅层结构。

（1）胸锁乳突肌表面纵行的颈外静脉，其向下穿过深筋膜，注入锁骨下静脉。在颈外静脉附近有颈外侧浅淋巴结。

（2）在胸锁乳突肌后缘中点附近找出颈丛浅支：

枕小神经：循肌后缘行向后上至耳后。

耳大神经：较粗大，垂直上行于该肌表面到耳郭下部。

颈横神经：1~2支在肌表面横行向前到颈中部。

锁骨上神经：分前、中、后3支，下行到锁骨附近，分布于肩部及第1肋间。

（3）颈中线两侧有颈前静脉纵行向下，其下端常向内吻合形成颈静脉弓。该弓位于胸骨上间隙内，向外一般经胸锁乳突肌深面注入颈外静脉的下端。颈前静脉附近可有颈前浅淋巴结。

4. 翻剥封套筋膜　先清理浅筋膜内少量脂肪结缔组织，观察深筋膜浅层即封套筋膜的性状，为一层完整的致密结缔组织，再在前正中线纵行切开封套筋膜，将之向后翻剥至胸锁乳突肌前缘；在斜方肌前缘切断该筋膜，向前剥翻至胸锁乳突肌后缘。注意封套筋膜在舌骨部和颈白线的愈着特点，及形成的下颌下腺囊和胸锁乳突肌鞘。

5. 解剖颈前区的三角

第一步：观察颏下三角。清理两侧二腹肌前腹，它们与舌骨间即为颏下三角，注意三角内的颏下淋巴结。

第二步：观察下颌下三角的围成和内容。清理二腹肌后腹，显示下颌下三角的境界，再观察其内容。

（1）下颌下腺位于三角内，其前后端可超出三角的边界。腺的被囊由封套筋膜形成，可将之剥离。

（2）下颌下腺周缘与下颌底之间有下颌下淋巴结分布。

（3）将腺后端向前翻，其深面有面动脉穿过，并在咬肌止点前缘越过下颌骨下缘至面部。面动脉后方有面静脉下行。腺前端深面发出腺管，注意其走向。

（4）在下颌下腺深面、舌骨舌肌表面找出居下方的舌下神经和居上方的舌神经。

第三步：观察颈动脉三角的围成和内容。清理出肩胛舌骨肌上腹，观察颈动脉三角的境界，找出舌骨大角，以它为标志，再观察：

（1）舌骨大角与二腹肌后腹之间有舌下神经和舌动脉弓形向前。

（2）舌骨大角下方找出甲状腺上动脉及伴行的喉上神经。动脉下行至甲状腺上极，喉上神经内支伴喉上动脉穿甲状舌骨膜入喉，喉上神经外支继续向前下至环甲肌。

（3）三角后部为颈动脉鞘上 1/3 部,在鞘周围有颈外侧深淋巴结,鞘表面可找出颈袢上根。

第四步:解剖和观察肌三角。在胸骨柄上缘切断舌骨下肌群及其后方的气管前筋膜,向上翻起,暴露和观察气管前间隙及肌三角的内容。

（1）气管及食管周围均为疏松间隙。气管前方为气管前间隙,内有甲状腺下静脉、甲状腺奇静脉丛,注意观察有无甲状腺最下动脉、胸腺上端（小儿）等其他结构。气管与食管间沟内有喉返神经。

（2）观察甲状腺的被囊、侧叶的位置、峡与气管软骨环的关系、有无锥状叶。在侧叶上方找出甲状腺上动脉,侧叶下 1/3 外缘找出甲状腺下动脉,并观察它在侧叶后方与喉返神经的关系。侧叶中部及峡有与环状软骨和气管相连的纤维束,为甲状腺悬韧带。将侧叶稍翻向前内,在其后方、真假被囊之间辨认甲状旁腺,注意其位置和数目。一般上甲状旁腺在侧叶后方上、中 1/3 交界处,下甲状旁腺在甲状腺下动脉附近。

（3）观察甲状腺的邻接。侧叶后方为喉及气管,外侧前部为颈动脉鞘,后部有交感干通过。

6. 解剖枕三角 清理出斜方肌前缘和肩胛舌骨肌下腹,观察枕三角的境界和通过三角的副神经。该神经从胸锁乳突肌后缘上、中 1/3 交界处穿出,斜向后下,进入斜方肌前缘中、下 1/3 交界点。神经周围有颈外侧深淋巴结的组群分布。

7. 解剖胸锁乳突肌区

第一步:切翻胸锁乳突肌。修清胸锁乳突肌前后缘,在下端切断其胸骨头及锁骨头,向上翻起,保留肌表面和后缘的颈丛浅支。肌深面的肩胛舌骨肌（有中间腱附于胸锁乳突肌）和副神经亦应分离和保留。

第二步:观察胸锁乳突肌深面的结构。

（1）找出颈动脉鞘表面的颈袢及其上、下根,观察颈袢的位置及其分支支配的肌。在鞘的周围找出颈外侧深淋巴结,观察其数目和大小。

（2）切开颈动脉鞘,分离出颈总动脉、颈内动脉,注意颈内、外动脉的位置关系,颈总动脉外侧为颈内静脉,有面静脉和甲状腺上、中静脉注入。介于颈总动脉、颈内静脉之间的后方有迷走神经及其心支。在颈内动脉起始部观察颈动脉窦,在颈总动脉分叉部后侧找出与颈动脉小球相连的舌咽神经颈动脉窦支。

（3）在颈动脉鞘后方分开椎前筋膜,在颈长肌表面找出颈交感干及颈交感神经节,观察颈交感神经节的位置、数目和分支。

8. 解剖颈根部

第一步:在颈根部修清前斜角肌周缘及其表面的椎前筋膜。

第二步:观察颈根部结构。

（1）在前斜角肌前面,有纵行向下的膈神经和横行向内的锁骨下静脉。锁骨下静脉与颈内静脉汇合处形成静脉角。左侧有胸导管从颈内静脉后方穿出,弓形向前内注入静脉角。与胸导管相连的为左颈干、左锁骨下干、左支气管纵隔干等淋巴干。但淋巴干也可直接注入静脉角或其邻近的颈内静脉或锁骨下静脉。右侧静脉角有右淋巴导管注入,但寻找困难。

（2）前、中斜角肌之间为斜角肌间隙,有锁骨下动脉（偏前下方）、臂丛（偏后上方）穿过行向腋窝。

（3）前斜角肌内侧与颈长肌之间为椎动脉三角,在其深部找出椎动脉和椎静脉。它们均向上穿第 6 颈椎横突孔。

（4）注意观察位于前斜角肌内侧的胸膜顶的定位和邻接关系。

七、提要

1. 颈部重要的标志较多，掌握它们的位置并正确触摸，有重要的实用价值。如舌骨是定位和寻找血管神经的标志；环状软骨相当于第 6 颈椎水平，在此平面上，喉与气管、咽与食管交界连接，且有颈中神经节、颈动脉结节。

胸锁乳突肌既有重要功能，损伤后会致斜颈，又是颈部重要的分界标志，它与肩胛舌骨肌和二腹肌等共同围成肌间三角。前斜角肌是颈部另一重要的肌性标志，其周围有许多重要血管、神经通过。

2. 颈部皮肤薄，皮下浅筋膜中有颈阔肌，是颈部与其他体壁部分的不同点。颈部肌肉分层排列，并围成多个肌间三角，容纳腺体、脏器和血管神经等，因而可利用肌间三角寻找相应的血管、神经。

颈部筋膜由浅而深可归纳为：颈浅筋膜，颈深筋膜的浅层（封套筋膜）、中层（气管前筋膜）、深层（椎前筋膜）。由深筋膜形成颈动脉鞘、甲状腺囊、下颌下腺囊、胸锁乳突肌鞘、斜方肌鞘等结构。各层筋膜分布范围不同，被覆的结构不同，筋膜间形成筋膜间隙，如胸骨上间隙、气管前间隙、咽旁间隙、咽后间隙和椎前间隙等。这些间隙多为疏松组织填充，为炎症等的流通途径。

3. 颈部的脏器主要为呼吸道、消化道的上部和内分泌腺。甲状腺功能重要，邻接复杂，血供丰富，其动脉与喉的神经伴行或交叉，手术时结扎动脉应避免损伤神经；且由于它与气管、食管、颈动脉鞘和交感干相邻，肿大时可压迫相邻器官，引起相应症状。

气管位置上部浅而下部深，甲状腺峡位于第 2～4 气管软骨环前面，其下方有位于气管前间隙的诸结构。气管切开时，应仰头使气管更接近浅表，并注意经过的层次，且应尽量避免损伤颈前静脉、甲状腺峡部、甲状腺下静脉、甲状腺奇静脉丛等。

4. 颈部动脉供应来自颈外动脉和锁骨下动脉的分支。颈部静脉回流入颈内静脉、锁骨下静脉和头臂静脉。颈内静脉与颈动脉鞘相连，管腔常处于开放状态，有利于血液回流，但损伤后不易闭合，可导致空气栓塞。锁骨下静脉临床上常用于插管治疗和检查，但因与周围组织愈着较紧，也应防止其损伤而引起空气栓塞。

头颈部淋巴汇集于颈外侧深淋巴结，在颈根部经颈干，左侧注入胸导管、右侧注入右淋巴导管。这是癌肿转移的重要途径，如鼻咽癌常有角淋巴结肿大，舌癌常致颈内静脉肩胛舌骨肌淋巴结肿大，腹腔肿瘤（尤其是胃癌）可引起左锁骨上淋巴结肿大。

颈部神经支配来源于第Ⅸ、Ⅹ、Ⅺ对脑神经和颈丛的分支。臂丛的干在锁骨中点上方较集中，是臂丛阻滞麻醉入路之一。

第二节　颈部重点解剖结构的临床应用

颈部是头与躯干、上肢相连接的部分，主要有甲状腺、甲状旁腺、下颌下腺、喉、气管、食管等器官；连接头、胸的重要血管、神经亦穿行于颈部各筋膜层次内，包括：颈总动脉、颈内静脉、迷走神经、颈交感神经、胸导管等。在临床手术中，对这些结构的解剖及毗邻关系需十分熟悉,避免损伤。本节将以甲状腺癌根治手术(包括甲状腺切除术及颈淋巴结清扫术)为例,具体描述手术操作中对颈部重点解剖结构的分离及保护。

一、体位

患者取仰卧位、肩下以软垫垫高,颈部呈过伸位,以利于充分暴露甲状腺腺体(图7-16A),枕部垫"O"形或"U"形软垫固定头部,侧颈区清扫时为充分显露侧颈区组织需将头转向健侧。

二、切口选择

1. 于胸骨颈静脉切迹上约2横指处沿皮纹做一横弧形切口。

2. 确认几个重要的解剖标志有利于切口的选择和皮瓣分离范围的预判,包括:第一颈横纹(通常位于甲状软骨上缘)、喉结、胸骨颈静脉切迹、胸锁乳突肌(图7-16B)。

3. 甲状腺切除术切口长度4~6cm,一般不超过两侧胸锁乳突肌前缘(图7-16C),合并侧颈淋巴结清扫则向两侧沿皮纹延长切口,至胸锁乳突肌后缘。

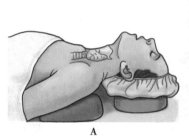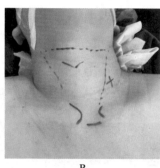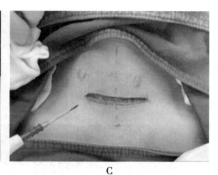

A   B   C

图7-16　甲状腺癌根治手术
A. 体位;B. 解剖标志;C. 甲状腺切除术切口。

三、皮瓣分离

1. 切开皮肤、浅筋膜及颈阔肌,于封套筋膜表面游离皮瓣。

2. 在筋膜间隙游离皮瓣时应注意保留筋膜的完整性,保护颈前静脉。必要时也可结扎和离断,颈部静脉网丰富,可以代偿回流,不会带来不良后果。

3. 皮瓣分离范围上至甲状软骨上缘,下至颈静脉切迹,外侧显露至胸锁乳突肌。

四、分离舌骨下肌群,显露甲状腺

1. 舌骨下肌群(infrahyoid muscles)又称颈带状肌群(strap muscles),包括:胸骨舌骨肌、肩胛舌骨肌、胸骨甲状肌和甲状舌骨肌。

2. 颈白线由封套筋膜于正中线汇合形成,该区域缺乏血管,是进入颈前正中的最佳入路。

3. 切开颈白线,上至甲状软骨上缘,下达颈静脉切迹(图7-17)。

4. 颈前静脉位于颈白线两侧,在胸骨上窝附近常有交通支,横跨颈白线,呈H形,切开颈白线时需注意结扎切断防止出血。

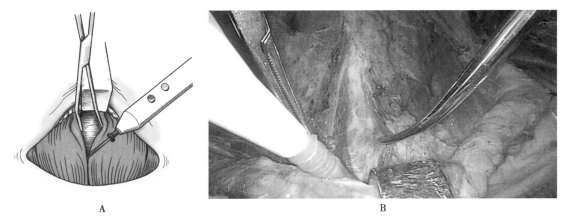

图 7-17 切开颈白线
A. 模式图；B. 术中实拍。

5. 将胸骨甲状肌自甲状腺表面钝性分离，两者之间有疏松结缔组织，显露甲状腺。

6. 甲状腺体积过大，如Ⅱ~Ⅲ度甲亢时，可切断胸骨舌骨肌和胸骨甲状肌以利于腺体的暴露。

五、甲状腺切除

1. 离断并游离峡部 分离甲状腺峡部及其下方甲状腺下静脉，予以切断、结扎，沿对侧气管缘切断甲状腺峡部（图 7-18A），并向上游离切除锥状叶（图 7-18B）。

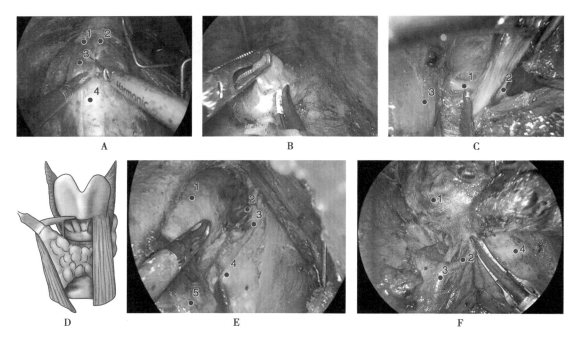

图 7-18 甲状腺切除
A. 甲状腺前方切断甲状腺峡部（1. 锥状叶；2. 喉前淋巴结；3. 峡部；4. 气管）。B. 游离切除锥状叶。C、D. 喉上神经外支解剖（C 图：1. 喉上神经；2. 甲状腺上极；3. 环甲肌）。E. 甲状旁腺解剖（1. 气管；2. 右侧喉返神经；3. 右下甲状旁腺；4. 右上甲状旁腺；5. 环甲肌）。F. 甲状腺下极解剖（1. 甲状腺；2. 甲状腺下动脉；3. 喉返神经；4. 气管）。

2. **离断甲状腺上极** 向外下方牵拉甲状腺侧叶上极,用蚊式钳轻轻分开环甲间隙。保护喉上神经外支(图7-18C、D),紧贴甲状腺上极离断上极血管,为保护上甲状旁腺血供,应保留甲状腺上动脉的后支。紧贴甲状腺原位保留上位甲状旁腺及其血供。(图7-18E)

3. **显露喉返神经并游离甲状腺下极** 将甲状腺向内侧牵引,沿包膜分离甲状腺下动脉分支,显露并保护喉返神经,用蚊式钳在神经前方平行地分离紧贴神经的疏松组织,显露神经的走行。甲状腺下动脉是辨别喉返神经的有用标志,多数情况下,喉返神经在甲状腺下动脉分支之间穿过。显露喉返神经后结扎甲状腺下动脉分支,游离甲状腺下极,原位保留下位甲状旁腺及其血供。(图7-18F)

4. **切除甲状腺** 暴露气管前壁,向前内侧牵拉甲状腺上、下极,切断甲状腺中静脉。进一步显露喉返神经全程。自下而上完整切除甲状腺,近喉返神经入喉处切断甲状腺悬韧带时须注意对神经的保护。

六、中央区淋巴结清扫(图7-19)

1. **清扫范围** 上界至舌骨,下界达胸腺,外侧界为颈动脉鞘内侧缘,包括气管前、气管旁、喉前(Delphian)淋巴结等。右侧中央区以喉返神经为标志,分为神经前方Ⅵa组和神经后方Ⅵb组淋巴结。

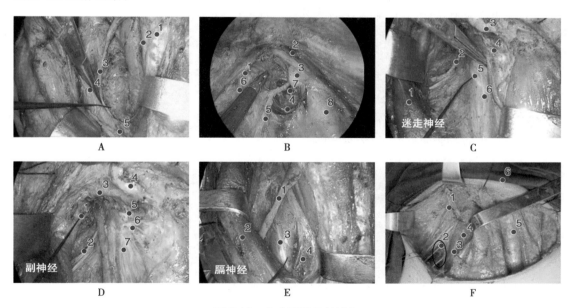

图7-19 中央区淋巴结清扫

A.显示淋巴结(1.气管;2.食管;3.喉返神经;4.颈动脉鞘;5.无名动脉)。B.显示淋巴结(1.气管;2.胸腺;3.下甲状旁腺;4.食管;5.喉返神经;6.神经表面为Ⅵa组;7.神经深面为Ⅵb组;8.颈总动脉)。C.显示淋巴结(1.胸锁乳突肌;2.颈丛分支;3.下颌下腺;4.颈内静脉;5.迷走神经;6.颈动脉鞘)。D.显示淋巴结(1.副神经;2.颈丛分支;3.二腹肌;4.下颌下腺;5.舌下神经;6.面神经;7.颈内静脉)。E.显示淋巴结(1.肩胛舌骨肌;2.胸锁乳突肌;3.膈神经;4.淋巴管)。F.显示淋巴结(1.胸锁乳突肌;2.颈丛分支;3.臂丛神经;4.膈神经;5.气管;6.下颌下腺)。

2. 步骤

（1）内侧界：自颈前正中沿气管表面离断淋巴脂肪组织。

（2）外侧界：沿胸腺前缘游离，将位于颈动脉鞘内侧，喉返神经前、后方的淋巴脂肪组织，予以骨骼化清扫，注意保护下位甲状旁腺及其血供。

（3）下界：提起中央区组织，向下清扫至胸骨切迹水平，右侧中央区淋巴结清扫术注意同时清扫喉返神经后方的淋巴脂肪组织。

七、颈侧区淋巴结清扫

1. 清扫范围　上至二腹肌，下至锁骨上切迹，内侧界为颈动脉鞘内侧缘，外界至斜方肌前缘，包括Ⅱ~Ⅴ区的淋巴结和软组织。

2. 步骤

（1）游离皮肤，上至下颌下缘，下至锁骨上切迹，双侧外至斜方肌前缘。

（2）沿胸锁乳突肌前缘游离及暴露胸锁乳突肌，打开颈血管鞘，显露颈内静脉、迷走神经及颈总动脉，沿颈内静脉后方、迷走神经外侧由内而外、由下向上分别清除Ⅳ、Ⅲ、Ⅱ组淋巴脂肪组织。

（3）游离胸锁乳突肌后缘，在颈后三角胸锁乳突肌后缘找到副神经，自胸锁乳突肌后缘向斜方肌方向分离副神经，并完全游离。

（4）沿斜方肌自后向前游离颈后三角的淋巴脂肪组织，使之与颈部深层肌肉分离。在神经上方切除标本，保留颈丛神经分支。

八、关闭切口

1. 检查伤口是否出血，彻底止血。

2. 颈白线连续缝合，其下方要保留超过1~2cm的距离不缝合，一旦发生术后出血，可渗到皮下组织，延迟呼吸困难的发生。

3. 逐层缝合颈阔肌、皮下组织及皮肤。

（张展翅　肖　明　斯　岩　任筱寒）

第八章　胸腔局部解剖及临床应用

第一节　胸腔局部解剖

一、境界

胸腔(thoracic cavity)由胸壁和膈围成,上方经胸廓上口与颈部相连,下方以膈与腹腔相隔。胸腔中间有矢状位的纵隔,两侧为左、右胸膜腔及肺。胸腔内主要内容有胸膜、气管和主支气管、肺、心、心包和心包腔、出入心的大血管、食管、淋巴结、胸导管和神经等。

二、胸膜腔和肺

(一)胸膜与胸膜腔

1. **胸膜的分部**　胸膜(pleura)分为脏胸膜(肺胸膜)和壁胸膜。脏胸膜(visceral pleura)被覆于肺表面。**壁胸膜**(parietal pleura)被覆于胸壁内面、膈上面和纵隔侧面等处。根据附着部位不同,可分为**肋胸膜**(costal pleura)、**膈胸膜**(diaphragmatic pleura)、**纵隔胸膜**(mediastinal pleura)和**胸膜顶**(cupula of pleura)(颈胸膜)。胸膜顶绕于肺尖周围,为肋胸膜与纵隔胸膜经胸廓上口突向颈根部形成。胸膜顶上方的胸内筋膜对胸膜顶起固定作用。脏胸膜与壁胸膜在肺根处相互移行,围成密闭的潜在性负压间隙,即**胸膜腔**(pleural cavity),围于左、右肺的周围,内有少量的浆液(1~2ml),有利于肺的呼吸活动。纵隔胸膜中部包绕肺根并与脏胸膜相移行,在肺根下方形成一双层浆膜皱襞,连于肺的内侧面与纵隔外侧面之间,称为**肺韧带**(pulmonary ligament),是肺手术的标志性结构。

壁胸膜的厚薄以及各处附着情况有所不同,一般在脊柱两侧的胸膜最厚,附着最疏松。第1至第3肋软骨处附着较疏松,但在心包、膈、第7肋以下区域等处附着较紧密,胸膜亦较薄,难以剥离。

2. **胸膜反折线的体表投影**　是指壁胸膜各部互相反折部位在体表的投影(图8-1、图8-2)。

(1)胸膜前界:即纵隔胸膜前缘和肋胸膜的反折线,两侧均起自胸膜顶(锁骨内侧1/3上方2.5cm处),斜向内下方,经胸锁关节的后方至胸骨柄的后面,约在第2胸肋关节水平,左右靠拢,沿中线(稍偏左)垂直向下。左侧者于第4胸肋关节处转向外下方,达左侧第6肋软骨中点移行于下界。右侧者在第6胸肋关节处向右移行于下界。两侧胸膜前界于第2肋软骨平面以上相互分开,在胸骨柄后方形成一个倒三角形的上胸膜间区或称"胸腺三角"。第4肋软骨平面以下也形成一个三角形区域,称下胸膜间区或称"心包三角"。在急症抢救

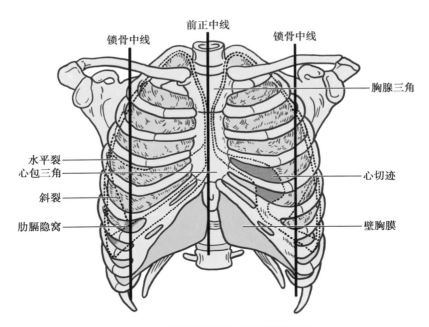

图 8-1　肺及胸膜的体表投影（前面）

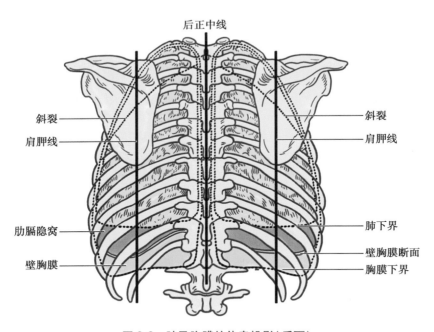

图 8-2　肺及胸膜的体表投影（后面）

时,常在左侧第4或第5肋间隙胸骨旁进行心腔穿刺,以免损伤胸膜,因此处心包直接与胸前壁相贴。但下胸膜间区变化甚大,据国人调查统计资料表明,有6%的个体该区缺如。

（2）胸膜下界:即肋胸膜下缘与膈胸膜的反折线。左侧者起自第6肋软骨中点处,右侧者起自第6胸肋关节的后方,两侧均向外,再向后、向内。胸膜下界在锁骨中线、腋中线和肩胛线分别与第8、10和11肋相交,在后正中线处平第12胸椎棘突。右侧由于受肝的影响,其胸膜下界略高于左侧。

3. 胸膜的神经支配 脏胸膜由肺丛的内脏感觉神经支配,痛阈较高。壁胸膜由脊神经的躯体感觉神经支配,其感觉经膈神经和肋间神经传入。肋间神经分布于肋胸膜和膈胸膜周围部,膈神经分支分布于膈胸膜中央部和纵隔胸膜。壁胸膜对疼痛的刺激特别敏感,胸膜炎时胸痛可沿上述神经分别向胸腹壁和颈肩部放射。

4. 胸膜隐窝 在某些部位,壁胸膜相互反折形成半环形的胸膜腔称为胸膜隐窝,其特点是在吸气时,肺也不会深入其间。其中最重要的是**肋膈隐窝**(又称**肋膈窦**)(costodiaphragmatic recess),由肋胸膜与膈胸膜互相移行反折围成,自剑突向后下至脊柱两侧,呈半环形。后部较深,为胸膜腔最低处,当深吸气时,肺组织也不能充填此处(图8-1、图8-2)。胸膜炎症的渗出液常积聚于此,通常在腋后线至肩胛线间的第8或第9肋间隙行胸膜腔穿刺,抽取胸腔积液,以减轻对肺的压迫。在肺前缘的前方,肋胸膜与纵隔胸膜转折形成肋纵隔隐窝,以左侧较为明显,在肺的心切迹内侧。

5. 胸膜与临床的关系 胸膜腔内为负压,对肺泡扩张具有决定性作用。若胸膜损伤,外界空气进入腔内,负压消失,肺即塌陷,形成气胸,严重者还可导致纵隔摆动,甚至危及患者生命。

胸膜血液供应丰富。在肺切除时,常以胸膜覆被主支气管及其分支的残端,加以保护。

（二）肺

1. 位置、分叶与分段 略。

2. 肺门和肺根 肺门(hilum of lung)位于肺纵隔面的中部,为主支气管与肺血管、淋巴、神经出入之处。肺根(root of lung)为出入肺门的结构被胸膜包绕而形成。肺门处出入肺的结构,排列有一定规律:自前向后为肺上静脉、肺动脉和主支气管;自上向下,左肺门为左肺动脉、左主支气管和左肺下静脉,左主支气管的前方为左肺上静脉;右肺门为右肺上叶支气管、右肺动脉、右中下叶支气管和右肺下静脉,在中下叶支气管前方为右肺上静脉(图8-3、图8-4)。两肺根前方有膈神经和心包膈动、静脉,后方有迷走神经,下方有肺韧带。右肺根的前方尚有上腔静脉和右心房,后上方有奇静脉弓跨越;左肺根的上方尚有主动脉弓跨越,后方有胸主动脉。两肺下静脉在肺门处均位于最低处,包于肺韧带内。在肺切除切开肺韧带时,必须结扎该静脉。

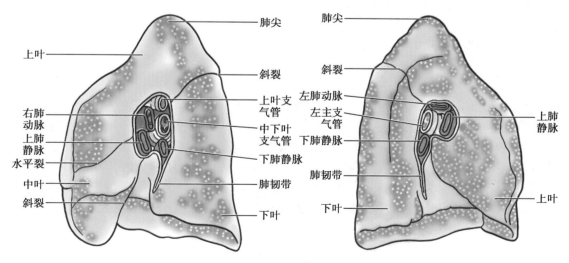

图8-3 肺纵隔面

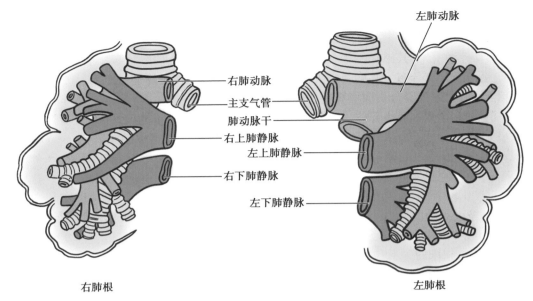

图 8-4　肺根结构

3. 肺的体表投影

前缘：与胸膜前反折线几乎一致。

肺尖：与胸膜顶一致，在前方其最高点在锁骨内侧 1/3 的上方约 2.5cm，在后方相当于第 7 颈椎棘突高度。

下缘：高于胸膜下反折线，由两肺前缘末端起始，向外于锁骨中线上与第 6 肋相交，腋中线上越过第 8 肋，在肩胛线上与第 10 肋相交，近后正中线处平第 10 胸椎棘突高度。

肺斜裂：由后正中线相当于第 3 胸椎棘突起始，向外向前向内分别在肩胛线与第 4 肋相交，腋中线与第 4 肋相交，锁骨中线与第 6 肋相交。也可用以下方法确定：上臂高举过肩，两手置于颈后，此时肩胛骨的内侧缘（脊柱缘）便相当于肺斜裂的位置。

水平裂：右肺水平裂自右第 4 胸肋关节处向外，相当于第 4 肋的水平线。此线向外侧达腋中线处与相当于斜裂的投影线相交（图 8-1、图 8-2）。

肺门和肺根：在前方约对第 2~4 肋间隙前端，在后方相当于第 4~6 胸椎棘突高度。

三、纵隔

纵隔（mediastinum）是位于左、右纵隔胸膜之间所有器官和软组织的总称。纵隔内主要内容有心包、心，出入于心底的大血管、气管、主支气管、食管、胸导管、神经、淋巴管、淋巴结、胸腺以及结缔组织等。纵隔的前界为胸骨和肋软骨，后界为脊柱胸段，两侧为左、右纵隔胸膜，上经胸廓上口与颈部相续，下界为膈。解剖学通常采用四分法，即以胸骨角至第 4、5 胸椎体间的平面为界，将纵隔分为上纵隔和下纵隔。下纵隔又以心包为界，分为前、中、后三部：前纵隔位于胸骨和心包之间；后纵隔位于心包与脊柱之间；中纵隔为心包所占的部位（图 8-5）。

（一）上纵隔

上纵隔（superior mediastinum）大致可分为 6 层（图 8-6~图 8-8）。

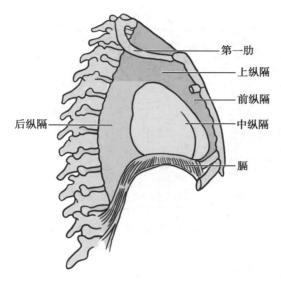

图 8-5 纵隔的分部

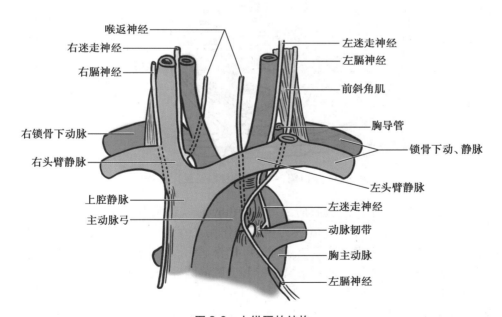

图 8-6 上纵隔的结构

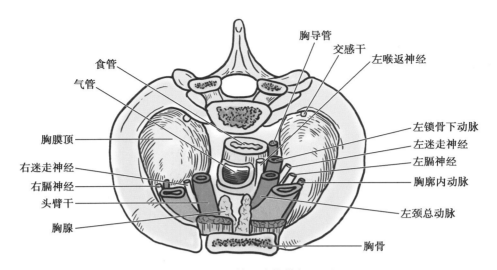

图 8-7 上纵隔(平第 1 胸椎横断面)上面观

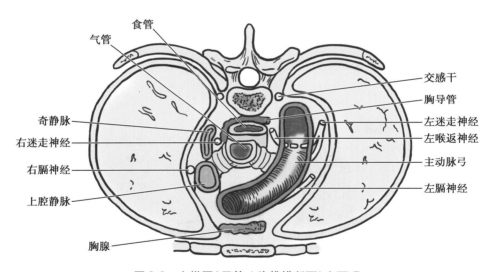

图 8-8 上纵隔(平第 4 胸椎横断面)上面观

第一层:为胸腺及其两侧的胸膜前缘。**胸腺**(thymus)分大小不等的左右两叶。胸腺为重要的淋巴器官,在机体免疫中起着极为重要的作用。青春期胸腺最大,其后逐渐退化萎缩,并被脂肪组织代替。新生儿胸腺上端可达甲状腺下缘,下端可遮盖于心包上部。

第二层:为大静脉血管架(左、右头臂静脉和上腔静脉等)和右膈神经。右**头臂静脉**长约3cm,自右胸锁关节后方垂直下行。左头臂静脉位于胸腺和胸骨柄上半后方,长约7cm,起自左胸锁关节后方,斜向右下,越主动脉弓三大分支前方。**上腔静脉**(superior vena cava)由左、右头臂静脉在右侧第 1 胸肋结合处下缘后方合成,于第 1、2 肋间隙前端的后方,主动脉弓和升主动脉的右侧下降入心包,开口于右心房。在右肺根上方有奇静脉汇入上腔静脉。上腔静脉的右前方有右膈神经下行。

第三层:有大动脉血管架(主动脉弓及其分支)、心包膈血管、左膈神经、左迷走神经。

主动脉弓(arch of aorta)位于胸骨柄后方,于右侧第 2 胸肋关节处续自升主动脉,于第 4 胸椎体下缘左侧移行为胸主动脉。主动脉弓向上由右向左依次发出头臂干、左颈总动脉和左锁骨下动脉三大分支。主动脉弓前方自右向左分别有心包膈血管、左膈神经和左迷走神经下行,下方有肺动脉干及其分支、动脉韧带、左喉返神经、左主支气管等。**动脉韧带**为一纤维结缔组织索,连于主动脉弓下缘和左肺动脉的起始部,是胚胎时期动脉导管闭锁的遗迹。**动脉导管三角**由左膈神经(前)、左迷走神经(后)、左肺动脉(下)围成。动脉韧带位于此三角内。左喉返神经紧靠动脉韧带左侧绕主动脉弓上升,是手术时寻找动脉导管的标志。

第四层:有气管胸段、主支气管及其周围的淋巴结、右迷走神经。气管胸段位于上纵隔中央,相当于胸骨柄后方,长约 5cm,平胸骨角分为左、右主支气管。气管前方有主动脉弓、头臂干、左头臂静脉、左颈总动脉起始部和胸腺等;后方有食管;左侧为主动脉弓、左颈总动脉、左锁骨下动脉和左迷走神经;左后方有左喉返神经;右前方有右头臂静脉和上腔静脉;右侧有奇静脉弓、右迷走神经。左主支气管约在第 6 胸椎椎体高度入左肺门,其上方有主动脉弓跨越,前上方有左肺动脉,后方邻接食管、胸主动脉等。右主支气管约在第 5 胸椎椎体高度入右肺门,其后上方有奇静脉弓跨越,下前方则为右肺动脉。

第五层:为食管胸部、主动脉弓末段(见下纵隔)。

第六层:有胸导管、奇静脉和副半奇静脉、肋间后血管、肋间神经及以交感干。在第 4、5 胸椎椎体高度以上,胸导管位于食管与左侧纵隔胸膜之间上行到颈根部,跨过左胸膜顶,注入左静脉角。在脊柱两侧有肋间后血管、肋间神经以及胸交感干等。左侧有副半奇静脉,右侧有奇静脉。

(二)下纵隔

下纵隔(inferior mediastinum)可分为前纵隔、中纵隔和后纵隔,亦可将其分为 4 层:第一层相当于前纵隔;第二层相当于中纵隔;第三、四层相当于后纵隔。第四层为上纵隔第六层的延续(图 8-9)。

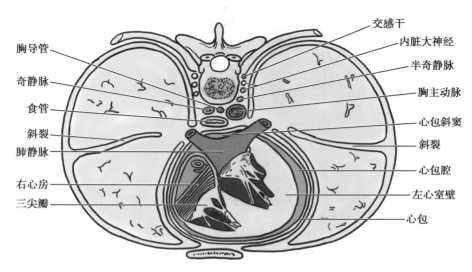

图 8-9　下纵隔(平第 8 胸椎横断面)上面观

1. 前纵隔 亦称心包前间隙,位于胸骨后和心包前面之间,含有少量疏松结缔组织、纵隔前淋巴结和胸廓内动脉的分支。

2. 中纵隔 为心包和心所在部位,内有心包、心、心底大血管、膈神经、心包膈血管、心丛和淋巴结等。

(1) **心包**(pericardium):为包裹心及心底大血管的纤维膜囊。外层为**纤维心包**(fibrous pericardium),其上方附于心底大血管根部,并与其外膜相移行,下方紧贴于膈的中心腱。内层为**浆膜心包**(serous pericardium),浆膜心包壁层在心底大血管根部与覆盖在心脏表面的浆膜心包脏层(即心外膜)移行。**心包腔**(pericardial cavity)为浆膜心包的脏、壁两层之间密闭的腔隙,内有少量的浆液。心包腔中位于升主动脉、肺动脉干与上腔静脉、左心房之间的间隙称为**心包横窦**(transverse sinus of pericardium)(图 8-10)。心脏直视手术时,可通过心包横窦暂时中断主动脉和肺动脉血流。浆膜心包壁层的前壁移行至下壁(膈上面)处为**心包前下窦**,是心包腔最低处,心包腔积液常积聚于此。在左心房的后方、左右肺静脉、下腔静脉与心包后壁之间,有一斜向右上方的盲囊,称为**心包斜窦**(oblique sinus of pericardium)。心包前壁的上、下部有结缔组织与胸骨相连,称胸骨心包韧带,起固定心包的作用。心包后方有主支气管、食管、胸主动脉、胸导管、奇静脉和半奇静脉等。两侧邻接纵隔胸膜,并有膈神经、心包膈血管自上而下穿行于心包与纵隔胸膜之间。

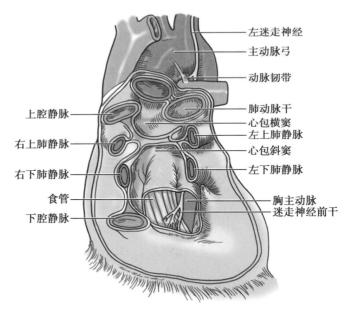

图 8-10　心包及心包窦

(2) **心**(heart):位于中纵隔,相当于胸骨下部及左侧第 3~6 肋软骨的后方。心脏的前面主要由右心室和部分左心室构成。在下胸膜间区(心包三角),心前壁隔着心包与胸骨体左侧半及左侧第 4~6 肋软骨相邻。临床上心腔注射多在左侧第 4~5 肋间隙的胸骨左缘进针(主要刺入右心室),以免损伤胸膜和肺。其余部分则被胸膜和肺所覆盖。心脏的后面主要为左心房以及部分右心房,隔心包与食管、胸主动脉、主支气管、左迷走神经等相邻。因此,食管 X 线片可见左心房压迹,并借此可早期判断左心房有否扩大等。

心的体表投影:可依下述四点及其连线确定(图 8-11)。

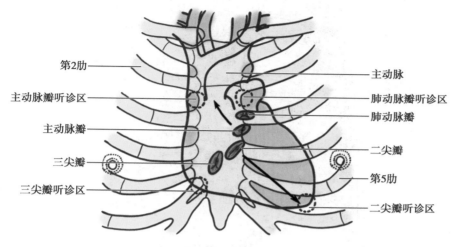

图 8-11　心的体表投影

左上点:在左侧第 2 肋软骨下缘,距胸骨缘约 1.2cm 处。

左下点:在左侧第 5 肋间隙,左锁骨中线内侧 1~2cm 或距前正中线 7~9cm 处。

右上点:在右侧第 3 肋软骨上缘,距胸骨缘约 1cm 处。

右下点:在右侧第 6 胸肋关节处。

连接上述 4 点的线即为心的体表投影。

心瓣膜的体表投影与心脏相应瓣膜的听诊部位不同(图 8-11)。

（3）**膈神经**(phrenic nerve):经胸廓上口入胸腔。左膈神经在左颈总动脉和左锁骨下动脉之间下行,越主动脉弓的前方。右膈神经沿右头臂静脉和上腔静脉右侧下行。然后左、右膈神经均行于肺根前方,经纵隔胸膜与心包之间下行至膈。其运动纤维分布于膈,感觉纤维分布于胸膜、心包、膈和膈下面的腹膜;右膈神经的感觉纤维还分布于肝、胆囊、胆总管等。

3. **后纵隔**　位于心包的后面和下 8 个胸椎之间,包括以下主要内容(见图 8-7~图 8-9,图 8-12~图 8-16)。

（1）食管胸部:位于上纵隔的气管和脊柱之间,居正中线略偏左。经主动脉弓末端的右方沿胸主动脉的右侧下行,约于第 7 胸椎高度逐渐偏左,在第 8、9 胸椎椎体平面斜越胸主动脉至其左前方,平第 10 胸椎高度穿膈的食管裂孔入腹腔,移行为食管腹部。

食管的前方由上而下有气管、左主支气管、左心房。后方与脊柱之间形成食管后间隙,内有奇静脉和胸导管下段等。右邻奇静脉和纵隔胸膜。在右肺根以下,纵隔胸膜还延伸到食管后方,形成食管后隐窝。左侧与左颈总动脉、左锁骨下动脉、胸导管上段、主动脉弓和胸主动脉等相邻。食管全长有 3 个生理狭窄:第一个狭窄位于咽与食管相续处,平对第 6 颈椎;第二个狭窄位于左主支气管的后方,平对第 4 胸椎椎体下缘;第三个狭窄位于食管穿膈的食管裂孔处,平对第 10 胸椎。这些狭窄常为异物滞留处。

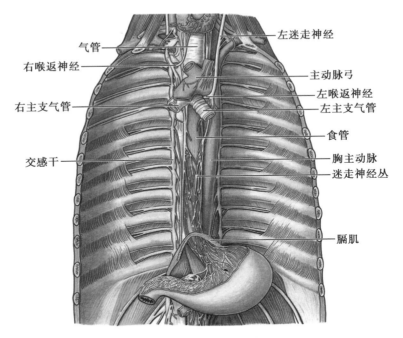

图 8-12 后纵隔内容物

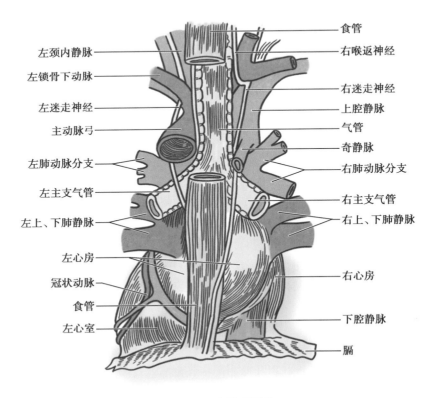

图 8-13 心的后面观

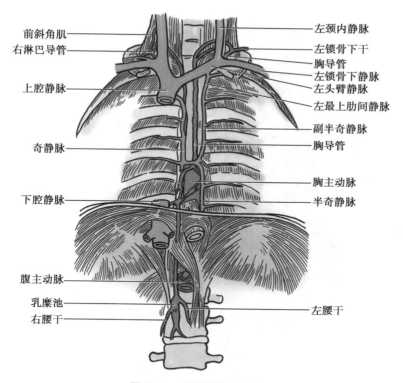

图 8-14　胸导管及奇静脉

前斜角肌

右淋巴导管

上腔静脉

奇静脉

下腔静脉

腹主动脉

乳糜池

右腰干

左颈内静脉

左锁骨下干

胸导管

左锁骨下静脉

左头臂静脉

左最上肋间静脉

副半奇静脉

胸导管

胸主动脉

半奇静脉

左腰干

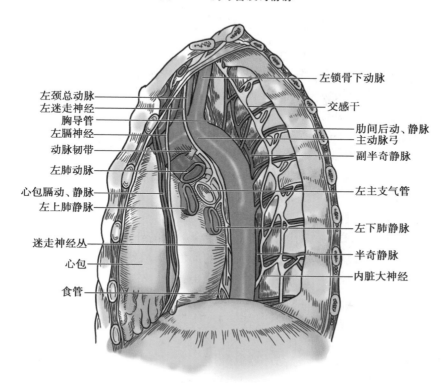

图 8-15　纵隔左侧面观

左颈总动脉

左迷走神经

胸导管

左膈神经

动脉韧带

左肺动脉

心包膈动、静脉

左上肺静脉

迷走神经丛

心包

食管

左锁骨下动脉

交感干

肋间后动、静脉

主动脉弓

副半奇静脉

左主支气管

左下肺静脉

半奇静脉

内脏大神经

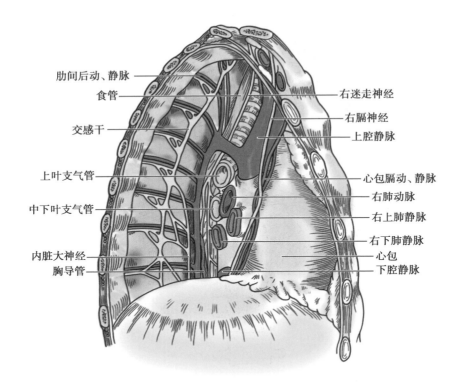

肋间后动、静脉

食管

交感干

上叶支气管

中下叶支气管

内脏大神经

胸导管

右迷走神经

右膈神经

上腔静脉

心包膈动、静脉

右肺动脉

右上肺静脉

右下肺静脉

心包

下腔静脉

图 8-16　纵隔右侧面观

（2）**胸主动脉**（thoracic aorta）：平第 4 胸椎椎体下缘左侧续于主动脉弓，沿脊柱左侧下行，然后逐渐转至脊柱前方和食管后方，在第 12 胸椎高度穿膈的主动脉裂孔，移行为腹主动脉。胸主动脉上段左前方被纵隔胸膜覆盖，右侧为食管、胸导管和奇静脉，下段的前方为食管，左后方为半奇静脉，右后方为胸导管。

（3）**胸导管**（thoracic duct）：起自第 1 腰椎椎体前面的**乳糜池**（cisterna chyli），在腹主动脉的右后方上行，经膈的主动脉裂孔进入后纵隔，在胸主动脉和奇静脉之间，食管的后方，沿脊柱的右前方上行，达第 4~5 胸椎平面时，逐渐从胸主动脉和食管的后方越过中线至脊柱的左前方，经胸廓上口进入颈根部，注入左静脉角。

（4）奇静脉、半奇静脉和副半奇静脉：略。

（5）胸交感干：位于脊柱的两侧，奇静脉和半奇静脉的外后方，包括 11~12 对胸交感神经节和节间支。其上段位于肋头和肋间后血管的前面，下段则逐渐内移。上 5 对胸神经节发出的节后纤维参与构成心丛、肺丛和食管丛；第 8~9 对及第 10~11 对胸交感神经节发出分支分别组成**内脏大神经**（greater splanchnic nerve）和**内脏小神经**（lesser splanchnic nerve），穿膈入腹腔，终于腹腔神经节和主动脉肾神经节，其节后纤维参与组成腹腔丛。

（三）纵隔内淋巴结

纵隔淋巴结主要有纵隔前淋巴结、纵隔后淋巴结和气管支气管淋巴结。

1. 纵隔前淋巴结（anterior mediastinal lymph node）　位于上腔静脉、头臂静脉、主动脉弓及其分支和心包前方，收集心包前部、心及纵隔胸膜等处的淋巴，还接纳膈和肝的部分淋巴。其输出管参与组成支气管纵隔干。

2. **纵隔后淋巴结**（posterior mediastinal lymph node）　位于心包的后方，食管胸部和胸主动脉的周围，收纳这些部位和肝的淋巴。其输出管多直接注入胸导管。

3. **气管、支气管及肺的淋巴结**　位于气管两侧、气管杈和主支气管周围，数目较多，包括气管旁淋巴结、气管支气管淋巴结（该群淋巴结又分为气管支气管上、下淋巴结两组）、支气管肺门淋巴结，收集肺、主支气管、气管胸部和食管的淋巴。其输出管和纵隔前淋巴结输出管汇合，组成左、右支气管纵隔干，分别注入胸导管和右淋巴导管。

（四）纵隔的侧面观

1. **左侧面观**　纵隔左侧面中部有左肺根。肺根的前下方为心包形成的隆凸，自隆凸向上有弧形跨越肺根上方的主动脉弓及弓上发出的左颈总动脉和左锁骨下动脉。弓向左后下续为胸主动脉。胸主动脉位于肺根和心包的后方。左交感干和内脏大神经等位于胸主动脉后方。胸导管和食管上部在左锁骨下动脉的后方，食管下部在心包下半部与胸主动脉间。左迷走神经于主动脉弓左前方，经肺根后方至食管前方下行。膈神经和心包膈动、静脉在主动脉弓左前方，经肺根前方沿心包下行至膈（见图8-15）。

2. **右侧面观**　纵隔右侧面中部有右肺根。肺根前下方有心包形成的隆凸，心包隆凸向上至胸锁关节高度有上腔静脉和右头臂静脉，该隆凸远小于左侧。心包隆凸的后下方有下腔静脉，在上腔静脉和心包的右侧面以及肺根的前方有右膈神经和心包膈动、静脉。肺根后方有食管、奇静脉、右交感干及内脏大神经等，上方有右头臂静脉、奇静脉弓、上腔静脉、气管和食管，下方有下腔静脉（见图8-16）。

四、胸腔的解剖

（一）目的要求

重点掌握肺根、肺门的结构及排列，胸膜反折线和肺的体表投影以及纵隔内的主要结构及其毗邻关系。

（二）操作与检视步骤

1. 打开胸、腹前壁，剖查胸壁内面的结构

第一步：沿锁骨外、中1/3交点至腋中线，向下至髂嵴，循序切开各肋间隙的软组织，并向切口中伸入手指，分离胸膜壁层，将被切断处的肋骨完全暴露。注意第1肋切断处需在前斜角肌止点的内侧。

第二步：先用手锯锯断锁骨（或从胸锁关节处解离该关节），切断附于锁骨内侧半下面的锁骨下肌，再用肋骨剪伸入切口，依次剪断肋骨。

第三步：切开腹肌，注意不要切破壁腹膜。

第四步：在胸骨上方切断胸骨舌骨肌和胸骨甲状肌，钝性分离胸骨后方的软组织，同时在胸骨柄附近切断胸廓内血管。

第五步：翻开胸前壁，边翻开边分离胸膜壁层，保持胸膜壁层完整。

第六步：在肋弓处钝性离断膈起始部。

第七步：分离腹膜壁层，并保留脐于腹膜上。

第八步：清除胸前壁内面的薄层胸内筋膜，观察胸前壁内面结构：①肋间最内肌：只分布在肋间隙的中部，其肌纤维方向与肋间内肌相同，可跨越1个以上的肋间隙。②胸横肌：起于胸骨体下段的后面,4 个肌束呈辐射状展开,终于第 3~6 肋的后面。③胸廓内动、静脉:循血管走向切开胸横肌,追踪该血管至其分为腹壁上血管和肌膈血管处,并注意在肋间隙处的肋间前支和穿支等(图 8-17)。④胸前壁的淋巴结:在每个肋间隙前端的胸廓内血管周围各有 1~2 个胸骨旁淋巴结。

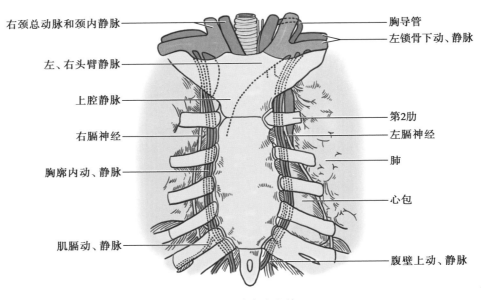

图 8-17 胸廓内血管

2. 解剖胸膜、胸膜腔和肺

第一步:沿锁骨中线切开肋胸膜长约 3~4cm,用刀柄插入胸膜腔,探查胸膜的前反折线和下反折线,观察其位置与体表标志的关系,加以记录,并与教材对比,查看有无不同。

第二步:清理上胸膜间区和下胸膜间区,注意它们的位置、大小。

第三步:在左侧第 4~5 肋间隙处,测量胸骨左侧缘距胸廓内血管的距离,回顾胸膜间区(心包三角)的情况,思考心腔注射应在何处进针比较合适。

第四步:纵向延长胸膜切口,观察胸膜(膈胸膜、纵隔胸膜、肋胸膜、肺胸膜)的分布情况,并用手指伸入胸膜腔,向上探查胸膜顶,对胸膜顶的位置和体表投影进行定位,向下探查肋膈隐窝,观察它的位置、形成、形状等。

第五步:用手将肺前缘向外拉,暴露肺根及其下方肺韧带,并观察肺韧带的联结情况。

第六步:观察肺在胸膜腔内的位置和形态,并对肺前缘、下缘、肺尖、肺斜裂和水平裂的体表投影进行定位。

第七步:用镊子撕去肺根周围的胸膜,暴露肺根,清理出肺动脉,肺上、下静脉,主支气管和淋巴结。注意不要损伤跨越左、右主支气管上方的主动脉弓和奇静脉弓。

第八步:观察肺根的组成部分,以及它们的位置排列次序,比较左、右两侧肺根的排列不同之处。

第九步:用手游离右肺根周围,在右肺门处切断肺根取出右肺(注意左侧不做此项操作),再次观察右肺根内容在肺门处的排列次序,观察后再将肺放回原位。

3. 解剖上纵隔

第一步：在正中线两侧分离两侧胸膜前缘,分别向外侧推开,显露出胸腺和纵隔前淋巴结。

第二步：观察和游离胸腺以及纵隔前淋巴结。显露右膈神经,左、右头臂静脉和上腔静脉,观察其位置和行径。

第三步：在上腔静脉左侧向深层清理出主动脉弓及其分支和左膈神经、左迷走神经,观察其位置和行径。观察动脉导管三角的围成及内容。

第四步：在主动脉弓分支间向深层分离出气管和支气管,观察气管旁淋巴结和气管支气管淋巴结。在气管右侧面找出右迷走神经。

第五步：整理已显露出来的各层次结构,并尽可能地恢复其原始位置关系。观察组成上纵隔的各层次的结构及其相互位置关系。注意食管和胸导管上段留待解剖后纵隔时清理。

4. 解剖下纵隔

第一步：清理心包前面和侧面,并在其两侧找出心包膈血管和膈神经,观察其位置和行径。

第二步：用解剖刀在心包前面,心包膈血管和膈神经的前方和膈上 1.5cm 处,作尖向主动脉根部的"∧"形切口,切开心包前壁。将手指伸入心包腔内,检查浆膜心脏、壁层和移行情况,观察心的胸肋面外形及心包横窦、斜窦和前下窦的位置。注意不要解剖心本身。

第三步：取出右肺,观察右纵隔胸膜分布情况,用手指探查是否有食管后隐窝存在。

第四步：在纵隔右侧面,右肺根下方,撕去部分纵隔胸膜,将食管推向左侧,找出行于奇静脉与胸主动脉之间的胸导管,并向上追踪胸导管上段的位置和走行。胸导管管壁较薄,请小心解剖,切勿损伤。

第五步：游离左肺周围的结构并翻向内上方,撕去肺根后方的纵隔胸膜,暴露胸主动脉和在其右前方的食管。观察胸主动脉与食管的位置关系。在左肺根下方分离食管与胸主动脉,找出食管支,并试找出支气管支,注意其数目和来源。

第六步：追踪食管胸部,注意观察食管胸部与左主支气管、左心房和食管后隐窝的毗邻关系。

第七步：游离胸椎侧面小部分胸膜,清理出肋间后动脉、静脉、肋间神经、交感干和内脏大、小神经。注意它们的位置和行径。①第 1、2 肋间后动脉发自锁骨下动脉的肋颈干,其余肋间后动脉及肋下动脉发自胸主动脉后壁。追踪肋间后动脉,观察其主干以及在肋角附近发出的分支的走行。②最上 2~3 对肋间后静脉注入同侧头臂静脉,其余均注入奇静脉系。③观察奇静脉的行径,追踪半奇静脉和副半奇静脉的回流情况。④观察肋间神经的行径及与肋间后血管的关系。⑤清理两侧交感干,注意每侧有几个胸交感神经节(椎旁节)、交感干与肋间神经之间的灰、白交通支以及内脏大、小神经的起源和行径。

五、提要

1. 胸腔的四周为胸壁和膈,因为膈穹窿从下方突向胸腔而肺尖又超过胸廓上口突入颈部,其形状和容积并不与骨性胸廓完全一致。胸腔内最主要的脏器是心、肺等。胸腔内的结构主要为胸膜腔和纵隔。

2. 胸膜腔由胸膜围成。胸膜壁层各部相互移行,形成胸膜隐窝,以肋膈隐窝最大,位置最低。因为肋膈隐窝的底位于肋弓的上方,在腹腔上部施行手术时,可切断肋弓而不致损伤胸膜。但肋膈隐窝后下方的最低点可低至第12肋椎关节平面以下,此处仅借膈与肾的上部相隔,行肾手术时必须谨慎,以免伤及胸膜。肋膈隐窝为胸膜腔的一部分,胸膜腔积液时,液体首先积存于此,因而肋膈隐窝又是穿刺抽液的理想部位。

3. 纵隔是左、右纵隔胸膜之间的器官借疏松结缔组织和脂肪合成的综合体,分为左、右胸膜腔。其内的主要器官有心及出入心的大血管、气管、食管等。疏松结缔组织形成一些蜂窝组织间隙,向外经肺根与肺的间质相连接,向上与颈部的食管后间隙(咽后间隙)、椎前间隙和气管前间隙相沟通。因此,肺泡破裂后,气体可沿气管周围的间质进入纵隔,形成纵隔气肿。纵隔气肿可向上扩散至颈部。颈部的感染等可扩散至纵隔。

4. 食管的毗邻复杂而重要,部位不同邻接亦异。食管前邻气管、左主支气管、主动脉弓、心包(左心房)迷走神经食管丛和迷走神经前干;后邻脊柱、胸主动脉(第9胸椎以下)、右肋间后动脉、奇静脉、胸导管下段、迷走神经食管丛和迷走神经后干;右邻纵隔胸膜、胸膜腔及奇静脉等;左邻主动脉弓末段、胸主动脉、胸导管上段、左喉返神经。

5. 心居于中纵隔内,外包以心包。心包两侧面与纵隔胸膜间有心包膈血管及膈神经。急性心包炎时,可刺激膈神经出现呃逆。心包前下方有心包前下窦,是心包腔积液的积存处,为心包穿刺的理想部位。

第二节 胸腔重点解剖结构的临床应用

一、胸骨的解剖及临床应用

胸骨角两侧通常与第2肋软骨相连,是计数肋骨序数的重要标志(图8-18)。平静呼吸

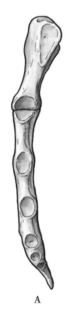
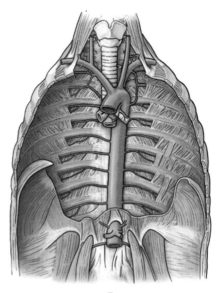

图8-18 胸腔重点解剖结构
A.胸骨左侧面观;B.肋间动脉的分布及走行。

时,胸骨角后方正对第 4 胸椎棘突平面。**胸骨角平面**是一较为重要的标志平面,如:上、下纵隔的分界,两侧胸膜在前正中线相靠近处,心的上界,主动脉弓的下缘,气管分叉和肺门上缘,左主支气管跨过食管处和胸导管上行左跨的平面。胸骨体下 1/3 的深面为心室所在部位,心外按压常在此处进行,按压时胸骨下移挤压心脏,放松时胸骨弹性复位,胸腔扩张,胸骨可在矢状面移动 5~6cm,如此往复起到泵的作用。

二、肋与肋间隙的解剖及临床应用

肋角位置表浅,易触及,是肋间神经阻滞进针的最好部位。肋角约在骶棘肌的外侧缘,在胸上部距后正中线较近,胸下部较远。第 2 肋的肋角约在棘突外侧 6cm,第 10 肋的肋角约在棘突外侧 10cm,其余各肋的肋角约在上述两点的连线上。肋间血管和神经均在肋角处进入肋沟,行于肋间内肌和肋间最内肌两层之间,肋沟内的血管神经排列自上而下分别为静脉、动脉和神经。肋间动脉在近肋角处常分出一支,沿下位肋的上缘向前行(图 8-19)。故胸腔穿刺时在肋角后,应在下位肋骨的上缘进针,在肋角前,应在肋间隙的中部进针,以免损伤肋间血管神经。

三、胸廓内动脉的解剖及临床应用

胸廓内动脉沿胸骨两侧,紧贴胸前壁 1~6 肋软骨后面下行,与胸骨外侧缘平均相距 12~15mm,约在第 6 肋软骨平面附近,分为腹壁上动脉和肌膈动脉两个终支。胸廓内动脉在第 3、第 4 肋间平面以下部分与胸膜壁层间隔有胸横肌,在该区由内向外分离动脉时,可以胸横肌作为层次标志,需切开胸横肌后才能暴露血管(图 8-19A)。而由外向内分离胸廓内动脉时,由于胸横肌的保护,不易损伤胸膜和心包壁层(图 8-19B)。由于第 2、3 肋间隙前端较宽,于此处结扎胸廓内血管较方便。在胸骨旁做心包穿刺时,应紧靠胸骨边缘进针,避免损伤胸廓内动脉(图 8-20)。

四、胸膜的解剖及临床应用

两侧胸膜反折线的前界在中段靠拢甚至重叠,在下段相聚较远,两者之间为一个尖向上的三角形未覆盖胸膜部分,为下胸膜间区,又称"心包三角",为心和心包所在区域。心包前方无胸膜覆盖,直接与胸骨和肋软骨后面接触,故亦称**"心包裸区"**。剑突与左侧肋弓的交

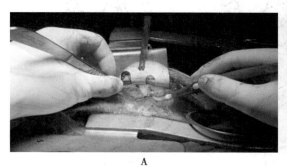
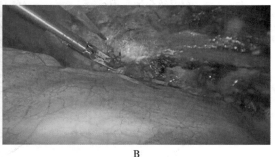

| A | B |

图 8-19 肋间神经阻滞部位
A.胸骨正中切口,由内向外分离胸廓内动脉;B.微创左侧肋间切口,由外向内分离胸廓内动脉。

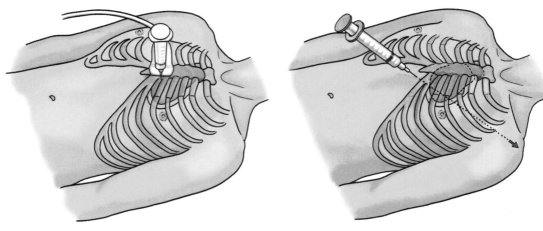

图 8-20　胸骨旁心包穿刺　　　　　　　图 8-21　左剑肋角心包穿刺

点,为**左剑肋角**,是心包穿刺常用进针部位(图 8-21)。除了此区是心包裸区外,还因为它正对心包前下窦。该窦是浆膜性心包前壁与下壁之间的移行处,无论心脏处于收缩期还是舒张期,它都不被心脏所占据。心包前下窦是心包腔的最低点,有心包积液时,在此处穿刺抽取积液比较安全、彻底。

　　胸膜顶突出于胸廓上口并伸入颈根部,其毗邻关系复杂,且缺乏胸廓的保护,易受损伤而致气胸。胸膜顶突出于胸廓上口的程度和形状与胸廓的形状有关。如果胸廓狭长,胸膜顶多为圆锥体形,上端可高出锁骨内 1/3 上方 2~4cm;若胸廓宽短,胸膜顶常呈球形高出于锁骨内侧半。通常右侧胸膜顶较左侧稍低,故临床上为减少对胸膜顶的误伤,常从右侧颈内静脉进行穿刺置管。胸膜顶前内方有锁骨下动静脉、膈神经和迷走神经经过;后方有颈交感干和第 1 胸神经前支;前外方是斜角肌群;右胸膜顶内侧有头臂干、右头臂静脉和气管,左胸膜顶内侧与左锁骨下动脉和左头臂静脉相邻。穿刺或行臂丛神经阻滞时,需要注意这些毗邻关系,避免损伤胸膜、血管及神经。在胸膜顶后面有结缔组织增厚形成的一些韧带,以及自第一胸椎体前面至胸膜顶内侧面的椎骨胸膜韧带。胸膜顶被这些韧带固定,当行肺尖松解术时,需切断这些韧带(图 8-22),才能使因胸膜腔负压与胸膜顶紧密相贴的肺尖下陷。

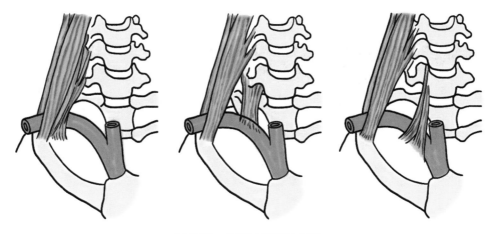

图 8-22　固定胸膜顶的韧带

胸膜下反折线与肾和第 12 肋三者间的位置关系密切。肾位于脊柱两旁、腹膜后方,其后面与膈肌、腰方肌及腰大肌的外侧缘相邻,第 12 肋越过右肾的上部、左肾的中部。胸膜下反折线在背侧以水平位与第 12 肋中部相交,使第 12 肋远侧端位于胸膜反折线之下,近侧端位于胸膜反折线以上。因此,手术前必须从上向下查明第 12 肋的位置,避免切口过高,伤及胸膜造成人工气胸。胸膜反折线下界在右侧剑肋角和左、右肋椎角三处位于肋弓下缘的下方。右侧胸膜向下跨过右剑肋角者约占 1/3,故右侧肋弓下切口应注意有损伤右侧胸膜的可能。**肋椎角**是第 12 肋下缘与第 12 胸椎椎体之间形成的夹角(图 8-23),除了它正对肾上极的后方、在肾手术中注意勿伤及胸膜外,它也是肋膈隐窝最低处,病理性胸膜腔积液首先积存在此,故肋椎角也是穿刺抽液的较好部位之一。

五、肺的解剖及临床应用

　　肺裂是肺叶之间的裂隙,左肺由斜裂将其分为左肺上叶和左肺下叶,右肺由斜裂和水平裂将其分为右肺上叶、右肺中叶和右肺下叶。肺裂的深度因人而异,肺裂可能发育不完全,致使相邻的肺叶间有肺实质的融合。由于肺实质的融合,手术中分离不完整的肺裂时,需注意有迷走支气管及血管通过融合部的可能。肺裂发育良好有助于肺叶切除术的进行。**肺段**是以段支气管为中心,与相应的肺段动脉、肺段静脉及

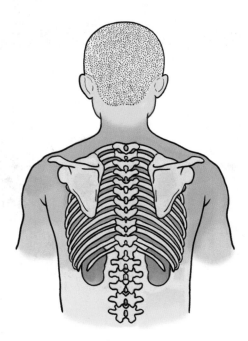

图 8-23　肋椎角

淋巴管等共同构成。肺段之间的肺实质通过间隔分界,但在肺表面无明显可见的分界标志,肺段边缘部位的支气管和肺动脉仅有细小的分支。肺段的结构及功能具有相对独立性,因此,可以肺段为单位进行肺部分切除(图 8-24A)。通常以肺段间静脉作为判断肺段间平面的标志(图 8-24B),循肺段间静脉于肺段间的疏松结缔组织分离段间平面,通常不会损伤大的支气管和肺动脉,很少发生出血和漏气。

　　肺动脉的起始段和肺静脉的末段,均被心包包绕,称为心包内段。心包内段的肺血管通常比较长,故而肺手术时可经心包腔处理肺血管(图 8-24C)。例如肺癌浸润肺门,使肺血管解剖游离困难时,可采用经心包内处理肺血管,以提高肺癌的手术切除率。具体方法是在膈神经前方 1cm 处切开心包,向上剪开到肺动脉干以上,以分离肺动脉和心包反折处,向下分离到下肺静脉下方。肺静脉上、下方易于穿过,可环绕血管缝扎或采用直线切割闭合器处理。若肺静脉被癌肿浸润或阻塞,甚至累及左心房壁时,可将部分房壁一并切除。

六、食管的解剖及临床应用

　　正常食管的管径全长并不一致,由于食管本身的结构特点和相邻器官的影响,使食管呈现三个狭窄和两个膨大部分。第一个狭窄位于咽与食管相续处,为食管上口,有环绕食管入口处的环咽肌和环状软骨形成,常阻碍纤维内镜的通过;第二个狭窄位于支气管权横跨处,

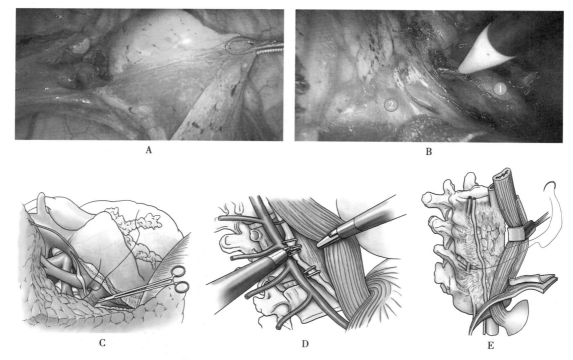

图 8-24　以肺段为单位进行肺部分切除

A. 肺段切除术;B. 肺段切除术,段间平面分离(1 和 2. 肺段间动脉);C. 经心包腔处理肺静脉;D. 在破口上、下方夹闭胸导管;E. 膈上大块组织结扎处理胸导管。

由于主动脉弓和左主支气管从其前面跨过所致,又称支气管-主动脉狭窄,此狭窄不影响吞咽,也不影响纤维内镜的通过。但是,如因主动脉弓先天发育异常而形成围绕食管及气管的血管环,或存在右迷走锁骨下动脉者,均可在此平面引起食管狭窄。第三个狭窄位于食管穿过膈的食管裂孔处,食管腹段的环形肌层和构成膈食管裂孔的周围肌纤维是形成该狭窄的结构基础。当该狭窄处肌肉发生痉挛性收缩时,即引起食管失弛缓症。食管在三个狭窄之间形成两个相对的膨大部分。食管狭窄具有重要的生理意义。在安静状态时,食管的两端,即第一和第三狭窄经常处于闭合状态。第一狭窄可阻止吸气时空气从咽部进入食管,第三狭窄可防止胃内容物反流进入食管。食管的第一和第三狭窄属于生理性狭窄,而第二狭窄在生理功能上无意义,正常情况下该狭窄并不影响食物的通过。食管的狭窄部位易发生异物嵌顿,坚硬的食物机械性刺激及化学药物的腐蚀作用,易在这些狭窄部位引起损伤、穿孔及溃疡,也会致瘢痕狭窄及产生憩室等病理改变,同时又是恶性肿瘤的好发部位。

　食管胸部无浆膜覆盖,与食管周围结缔组织之间无明显界限,并借结缔组织与纵隔内器官相连,故食管癌侵犯肌层及外膜后易于累及邻近器官。食管的两侧大部分与纵隔胸膜相贴。食管的左侧在主动脉弓以上与左侧纵隔胸膜相贴,其间仅有上段胸导管。在主动脉弓至第 7 胸椎水平,无纵隔胸膜与其相贴,在第 7 胸椎平面以下又被左侧纵隔胸膜所覆盖。这两处分别为上、下食管三角。下食管三角由心包、胸主动脉和膈面围成,左径食管癌切除时,进胸后首先在此三角游离出食管。上食管三角由左锁骨下动脉、主动脉弓上缘和脊柱围成,左径食管癌切除主动脉弓上吻合时,需经此三角上提食管过弓。食管右侧面除了奇静脉弓外,其他部位均与右侧纵隔胸膜相贴,并延伸至食管的后面,与左纵隔胸膜靠近或贴合,形成食管系膜。故而食管中、下段穿孔可引起右侧胸膜腔积液或气胸,食管下段手术经左胸入路也可破入右侧胸膜腔。食管在第5胸椎平面以下与左心房相邻。左心房扩大可能压迫食管,在X线钡餐检查时,可观察到二尖瓣狭窄致左心房扩大的程度。主动脉弓在第4胸椎平面跨食管左侧壁至第4胸椎左缘,食管位于其右侧,胸主动脉下段逐渐移至正中线,食管位于胸主动脉前方,继而转向左前方,故位置较高的主动脉瘤可将食管后推,低位动脉瘤则推食管向左移位。上纵隔内食管与气管之间的食管前蜂窝组织间隙不甚发达或缺如,给上段食管手术时食管与气管之间的分离带来困难。食管后间隙位于食管后方,胸膜及胸廓内筋膜之间,侧面无明显界限,此间隙上方与颈部的椎前筋膜间隙相延续,并通过膈肌脚间隙与腹膜后间隙相续,此间隙蜂窝组织较丰富,有利于食管的吞咽活动,同时该间隙如发生感染或积液,易出现广泛蔓延。食管的淋巴循环,始于食管黏膜下层的淋巴网,集合淋巴管主要注入食管周围的淋巴结群,并与邻近气管的淋巴结有比较广泛的联系。食管的集合淋巴管通常是各段分布,注入不同的局部淋巴结。但有少数食管的集合淋巴管不经过局部淋巴结而直接注入胸导管,这在肿瘤转移时有重要的临床意义,肿瘤细胞可不经过局部淋巴结而直接进入胸导管,再汇入血液从而发生远处转移,这是食管癌转移比较迅速的原因之一。

七、胸导管的解剖及临床应用

胸导管胸下段与右侧纵隔胸膜相邻;在第5胸椎水平以上,胸导管在食管左侧上行时,与左侧纵隔胸膜相贴合。故当胸导管下段损伤时可发生右侧乳糜胸,当胸导管上段损伤时可发生左侧乳糜胸。胸导管胸段行程中几乎均与食管伴行,在胸下段,两者之间有较多的蜂窝组织,在主动脉弓平面,两者间蜂窝组织较少甚至两者相贴,行食管手术时,此处伤及胸导管的可能性较大。胸导管损伤后如能见破口,可在破口上下直接夹闭胸导管(图8-24D);如无法查及破口,可于膈肌上方,将食管、脊柱、心包及主动脉之间的大块组织结扎(图8-24E)。胸导管除了收纳胸部诸多淋巴结群的输出管外,也通过这些淋巴结群及其连接的淋巴管形成网丛。胸导管各级侧支之间,胸导管与右淋巴导管之间,均有广泛的淋巴侧支吻合,另外胸导管与奇静脉、肋间静脉等之间也存在交通吻合。故此,在任何部位结扎胸导管,一般不会引起严重的淋巴淤积现象。胸导管的结构与静脉相似,管壁也分为内膜、中层和外膜三层,但较静脉壁更薄,各层之间界限不清。胸导管内膜向管腔突出形成瓣膜,多见于胸导管注入静脉角处,常有双瓣存在,可防止静脉血逆流至胸导管。胸导管的结构特点,决定了胸导管损伤后缝合比较困难。当静脉淤血,静脉压升高时,会引起胸导管瓣膜关闭不全,淋巴回流受阻而导致胸导管扩张,甚至发生乳糜胸或乳糜腹。汇入胸导管的淋巴管中无瓣膜,因此当胸导管病变而发生梗阻时,可发生淋巴逆流,炎症或肿瘤细胞可沿淋巴逆流方向蔓延。

八、胸交感干的解剖及临床应用

上胸段脊髓(第1~5胸髓)发出的交感神经节前纤维在胸内相应节段以白交通支的形式进入交感干,之后部分纤维在干内上行并在星状神经节或其他颈神经节换元,再发出节后纤维支配头面、上肢及颈项部器官。上胸段交感干切断术是目前治疗手汗症、头面多汗症、面部潮红症等多种疾病的有效方法(图8-25)。星状神经节损伤致Honer综合征是临床实施此手术时最大的担心。星状神经节位于第 7 颈椎横突及第 1 肋骨颈的高度,在第 8 颈神经前支的前侧,只要不切断来自第 1 胸神经的白交通支纤维及其以上的交感神经干(节),就可避免 Honer 综合征的发生。在上胸段交感干外侧,往往还存在一些由脊神经发出,沿旁路上行加入上位脊神经(包括其延续而成的臂丛或肋间神经)或交感干神经节的纤维,这类旁路纤维主要存在于第 3 胸髓以上节段的交感干外侧。手术中对这一结构的忽略可能是术后效果不佳的原因之一,所以主张手术时在第 2、3 肋水平向外侧延伸切断时,应该达到交感干外侧 15mm 以上。

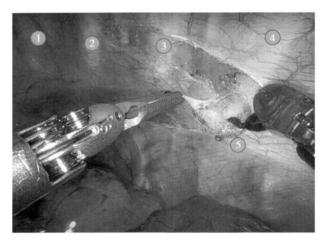

图 8-25　上胸段交感干切断术
1.第 1 肋;2.第 2 肋;3.第 3 肋;4.第 4 肋;5.交感干。

（左一智　李　芝　王　俊　郑翔翔）

第九章　腹腔局部解剖及临床应用

第一节　腹腔局部解剖

一、概述

（一）境界

腹腔（abdominal cavity）的境界与腹壁的体表区域不一致,其上界是呈穹窿形的膈肌,突入胸腔;下界是骨盆上口界线,与盆腔相通;四周由腹壁围成。左、右侧膈穹窿顶部可分别达第4、5肋间隙水平,小肠等腹腔脏器也常位于小骨盆腔内,因此腹腔的实际范围远较腹壁的体表界限大。

（二）分区

为了便于描述和定位腹腔脏器的体表位置,阐述临床症状、病变和损伤的部位,通常用两条水平线和两条垂直线将腹部分为9个区。上水平线为经过两侧肋弓下缘最低点的连线,下水平线为经过两侧髂前上棘或髂结节的连线;两条垂直线分别为通过两侧腹股沟韧带中点的垂直线。由此分**腹上区和左、右季肋区,脐区和左、右外侧区（即腰区）,腹下区和左、右髂区（即腹股沟区）**。（图9-1）

腹腔主要脏器在腹前壁的投影如下。

右季肋区:大部分右半肝、部分胆囊、结肠右曲和右肾上端。

腹上区:小部分右半肝及大部分左半肝、胆囊、胃幽门部及部分胃体、大部分十二指肠、胰、两肾（部分）及肾上腺、胆总管、肝门静脉和肝固有动脉。

左季肋区:小部分左半肝、胃贲门、胃底及部分胃体、胰尾、脾、结肠左曲和部分左肾。

右外侧区:升结肠、部分回肠和右肾下部。

脐区:胃大弯、横结肠、小部分十二指肠、部分空回肠、左右输尿管、下腔静脉和腹主动脉。

左外侧区:部分空肠、降结肠、左肾下部。

右髂区:盲肠及阑尾、回肠末端。

腹下区:部分小肠、部分乙状结肠、左右输尿管、充盈时膀胱、妊娠期子宫。

左髂区:大部分乙状结肠、部分小肠。

二、腹膜腔

（一）腹膜腔分区及其间隙

腹膜（peritoneum）分为脏层和壁层。**脏腹膜**（visceral peritoneum）覆盖在腹腔脏器的表

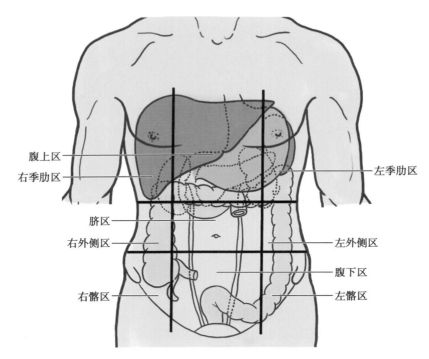

图 9-1 腹部的分区及重要脏器的体表投影

面,**壁腹膜**(parietal peritoneum)衬贴于腹壁、盆腔壁和膈肌的下面,两者相互延续。脏层与壁层腹膜间所围成的腔隙,称**腹膜腔**(peritoneal cavity),其以横结肠及其系膜为界分为结肠上区和结肠下区。**结肠上区**主要有肝脏、胆囊、脾脏、胃和十二指肠上部;**结肠下区**主要有十二指肠升部、空肠、回肠、盲肠及阑尾和结肠等。结肠上、下区凭借大网膜前面与腹前壁之间的狭窄间隙相连通。炎症时,大网膜易与腹前壁腹膜粘连,导致两区隔离,从而使两区腹膜腔内的炎症局限。

1. **结肠上区** 位于膈肌与横结肠及其系膜之间,也称膈下间隙,为膈下脓肿的好发部位。膈下间隙以肝为界,分为肝上间隙和肝下间隙。

腹膜腔的分部如下(图 9-2)。

(1) **肝上间隙**:位于肝脏的上方与膈肌的下方,被纵行的肝镰状韧带分为右肝上间隙和左肝上间隙。左肝上间隙又被左三角韧带分为左肝上前间隙和左肝上后间隙。由于右冠状韧带的前、后两层均位于右肝的后方,且韧带的后层距肝后缘很近,右三角韧带很短,因而右肝上间隙未再分。膈肌的下方与冠状韧带两层间为肝裸区,亦称膈下腹膜外间隙,肝脓肿可经此间隙侵犯膈肌而迁延至胸腔。(图 9-3)

(2) **肝下间隙**:位于肝的下方与横结肠及其系膜之间,其被肝圆韧带分为右肝下间隙和左肝下间隙。右肝下间隙的深处,是位于肝右叶下方与右肾上端之间的**肝肾隐窝**,为仰卧位时腹膜腔最低的部位。左肝下间隙以小网膜和胃为界分为左肝下前间隙和左肝下后间隙(即**网膜囊**)(omental bursa)。(图 9-4)

网膜囊的围成:上壁为肝尾状叶和膈肌下方的腹膜;下壁为大网膜第 2、3 层的愈着部;前壁由上而下依次是小网膜、胃后壁腹膜和大网膜的前两层;后壁由下而上依次为大网膜后

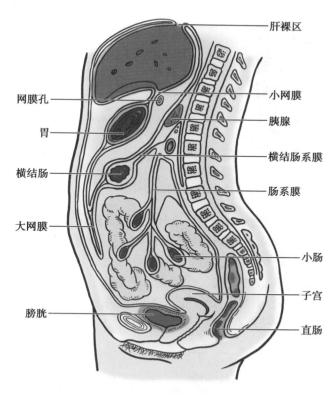

图 9-2　腹膜腔的分部（矢状断面图）

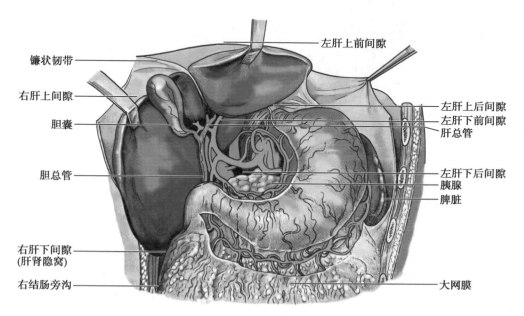

图 9-3　肝上间隙

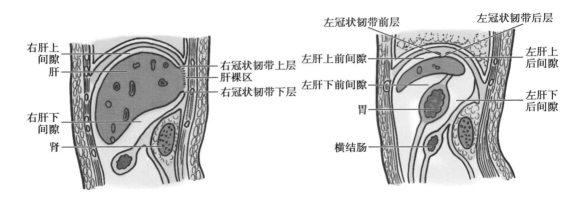

图 9-4　肝下间隙

两层、横结肠及其系膜和覆盖在胰、左肾、左肾上腺等处的腹膜。左侧界为脾、胃脾韧带和脾肾韧带，右方借**网膜孔**（omental foramen）与右肝下间隙及肝肾隐窝相通。成人网膜孔可容纳1~2横指，网膜孔的围成：上界为肝尾状叶；下界是十二指肠的上部；前界为肝十二指肠韧带；后界是覆盖在下腔静脉前方的腹膜。网膜囊位置较深，若胃后壁穿孔，胃内容物及出血等可局限于囊内，随体位变化可通过网膜孔向右肝下间隙转移并继续下行，需要与阑尾炎等急腹症进行鉴别诊断。（图 9-5）

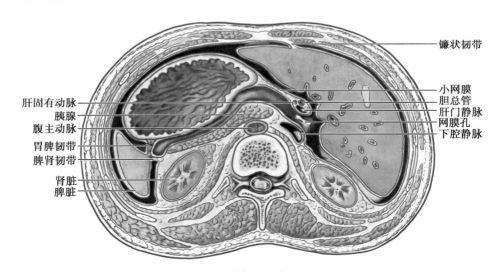

图 9-5　网膜囊及网膜孔的围成

　　肝脏周围共有 7 个间隙，在这些间隙出现的脓肿均称为膈下脓肿。其中以右肝上间隙最为多见，右肝下间隙次之。肝上间隙较狭窄，如有脓液潴留，不易引流。

　　2. 结肠下区　是指横结肠及其系膜以下的腹膜腔。肠系膜根及升、降结肠将结肠下区分为左、右结肠旁沟和左、右肠系膜窦 4 个间隙。**右结肠旁沟**位于升结肠右侧，亦称升结肠腰间隙，是连接右肝上间隙与右髂窝至盆腔的重要通道。化脓性阑尾炎穿孔时，随体位变化，脓液可沿此沟上行流入右肝下间隙及肝肾隐窝或右肝上间隙，亦可向下流至盆腔。胃后壁穿孔时，胃内容物、炎症渗出物和血液等可由网膜囊经网膜孔至右肝下间隙及肝肾隐窝，再循右结肠旁沟至右髂窝甚至盆腔。**左结肠旁沟**又称降结肠腰间隙,位于降结肠左侧。由于其上端有膈结肠韧带(此韧带在脾下端的下外方,自结肠左曲连至膈)横跨,在此沟内积脓时,脓液只能下窜至盆腔。因此,较右侧而言,左侧膈下感染的机会较少。**右肠系膜窦**又称升结肠肠系膜间隙,位于升结肠与肠系膜根右侧之间,几乎呈封闭状态,故该间隙内少量积液常局限于此,只有当积液过多时,方可凭借十二指肠空肠曲与横结肠系膜根之间,向左流入左肠系膜窦。**左肠系膜窦**位于降结肠与肠系膜根左侧之间,也称降结肠肠系膜间隙,向下通入盆腔。故左肠系膜窦积液时,可直接流至盆腔,而右肠系膜窦积液时,只有通过左肠系膜窦才能到达盆腔。(图 9-6)

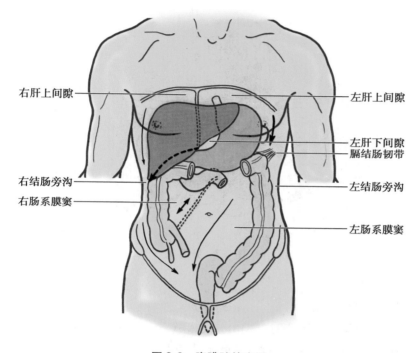

图 9-6 腹膜腔的交通

(二)腹腔内脏器

1. 肝

(1)位置、毗邻和投影:肝(liver)大部分位于右季肋区与腹上区,小部分位于左季肋区。其在左、右肋弓之间的部分与腹前壁相贴。肝的上方借膈与右肋膈隐窝、右肺底和心脏的下面相毗邻,因此,肝脓肿可穿破膈肌侵犯胸膜腔和右肺。肝的脏面与右肾上腺、右肾、十二指肠上部、结肠右曲及胃小弯相邻,故当胃和十二指肠出现溃疡时,胃壁和十二指肠常与肝的脏面发生粘连。

肝的体表投影:①上界:沿右侧腋中线起自第 7 肋,继而斜向左上方至右锁骨中线位于第 5 肋,向左经胸剑联合至左锁骨中线位于第 5 肋间隙;②下界:沿右侧腋中线处起自第 10 肋,继续沿右侧肋弓下缘向左,直至右侧第 8、9 肋软骨结合处,离开肋弓向左上行,经胸剑联合与脐连线的上、中 1/3 交界处,再至左上抵达上界止点。成人肝脏下界在右锁骨中线不低于肋弓下缘,在剑突下 2~3cm 处与腹前壁相接触。小儿肝脏相对较大,下界在右锁骨中线可低于肋弓,但一般不低于2cm。

(2) 肝门与肝蒂:在肝的脏面,位于左、右纵沟之间的横沟,称**肝门**(porta hepatis)或**第一肝门**,有肝左、右管,肝门静脉左、右支和肝固有动脉的左、右支,淋巴管及神经等结构出入。上述结构被结缔组织包裹形成**肝蒂**,继而走行于肝十二指肠韧带内。在肝门处,肝总管位于右前方,肝固有动脉位于左前方,肝门静脉位于两者后方中央处。其中,左、右肝管的汇合点最高,肝门静脉次之,肝固有动脉分叉点最低,约相当于胆囊管汇入胆总管的水平。胆总管在肝十二指肠韧带的右缘、肝固有动脉的右侧和肝门静脉的右前方。手术显露胆总管时,注意切勿伤及肝门静脉和肝固有动脉。(图9-7)

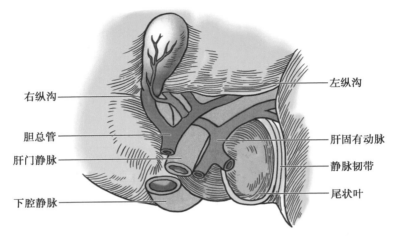

右纵沟

胆总管

肝门静脉

下腔静脉

左纵沟

肝固有动脉

静脉韧带

尾状叶

图9-7 肝门

(3) 肝的血管、神经和淋巴

动脉:主要为**肝固有动脉**(proper hepatic artery),其在肝门附近分两支入肝。此外,膈下动脉、胃左动脉和肠系膜上动脉有时也发出分支入肝,作为肝的动脉血流补充或替代动脉。

静脉:**肝门静脉**(hepatic portal vein)为肝脏的功能血管,由肠系膜上静脉和脾静脉在胰颈后方汇合而成,在肝十二指肠韧带内行于胆总管和肝固有动脉的后方,分左、右两支分别入肝左、右叶。肝门静脉一般长6~8cm,管径1.0~1.2cm。**肝静脉**(hepatic vein)有左、中、右三支,它们在腔静脉沟上部穿出肝实质,汇入下腔静脉,该汇入处亦称**第二肝门**。

神经:来自腹腔丛和迷走神经前干,前者纤维围绕肝固有动脉和肝门静脉形成肝丛,经肝门入肝。另外,右膈神经的感觉纤维也下行分布至肝。

淋巴:肝的淋巴管主要注入肝淋巴结,其位于肝门处沿肝固有动脉排列,然后汇入腹腔淋巴结。

2. 胆囊和胆总管

(1) 位置、毗邻和投影:**胆囊**(gallbladder)位于肝脏面的右前纵沟即胆囊窝内,其上方借疏松结缔组织与肝相连,可与肝一起随呼吸上下移动。胆囊的下面有腹膜覆盖,胆囊切除后需缝合胆囊窝部位的腹膜,即外科所谓的胆囊床的腹膜缝合,以防止出血、胆汁渗漏和粘连。胆囊的下后方为十二指肠上部及横结肠,胆囊左邻胃幽门部,右为结肠右曲,胆囊底朝前紧贴腹前壁。其体表投影相当于右锁骨中线或右腹直肌外侧缘与右肋弓的交点处。(图9-8)

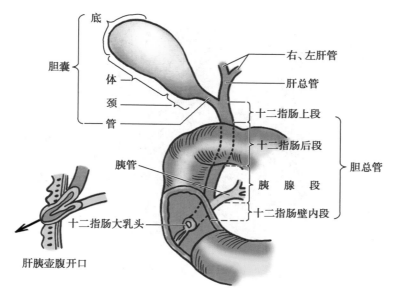

图 9-8　胆总管的分段

胆总管（common bile duct）长度 7~8cm，直径 0.6~0.8cm。依其行程可分为 4 段，各段的毗邻如下。

十二指肠上段：位于肝十二指肠韧带右缘，其左侧为肝固有动脉，左后方是肝门静脉，后方是网膜孔。将手指伸入网膜孔中即可摸到此段胆总管后壁，胆管手术大多在此段进行。该段胆总管与毗邻的胃十二指肠动脉、肝固有动脉、胃右动脉关系密切，在切开胆总管时应予以注意。

十二指肠后段：位于十二指肠上部的后方，向下方走行于下腔静脉的前面和肝门静脉的右侧。

胰腺段：此段多走行在胰头后方，位于十二指肠降部与胰头之间的胆总管沟内，被一薄层胰腺组织所覆盖。当出现胰头癌或慢性胰腺炎时，压迫此段胆总管可出现梗阻性黄疸。

十二指肠壁内段：此段长约 1.5~2.0cm，斜穿十二指肠降部中段后内侧壁，末端与胰管汇合后形成较大的**肝胰壶腹**（hepatopancreatic ampulla），开口于十二指肠大乳头。在肝胰壶腹、胆总管和主胰管的末端有增厚的环形平滑肌，即**肝胰壶腹括约肌**（又称 Oddi 括约肌），来控制胆汁和胰液的释放。当肝胰壶腹部因结石、肿瘤或 Oddi 括约肌痉挛等原因阻塞时，可产生胆汁或胰液的反流，导致梗阻性黄疸并易诱发急性胰腺炎。

（2）胆囊的血管、神经和淋巴

动脉：**胆囊动脉**（cystic artery）常位于由胆囊管、肝总管和肝的脏面围成的**胆囊三角**内，一般起自肝右动脉（约 70% ~80%）。胆囊动脉的发出及走行常有变异，如起自肝固有动脉、肝左动脉、胃十二指肠动脉或具有双胆囊动脉等。变异的动脉常经肝总管或胆总管的前方至胆囊颈，在进行胆囊或胆总管手术时应注意剖查。

静脉：**胆囊静脉** 1~2 支与同名动脉伴行，汇入肝门静脉主干或其右支。偶有较大的胆囊静脉与胆总管平行下行，注入肠系膜上静脉，在进行胆总管手术时应予以注意。

胆囊的淋巴管注入肝淋巴结，其神经常伴动脉走行，主要来自肝丛（图 9-9）。

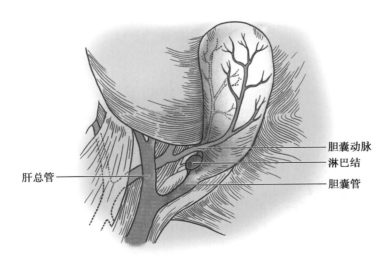

图 9-9　胆囊三角及胆囊动脉

3. 脾

（1）位置与毗邻：**脾**(spleen)位于左季肋区深部，胃底与膈肌之间。其上缘一般在第9肋高度，下缘在第11肋高度，长轴与第10肋方向一致。脾上缘有2~3个深陷的脾切迹，是触诊辨认脾的标志。正常情况下，在肋弓下不能触及脾，但脾大时，可在肋弓下触诊，有时可跨越前正中线至右侧，巨脾可达脐下。脾的外侧面与膈肌相邻，内侧面的凹陷为脾门，有血管、淋巴管及神经等进出，此处与胰尾邻接。脾的前上方邻接胃，后下方与左肾上腺及左肾相邻，下方与结肠左曲相邻。（图9-10）

（2）脾的韧带：脾为腹膜内位器官，由下述4条韧带与邻近器官相连（图9-11、图9-12）。

胃脾韧带(gastrosplenic ligament)：连于脾门与胃底及胃大弯上部，韧带内含胃短动、静脉和胃网膜左动、静脉。此韧带短窄，手术中结扎切断此韧带时，应注意切勿伤及胃脾和血管。

脾肾韧带(splenorenal ligament)：是脾门的腹膜向后内连至左肾前面所形成，其内有脾动、静脉，淋巴管，神经和胰尾等。脾切除术时，需将此韧带切断方可提出脾，应注意保护其内走行的结构。

膈脾韧带(phrenicosplenic ligament)：为脾的后端连至膈的腹膜皱襞。

脾结肠韧带(splenocolic ligament)：位于脾前端与结肠左曲之间。此韧带甚短，脾切除分离此韧带时，应注意勿伤及横结肠。

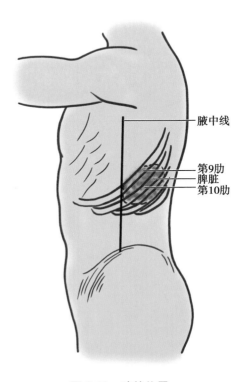

图 9-10　脾的位置

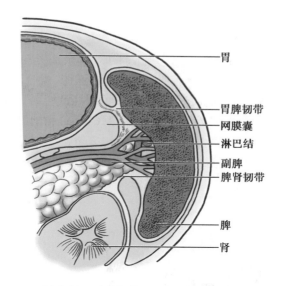

胃

胃脾韧带
网膜囊
淋巴结
副脾
脾肾韧带

脾
肾

图 9-11 脾的韧带(经脾门的横断面)

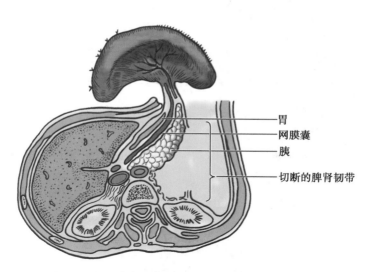

胃
网膜囊
胰

切断的脾肾韧带

图 9-12 示脾肾韧带切断后,将脾翻出于切口之外

(3)脾的血管、神经和淋巴

动脉:**脾动脉**(splenic artery)是腹腔干(celiac trunk)的最大分支,发出后向左走行于胰体上缘,向下发出胰支,在中段通常向上发出 2~3 支胃后动脉,左侧段行于脾肾韧带两层之间,达脾门时分为若干支,由脾门入脾。

静脉:从脾门出来数条静脉,汇合成一条大的**脾静脉**(splenic vein)。其管径较脾动脉为粗。有的脾静脉不经过脾门,从脾门的上或下方离开脾。脾静脉主干走在脾动脉下方、胰体后方,通常与肠系膜上静脉汇合后注入肝门静脉。

神经:脾的神经主要为伴随脾动脉走行的脾丛。

淋巴:脾的淋巴管注入脾淋巴结,再走向腹腔淋巴结。

4. 胃

（1）胃的位置、毗邻及投影：**胃**（stomach）在中等充盈时，大部分在左季肋区，小部分在腹上区。胃的前壁左侧为膈，右侧毗邻肝左叶的下面，其余部分与腹前壁相接触，是胃的触诊部位，通常称为胃前壁的游离区。胃后壁隔网膜囊与胰腺、左肾上腺、左肾、横结肠及其系膜等结构相邻，这些组织器官合称**胃床**。因胰腺毗邻胃后壁，所以胃后壁溃疡易与胰腺粘连，有时可穿入胰腺中，导致穿通性溃疡。胃的**贲门**（cardia）和**幽门**（pylorus）位置较固定，贲门在第 11 胸椎左侧，幽门在第 1 腰椎右侧，距中线约 2cm 处，幽门有时可降至第 3 腰椎水平面。幽门与十二指肠相接处的表面，有一环形沟，常有**幽门前静脉**（Mayo 静脉）通过，是手术时鉴别胃与十二指肠交界区的标志，也可通过触及幽门括约肌进行判断。（图 9-13～图 9-15）

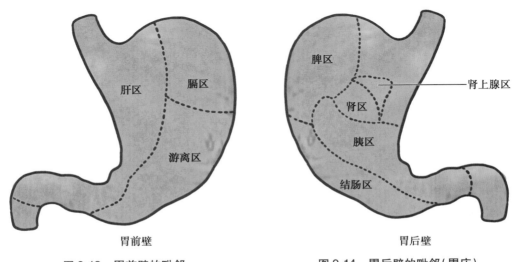

图 9-13　胃前壁的毗邻

图 9-14　胃后壁的毗邻（胃床）

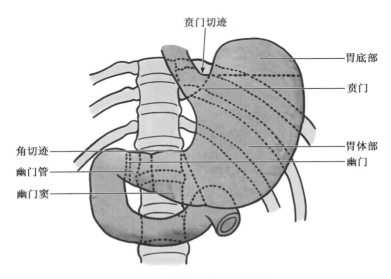

图 9-15　胃的分部及主要结构

（2）胃的韧带：胃与周围器官凭借腹膜形成的韧带相互连接。主要有：胃小弯或十二指肠上部与肝门之间的**肝胃韧带**（hepatogastric ligament）和**肝十二指肠韧带**（hepatoduodenal ligament）；胃大弯上部与脾门之间的胃脾韧带；胃大弯与横结肠之间的**胃结肠韧带**（gastrocolic ligament），其后方与横结肠系膜相邻，在幽门部附近两者有时相互粘连，在此处切开胃结肠韧带时，应注意切勿损伤横结肠系膜中的中结肠动脉。**胃膈韧带**（gastrophrenic ligament）是连于胃贲门部与膈肌之间的腹膜皱襞，全胃切除术需要切断此韧带，方能游离贲门部和食管。

（3）胃的血管、神经和淋巴

动脉：胃的动脉来自腹腔干及其分支，沿胃大、小弯形成两个动脉弓。由动脉弓发出许多小支分别至胃前、后壁，并在胃壁内互相吻合，形成丰富的血管网，故结扎任何一个胃的主要血管，一般都不会引起胃壁的缺血、坏死。**胃左、右动脉**（left and right gastric arteries）行于小网膜两层之间，相互吻合成胃小弯的动脉弓。胃左动脉发自腹腔干，向胃壁发出的小支5~6条，其中第1、2分支间常作为胃大部切除在小弯侧切断胃壁的标志。由于胃左动脉管径粗、压力高，加之胃小弯侧两端距离近，故胃小弯侧动脉分布远比胃的其他部位密集，当小弯侧发生溃疡时，经常合并出血。**胃网膜左、右动脉**（left and right gastroepiploic arteries）行于大网膜前两层之间，相互吻合成血管弓，距胃大弯1~2cm处发出网膜支和胃支。胃网膜左动脉起点距离脾门2~3.5cm，经过胃脾韧带下行，其发出第1条胃支的部位，常可作为胃大部切除在大弯侧切断胃壁的标志。**胃短动脉**（short gastric artery）3~4支，自脾动脉发出后，行于胃脾韧带内，分布于胃底的前、后壁。胃底的外侧区由胃短动脉供血，内侧区由胃左动脉的分支供血，而中间区血供较差。在进行胃食管吻合时，应尽量保留胃的血供，注意选择吻合的部位，以防止胃吻合口瘘的发生。通常60%~80%的人可见**胃后动脉**（posterior gastric artery）2~3支，起自于脾动脉，经网膜囊后壁的腹膜深面上行，沿胃膈韧带至胃后壁上部。胃后动脉是胃大部切除或高位胃切除后胃的主要供应血管，所以在上述手术中应注意保留胃后动脉。

静脉：胃的静脉与同名动脉伴行，主要回流至肝门静脉系。**胃左静脉**（left gastric vein）又称胃冠状静脉，由食管下端处转弯向右汇入肝门静脉。胃左静脉食管支与奇静脉系的食管静脉相吻合，形成门-腔静脉吻合。当肝门静脉高压时，肝门静脉系的血液可借胃左静脉通过食管静脉丛反流至上腔静脉，导致胃底食管静脉曲张，易破裂导致呕血或便血。**胃右静脉**（right gastric vein）也汇入肝门静脉，**胃网膜右静脉**（right gastroepiploic vein）汇入肠系膜上静脉（superior mesenteric vein，SMV），而**胃网膜左静脉**（left gastroepiploic vein）、**胃短静脉**和**胃后静脉**一般都汇入脾静脉。（图9-16、图9-17）

淋巴：从胃壁发出的淋巴管大部分与胃的血管伴行，其淋巴回流大致为：胃贲门和胃小弯的大部分淋巴回流至胃左、胃右淋巴结；胃大弯右侧的大部分区域，其淋巴回流到胃网膜右淋巴结和幽门下淋巴结；胃大弯左侧的一部分区域，包括胃底和胃体上部，其淋巴回流至胃网膜左淋巴结和脾淋巴结；胃幽门部上半侧的一小区域，其淋巴回流至幽门上淋巴结和肝淋巴结。

上述各部淋巴结的输出管注入**腹腔淋巴结**（celiac lymph node），再由其输出管参与构成肠干，注入**乳糜池**（cisterna chyli）。胃癌经淋巴管转移最先扩散到胃周围淋巴结，继之侵袭腹腔淋巴结与胃周围的脏器，晚期可通过胸导管转移至左锁骨上淋巴结引起恶性肿大。（图9-18）

神经：胃的交感神经来自第6~8胸髓节段，经**内脏大神经**（greater splanchnic nerve）在**腹腔神经节**（celiac ganglion）内换神经元，发出的节后纤维加入**腹腔丛**（celiac plexus），随腹腔干分支分布到胃，抑制胃平滑肌的收缩并减少以胃酸和胃蛋白酶为主的胃液分泌。胃的副

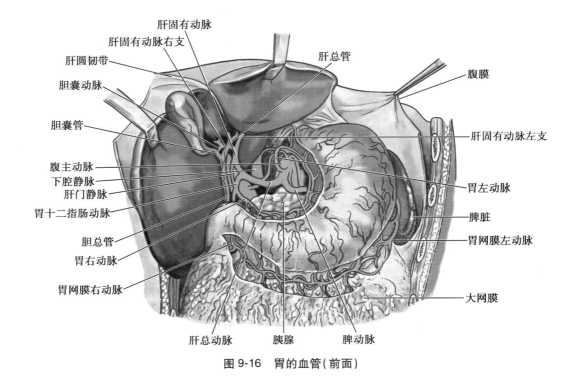

图 9-16　胃的血管 (前面)

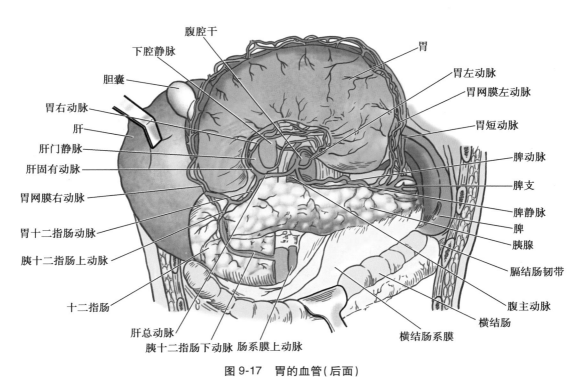

图 9-17　胃的血管 (后面)

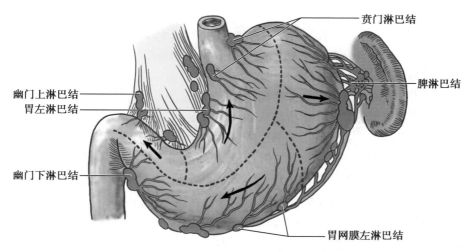

图 9-18 胃的淋巴引流

交感神经来自**迷走神经**（vagus nerve），有促进胃的收缩、促进胃液分泌的作用。迷走神经分为前、后干，经食管裂孔入腹腔，前干在贲门附近分为**肝支**（hepatic branch）和**胃前支**（anterior gastric branch）。肝支入肝，胃前支沿胃小弯右行，发出 4~6 个小支分布到胃前壁，其终支以**"鸦爪"支**分布于幽门部的前壁。迷走神经后干主要分为**腹腔支**（celiac branch）和**胃后支**（posterior gastric branch）。腹腔支沿胃左动脉右行，参与构成腹腔丛；胃后支沿胃小弯深部走行，发出分支分布至胃后壁，最后也以"鸦爪"支分布至幽门的后壁。（图 9-19）

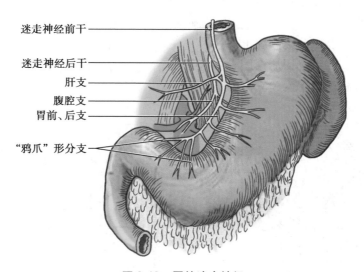

图 9-19 胃的迷走神经

5. 十二指肠 十二指肠降部和水平部位于腹膜后隙，为叙述方便，在此一并介绍。

（1）十二指肠的位置和毗邻：

十二指肠（duodenum）上部位于第 1 腰椎水平面。其上方为网膜孔和肝十二指肠韧带，下方为胰头，前方为肝方叶和胆囊，后方紧邻肝门静脉、胆总管和胃十二指肠动脉。由于十二指肠上部同胆囊及肝邻接紧密，病变可能在它们之间互相影响，如胆囊炎时胆囊与十二指肠可形成粘连。

十二指肠降部位于第 1~3 腰椎右侧的腹膜后间隙,属于腹膜外位器官。其前方有横结肠及其系膜跨过,后方有右肾及右输尿管上端邻接,外侧毗邻升结肠,内侧紧贴胰头右缘,后内侧有胆总管的胰腺段下行。在做右半结肠切除及右肾切除时,应注意不要损伤十二指肠降部。

十二指肠水平部约在第 3 腰椎水平向左走行,属于腹膜外位器官,后方毗邻右输尿管、下腔静脉、脊柱和腹主动脉,前方有横结肠和肠系膜上动、静脉,上缘紧贴胰头和胰颈部,下方有空肠袢和肠系膜。十二指肠水平部位于肠系膜上动脉与腹主动脉的夹角中,若肠系膜上动脉起点过低,可压迫该部,引起十二指肠梗阻,称为肠系膜上动脉综合征。

十二指肠升部由第 3 腰椎左侧上升至第 2 腰椎左侧,再急转弯向左前下形成十二指肠空肠曲。位于十二指肠空肠曲左缘与横结肠系膜根下方的腹膜皱襞,称为**十二指肠空肠襞**,临床称 Treitz **韧带**,是手术时确认空肠起始部的标志。在十二指肠空肠襞的内部深处,有起自右膈脚的薄层肌纤维向下附着于十二指肠空肠曲上部的后方,发挥固定和上提十二指肠空肠曲的作用,称**十二指肠悬肌**。此肌收缩可使十二指肠空肠曲更为明显,从而产生瓣膜效应或造成肠腔关闭。(图 9-20、图 9-21)

(2) 十二指肠的血管、神经及淋巴

动脉:十二指肠血供主要来自**胰十二指肠上、下动脉**。胰十二指肠上动脉来自**胃十二指肠动脉**(gastroduodenal artery),分前后两支,分别沿十二指肠与胰头之间的前、后方下行。胰十二指肠下动脉起自**肠系膜上动脉**(superior mesenteric artery),也分前后两支,分别沿十二指肠与胰头之间的前、后方上行,并与胰十二指肠上动脉的前、后支吻合形成弓,由其发出小分支,分布于十二指肠和胰头。(图 9-22)

静脉:十二指肠的静脉多与其同名动脉伴行,主要汇入肠系膜上静脉。

神经:来源于腹腔丛和肠系膜上丛。

淋巴:十二指肠的淋巴回流至胰十二指肠上、下淋巴结,它们位于十二指肠降部与胰头之间,其输出管分别注入胃网膜右淋巴结和肠系膜上淋巴结。

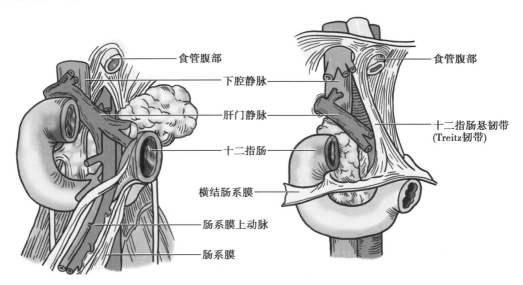

图 9-20　十二指肠的毗邻

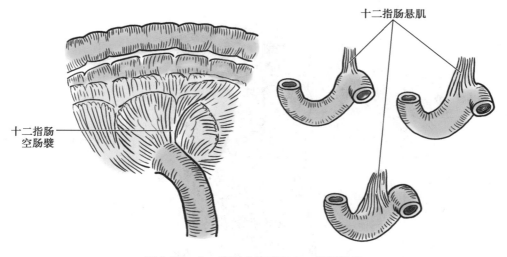

图 9-21　十二指肠空肠襞及十二指肠悬肌

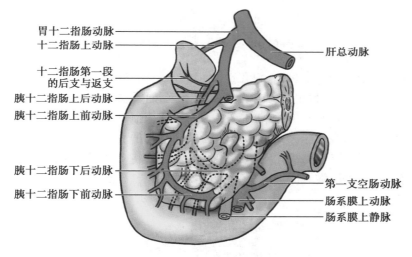

图 9-22　十二指肠的动脉

6. 空肠及回肠

（1）空肠和回肠的位置及毗邻：**空肠**（jejunum）和**回肠**（ileum）占据结肠下区的大部分。二者之间无明显分界，通常近侧的 2/5 部分为空肠，远侧的 3/5 部分为回肠。空肠大部分位于腹腔的左上部，小部位于左髂窝。回肠大部分位于脐区和腹腔的右下部，小部位于盆腔。空、回肠前邻大网膜，后邻腹后壁（包括腹膜后腔的众多组织器官）。

（2）肠系膜：**肠系膜**（mesentery）由两层腹膜组成，其中含有血管、神经和淋巴结等结构。**肠系膜根**（radix of mesentery）附着于腹后壁，长约 15cm，自第 2 腰椎前方左侧斜行向右下方，止于右侧骶髂关节前方。小肠缘长 5~7m，在呈扇形的系膜内，血管越靠近根部损伤，累及受损肠管的范围就越大。空、回肠为腹膜内位器官，在系膜肠缘附着处的三角区无腹膜覆盖，被称为**系膜三角**。在小肠吻合术时，应注意缝合封闭此三角，以促进吻合口愈合，防止肠瘘发生。（图 9-23）

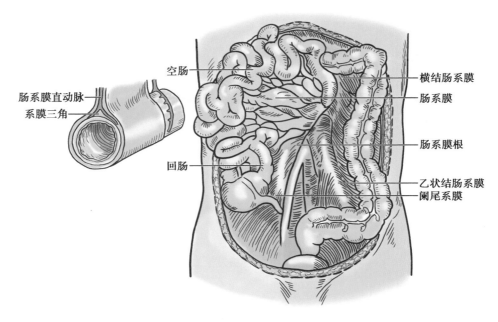

图 9-23　空、回肠及肠系膜

（3）空肠和回肠的血管、神经及淋巴

动脉：来自肠系膜上动脉左侧发出的 12～18 条空、回肠动脉，其分支彼此吻合成血管弓。一般近侧 1/4 段小肠只有 1 级血管弓，中 2/4 段有 2、3 级血管弓，远侧 1/4 段有 4 级血管弓，由最后一级动脉弓发出直动脉分布至相应的肠段。空肠的直动脉较回肠的长，小而直的血管在肠壁内的吻合不甚丰富，故行小肠切除时应呈扇形，将对系膜缘的肠壁多切除一些，以保证吻合口有充分的血液供应促进愈合。（图 9-24）

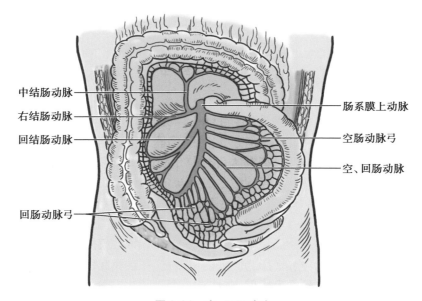

图 9-24　空、回肠动脉

静脉:一般与同名动脉伴行,回流注入肠系膜上静脉。

淋巴:位于肠系膜两层之间,沿动脉排列的肠系膜淋巴结有 100~200 个。其输出管注入肠系膜上动脉根部的肠系膜上淋巴结。

神经:交感神经纤维来自腹腔神经节和肠系膜上神经节;副交感神经纤维来自迷走神经,共同组成肠系膜上丛,由此丛发出分支伴行肠系膜上动脉分支分布于肠壁。

7. 盲肠和阑尾

(1) 位置与毗邻:**盲肠**(cecum)一般位于右髂窝。小儿盲肠的位置较高,生长发育阶段随着年龄的增长而逐渐下降。盲肠后方隔壁腹膜与髂腰肌相邻,其外侧为右结肠旁沟,内侧连于回肠末端及其系膜,前方常被大网膜所覆盖,并与右髂区的腹壁相邻。**阑尾**(appendix)根部附于盲肠下端的后内侧壁,由于其系膜游离缘短于阑尾,致使阑尾呈钩状、螺旋状、弧状等不同程度的弯曲。阑尾的位置可因盲肠的位置而异,但盲肠壁上的三条结肠带在阑尾根部汇集,是阑尾手术时寻找阑尾根部的重要标志。阑尾根部的体表投影在 **McBurney 点(麦氏点)**,为脐与右髂前上棘连线的中、外 1/3 交界处。阑尾出现炎症肿胀时,此处常有明显压痛与反跳痛。由于阑尾位置的变化,有时压痛点也可出现在两侧髂前上棘连线的中、右 1/3 交界处,即 **Lanz 点(兰氏点)**。阑尾末端位置不恒定,常见的有:①回肠前位:约占 27.97%,阑尾尖端朝向左上,发炎时右下腹压痛明显。②**盆位**:约占 26.14%,阑尾尖端朝下,可越过小骨盆上缘,有的可向下达闭孔内肌附近,炎症时,嘱患者大腿屈曲内旋,牵动闭孔内肌时引起疼痛。女性阑尾呈盆位时,与右侧输卵管、卵巢等紧邻,这些脏器的病变容易误诊为阑尾炎。③**盲肠后位**:约占 24.05%,阑尾位于腹后壁腹膜后方。④回肠后位:约占 8.26%。⑤盲肠下位:约占 6.14%,阑尾尖端朝向右下,发炎穿孔时脓液潴留于右髂窝,或沿右结肠旁沟上下蔓延。(图 9-25)

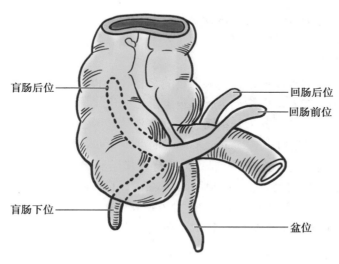

图 9-25 阑尾的位置

阑尾的管壁及内腔在小儿与成人之间有着明显的差别。小儿阑尾壁薄,开口较大,多呈漏斗形,所以小儿阑尾腔一般不易梗阻发炎,但发炎者容易穿孔。成人阑尾壁厚、腔小,开口亦狭窄,容易形成阻塞性阑尾炎。

临床上常将回肠末端、盲肠及阑尾统称为**回盲部**。由于此部恰是回肠与结肠的连接处，两者的连接角接近90°，因此肠套叠在此处好发。

（2）血管、神经和淋巴

动脉：盲肠的动脉通常有两支，包括盲肠前动脉和盲肠后动脉，它们均来自回结肠动脉（ileocolic artery）。阑尾动脉多为1支，也可2支及其以上。阑尾动脉也发自于回结肠动脉，在回肠末端后方进入三角形的阑尾系膜，再沿系膜游离缘行向阑尾尖，途中发出细支供应阑尾。（图9-26）

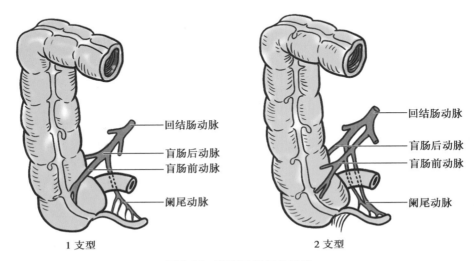

图9-26　盲肠及阑尾的动脉

静脉：盲肠与阑尾的静脉均与同名动脉相伴行，并回流注入回结肠静脉，再经肠系膜上静脉回到肝门静脉。在化脓性阑尾炎时，细菌栓子可随静脉血进入肝门静脉至肝内，引起肝门静脉炎和肝内脓肿。

神经：盲肠与阑尾的神经来自肠系膜上丛的交感神经和迷走（副交感）神经纤维。

淋巴：盲肠和阑尾的淋巴均回流至肠系膜上淋巴结。

8. **结肠**　结肠（colon）可分为升结肠、横结肠、降结肠和乙状结肠。

（1）位置及毗邻：**升结肠**（ascending colon）长12～20cm，其后方毗邻腰大肌和右肾，上升至肝右叶下方，向左转弯形成结肠右曲，再移行为横结肠。结肠右曲在右肾与肝之间，其内上方为十二指肠降部和胆囊底。**横结肠**（transverse colon）在结肠右曲与左曲之间，长40～50cm。其后方以横结肠系膜附着于右肾、十二指肠和胰腺的前面，上方有胃，下方续接大网膜。结肠左曲由于脾前端处弯成锐角，所以位置较结肠右曲高，其侧方借膈结肠韧带与膈肌相连，前方有肋弓与胃大弯掩盖，故结肠左曲的肿瘤触诊时不易被发觉。**降结肠**（descending colon）自结肠左曲向下至左髂嵴水平续于乙状结肠，长25～30cm，其后方毗邻与升结肠类似。**乙状结肠**（sigmoid colon）自左髂嵴处沿左髂窝呈"乙"字形弯曲，从前方跨过左侧髂外血管、睾丸（卵巢）血管和左输尿管后降入盆腔，至第3骶椎水平面续于**直肠**。乙状结肠依靠其系膜固定于盆后壁，系膜较长，活动性较大，可降至盆腔，也可移行至右下腹。当乙状结肠系膜过长时，容易发生乙状结肠扭转与绞窄。

（2）血管、神经和淋巴

动脉：结肠的血供来自肠系膜上、下动脉的分支。其中升结肠的动脉来自右结肠动脉（right colic artery）和回结肠动脉；横结肠大部分由中结肠动脉（middle colic artery）供应；降结肠由左结肠动脉（left colic artery）供应，乙状结肠则由乙状结肠动脉（sigmoid artery）发出的分支供应。肠系膜上、下动脉的各个结肠支在近结肠缘相互吻合，形成从回盲部至乙状结肠末端完整的动脉弓，称作**结肠边缘动脉**（colic marginal artery）。再由边缘动脉发出长支和短支，以垂直于肠管方向进入肠管。

肠系膜上、下动脉各结肠支之间虽然有吻合，但是有时吻合不佳或中断，如中结肠动脉的左支与左结肠动脉的升支在结肠左曲处吻合较差，甚至缺如。倘若中结肠动脉左支受损伤，有时可引起横结肠左侧部的坏死。此外，肠系膜下动脉发出的乙状结肠动脉与**直肠上动脉**（superior rectal artery）之间无弓状侧支，因而结扎肠系膜下动脉时，宜在发出直肠上动脉以后再结扎，以免引发直肠上部缺血而坏死。（图9-27）

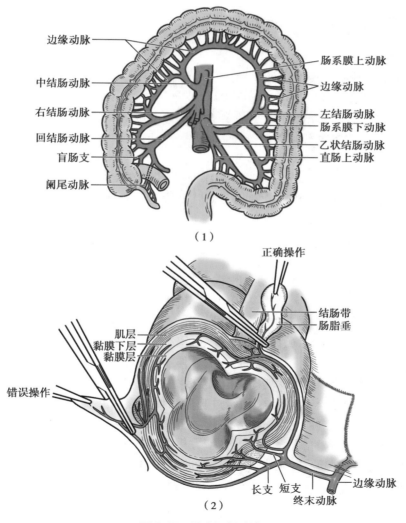

（1）

（2）

图9-27　结直肠间动脉

静脉:结肠的静脉一般与同名动脉伴行,分别汇入肠系膜上、下静脉,最后回流至肝门静脉。

神经:升、横结肠的神经来自肠系膜上丛的交感和迷走(副交感)神经纤维,结肠左曲、降结肠和乙状结肠的神经来自肠系膜下丛的交感神经纤维和盆腔内脏神经纤维。

淋巴:升结肠及横结肠右侧大部分淋巴汇流至肠系膜上淋巴结,横结肠左侧小部分、降结肠及乙状结肠的淋巴汇流入肠系膜下淋巴结。

三、腹腔的解剖

(一) 目的要求

熟悉腹膜的分布及形成结构。掌握腹膜腔的分区与交通;脏器的位置、体表定位和重要的毗邻关系;脏器的固定装置、血管、淋巴和神经。

(二) 体位

仰卧位。

(三) 检查体表标志

根据体表标志和定位线,按九分法结合活体触诊腹部脏器。

(四) 操作步骤

1. 探查腹膜腔脏器和腹膜腔间隙

第一步:向下钝性掀开已被切开的胸腹壁,尽量保持壁腹膜的完整性。以脐为中心,将腹膜作"大"字形切开。观察腹膜腔前壁的内面,辨认肝圆韧带、脐正中襞(胚胎时脐尿管的遗迹)、脐内侧襞(胚胎时脐动脉的遗迹)和脐外侧襞(内有腹壁下动静脉)。观察大网膜的分布。

第二步:观察腹腔脏器,依据横结肠观察结肠上、下区的划分。

第三步:探查肝上间隙。双手分别从肝镰状韧带的两侧伸进左、右肝上间隙,手指可触及冠状韧带的前层,其后方是膈下腹膜外间隙(肝裸区)。冠状韧带向两侧延续为三角韧带。由于左三角韧带长,右三角韧带短,所以左肝上间隙又被左三角韧带分为左肝上前、后间隙,而右肝上间隙无前后之分。

第四步:探查肝下间隙。将肝推向上,向下拉动胃,显露肝下间隙。以肝十二指肠韧带右侧边缘为界,左侧部分为左肝下间隙,在小网膜即肝胃韧带和肝十二指肠韧带的前方为左肝下前间隙,后方即网膜囊,为左肝下后间隙。肝右叶下方是右肝下间隙,其深处可摸及隆起的右肾。肝与右肾之间的腹膜凹陷即肝肾隐窝。

第五步:探查胃和脾。手沿胃前壁向左上方伸至膈下,摸到膨隆的胃底,再沿胃小弯向右摸到幽门,可感到此处胃壁环状增厚,为幽门括约肌。将右手伸进左季肋区,摸到脾,在脾的前缘触及脾切迹。手指经膈、脾之间,绕过脾后缘伸向腹后壁,可以摸到左肾上部和脾肾韧带。然后向右下方牵拉胃,观察胃底和脾门之间的胃脾韧带。

第六步:探查大网膜。在胃大弯血管弓下方横向切开大网膜前叶,示、中指夹住切口上方的大网膜和胃,观察其前叶是由胃前、后壁的脏腹膜在胃大弯下方合并而成,再用手指伸入切口下方的前叶之后,在其前、后叶未愈着时,手指可继续向下达大网膜游离缘,即前、后叶的反折。后叶向上附着于横结肠。由此可观察到大网膜由4层腹膜构成。

第七步:探查网膜囊。右手经大网膜切口向上伸入胃和小网膜之后的左肝下后间隙,即网膜囊。手的后方是覆盖在胰、左肾、左肾上腺的腹膜和横结肠系膜;手指上方触及肝尾状叶和膈。示指沿胃小弯向右到达网膜孔,出网膜孔右侧是右肝下间隙。改用左手示指向左探查至脾门,示指前方是胃脾韧带,后方是脾肾韧带。

第八步:探查大肠。将大网膜翻向上,根据结肠外形的三大特点鉴别结肠与小肠。在右髂窝内,稍提起盲肠,观察阑尾的位置,了解阑尾位置的个体差异。观察阑尾根部与结肠带的关系、阑尾系膜及其游离缘内的血管。升、降结肠贴于腹后壁,它们外侧分别为右、左结肠旁沟(即右、左外侧沟),向下与盆腔交通,右结肠旁沟向上通右肝下间隙(即肝肾隐窝),左侧被膈结肠韧带隔开。结肠左曲高于右曲,常有腹膜皱襞连于膈肌,为膈结肠韧带,可承托脾。分别提起横结肠和乙状结肠,查看它们的系膜附着情况。

第九步:探查小肠系膜。将小肠推向右上方,暴露左肠系膜窦(降结肠肠系膜间隙)。注意小肠系膜自左上方斜向右骶髂关节的前方。在小肠系膜根部上方,是十二指肠空肠曲,其左上缘有一皱襞连于横结肠系膜根部,为十二指肠悬韧带(Treitz 韧带)。继而将小肠推向左下方,暴露右肠系膜窦(升结肠肠系膜间隙),在小肠系膜根部和横结肠系膜根之间探查左右肠系膜窦的交通。

2. 解剖结肠上区 观察肝、胆囊、胃、脾的位置和毗邻。在腹腔干和肝十二指肠韧带的暴露过程中观察十二指肠和胰腺。然后盖好腹前壁,在腹壁表面划定肝的下界、胆囊底、胃幽门和胰腺的体表投影。

(1) 剖查胃的血管、淋巴结和神经

第一步:向上拉动肝的前缘,暴露小网膜。在胃小弯的中部剖开小网膜(肝胃韧带)的前层,沿胃小弯向左至胃贲门处清理胃左动脉。该动脉发出升支至食管下端,水平支到贲门附近,降支沿胃小弯向右行,分布于附近的胃壁。同时解剖出与胃左动脉伴行的胃冠状静脉和胃贲门淋巴结。沿胃小弯向右清理出胃右动静脉,观察幽门前静脉(标本上可能不清楚)并触摸幽门括约肌,观察附近淋巴结。仔细分离迷走神经前干的胃支和幽门处"鸦爪"状分支。

第二步:在距胃大弯中部下方约 1cm 处,剖查胃网膜左、右动脉并观察两者的吻合情况。发出向上的分支是胃支,供应胃壁;向下的分支是网膜支,供应大网膜。然后向右清理胃网膜右动脉,直至幽门下方,注意观察与动脉伴行的及幽门下方的淋巴结。向左清理胃网膜左动脉直至脾门,可见其发自脾动脉。在脾门处由脾动脉分出 2~4 支胃短动脉,经胃脾韧带走至胃底。另外,观察胃网膜左静脉注入脾静脉,胃网膜右静脉注入肠系膜上静脉。

(2) 剖查腹腔干分支及分布

第一步:将胃向上翻开,暴露网膜囊后壁。注意观察胃床,此处表面光滑,并借腹膜与胰、左肾及肾上腺等脏器相邻。于网膜孔的下方找到肝总动脉,发出分支向上进入肝十二指肠韧带的是肝固有动脉,向下经十二指肠上部后方的是胃十二指肠动脉。其再分为两支,经幽门下方于大网膜内沿胃大弯走行的是胃网膜右动脉,走行于胰头和十二指肠降部之间沟内的是胰十二指肠上动脉。

第二步:在胰的上缘向左,沿已经剖查出的肝总动脉寻找腹腔干,再继续向左清理出脾动脉的起始部。观察腹腔干周围的腹腔淋巴结和腹腔丛。继续沿胰腺上缘切开腹膜,自腹腔干向左清理脾动脉。其沿胰腺上缘向左走行,沿途向下分出胰支供应胰腺。在脾动脉中段一般发出 2~3 支胃后动脉,进入脾门前发出胃网膜左动脉,于大网膜内沿胃大弯向右行。

在清理脾动脉时,要观察脾动脉随胰尾经脾肾韧带到达脾门,并注意观察胰尾周围及脾门处淋巴结的分布。

(3) 剖查肝十二指肠韧带和胆囊

第一步:纵行剖开肝十二指肠韧带,可见下述三个结构:肝固有动脉居左前方;胆总管位于肝固有动脉右侧;肝门静脉位于前两者的后方,同时可观察到胃左静脉注入肝门静脉。

第二步:向上追溯上述三个结构至第一肝门,找出它们各分出的左、右两支。

第三步:清理胆总管,观察它与胆囊的关系。辨认胆囊底、体、颈和管。胆囊管进入肝十二指肠韧带,以锐角与肝总管合并成胆总管。显露由胆囊管、肝总管和部分肝右叶的脏面围成的胆囊三角(Calot 三角)。在此三角内寻找胆囊动脉并观察有无变异支。

第四步:继续将胆总管向下清理,见其经十二指肠上部后方,沿胰头和十二指肠降部之间下行,在降部的内侧穿十二指肠。

第五步:清理肝门静脉,观察其属支及走行。脾静脉走行在脾动脉下方,位于胰腺体部的后方。清理脾静脉时,注意不要损伤汇入脾静脉下缘的肠系膜下静脉。向右清理直到其在胰颈后方与肠系膜上静脉合并成肝门静脉,而后进入肝十二指肠韧带内上行。

3. 解剖结肠下区 解剖前分别观察空回肠、盲肠、阑尾、升结肠、横结肠、降结肠和乙状结肠的位置及其毗邻。然后复位腹前壁,在体表定位阑尾根部的体表投影。

(1) 剖查肠系膜上动、静脉

第一步:将大网膜、横结肠及横结肠系膜翻向上方,把全部空、回肠推向左侧,暴露小肠系膜根。在胰腺的下缘小心剥离肠系膜根右侧的腹膜,定位肠系膜上动脉,向上追踪该动脉,可见其经过胰及脾静脉后方,发自腹主动脉。肠系膜上动脉周围有致密的肠系膜上神经丛。翻起胰下缘,在胰颈后方找到肝门静脉,自肝门静脉向下清理出位于肠系膜上动脉右侧的肠系膜上静脉。

第二步:查看肠系膜上动脉左侧发出一排 12~18 支空、回肠动脉。观察空、回肠动脉的分支、吻合和分布于肠壁的直动脉。并观察攀绕血管周围的神经丛及淋巴结。

第三步:剖查肠系膜根右侧腹后壁的腹膜以及横结肠系膜的下层腹膜。在肠系膜上动脉右侧清理出横结肠系膜内的中结肠动脉。清理右结肠动脉的起点及分支,其有时不直接起自肠系膜上动脉,而来自中结肠动脉或回结肠动脉。清理回结肠动脉及其分支,在阑尾系膜近游离缘处找出阑尾动脉,向上追踪可见其发自回结肠动脉,在回肠后方进入阑尾系膜。

(2) 剖查肠系膜下动、静脉

第一步:将空、回肠翻向右下,并将乙状结肠牵向左下,在腹后壁腹主动脉下段的左前方,透过腹膜可见一纵行圆条状隆起,此即肠系膜下动脉。再沿肠系膜下动脉主干向上直至十二指肠下部后方,可见其发自腹主动脉。肠系膜下动脉的上段不与肠系膜下静脉伴行。

第二步:将腹后壁腹膜自肠系膜下动脉主干处向两侧分别剥离至降结肠和肠系膜根,沿肠系膜下动脉主干的左侧壁由上而下剖查,观察左结肠动脉至降结肠,乙状结肠动脉至乙状结肠。再沿肠系膜下动脉主干向下追踪其终支,即直肠上动脉至骨盆入口处。沿直肠上静脉向上追溯到肠系膜下静脉,再到胰后方注入脾静脉。肠系膜下静脉有时也可注入肠系膜上静脉,或脾静脉与肠系膜上静脉的夹角处。

四、提要

腹膜腔由脏、壁两层腹膜围成，内为浆液性环境，光滑湿润，与消化功能有关的器官位于其间。男性密闭，女性借生殖管道与外界间接相通。

1. 腹膜腔以横结肠及其系膜为界分为结肠上区和结肠下区。胃、十二指肠上部、肝、胆囊、脾等脏器位于结肠上区；十二指肠升部、空肠、回肠、盲肠、阑尾及结肠等脏器位于结肠下区。两区之间借大网膜前面与腹前壁之间的间隙相通。如有炎症时，大网膜可能与腹前壁腹膜粘连，使两区隔开，以局限化腹膜腔内炎症。结肠上区以肝为中心，分为肝上间隙和肝下间隙。结肠下区以肠系膜根和升、降结肠为界，分为左、右结肠旁沟和左、右肠系膜窦。这些间隙相互间常直接或间接连通。当腹膜腔内有炎症时，脓液可在各间隙内蔓延。如胃后壁或十二指肠上部穿孔时，其内容物可沿网膜囊经网膜孔聚积在肝肾隐窝，再沿右结肠旁沟至直肠膀胱陷凹或直肠子宫陷凹；当阑尾穿孔时，其液体可沿上述途径逆流至肝下和肝上间隙，出现肝下及膈下脓肿，甚至发展为弥漫性腹膜炎。

2. 掌握腹膜腔内脏器的体表定位对临床检查和诊断疾病有十分重要的意义，其中肝、胃、胆囊、脾、阑尾等的体表定位尤为重要。肝脏和脾属实质性器官，质地脆，受外力打击后易引起破裂，发生严重出血。

3. 手术处理脏器时，需正确判断脏器的位置；严格识别相邻脏器的分界，如对胃幽门部与十二指肠上部的分界及空肠起始部的识别；确定切开某些结构（如横结肠系膜、肝十二指肠韧带等）的位置及血管结扎的部位等。

4. 腹膜的再生能力很强，可使创面迅速愈合，也可增生粘连，导致肠梗阻。

5. 腹腔内某些血管在临床具有重要的应用价值：有些血管可作为化疗灌注或诊断的途径，如胃十二指肠动脉；有些血管可作为脏器手术的标志，如胃左动脉和胃网膜左动脉的分支作为胃大部切除的标志之一。

第二节　腹腔重点解剖结构的临床应用

一、腹腔镜下右半结肠切除术

结直肠手术主要分为右半结肠切除、左半结肠切除、乙状结肠切除、直肠切除，根据肿瘤及病变的部位手术切除范围不同，手术中需要注意的是肠系膜上血管、肠系膜下血管及其分支，也要注意十二指肠、输尿管、胰腺、脾脏及大血管、重要神经、淋巴管的解剖结构及毗邻关系。

腹腔镜下右半结肠切除术中所见结肠解剖结构的临床应用，主要是 Toldt 间隙、回结肠血管、右结肠血管、中结肠血管解剖及其处理技巧。

（一）手术路径构建

腹腔镜下右半结肠切除术，气管内插管全身麻醉，患者取分腿平卧位，取脐与耻骨联合连线中点切开皮肤 12mm，置入 12mm 套管（Trocar），建立气腹，作为观察孔。另于左侧锁骨中线分别于脐上、脐下置入 12mm、5mm 套管，右侧对应部位置入 5mm、5mm 套管作为操作孔，分布如图 9-28。

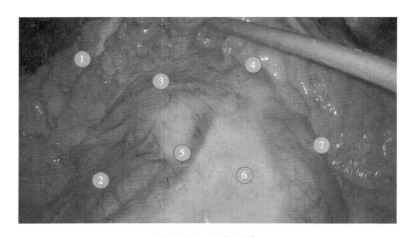

图 9-28　手术图片

1. 横结肠；2. 十二指肠；3. 右结肠静脉；4. 中结肠动脉；5. 回结肠静脉；6. 回结肠动脉；7. 肠系膜上静脉。

（二）切除范围及重要结构

右半结肠切除范围包括末端回肠、盲肠、阑尾、升结肠、结肠肝曲、横结肠右半部分及其系膜、大网膜，清扫范围包括回结肠动脉、右结肠动脉、中结肠动脉周围淋巴结。右半结肠及其系膜位于肾包膜前方，后方有右侧肾脏、输尿管、性腺血管、十二指肠、胰头，内侧连接肠系膜上血管，上方与肝脏下缘、胆囊、十二指肠球部、胃窦毗邻。故行右结肠切除时需保护右侧输尿管、十二指肠、肠系膜上静脉。其中 Henle 干是重要的解剖结构，Henle 干主要由三支静脉组成，右结肠静脉、胃网膜右静脉、胰十二指肠上前静脉，该处血管壁薄，是术中出血的最常见部位，且出血量大，也是腹腔镜右半结肠根治术出血致中转开腹的主要原因。

如果行左半结肠根治手术时，应注意勿损伤胰体、胰尾、脾脏下缘、左侧输尿管。

如行乙状结肠癌根治手术时，应注意勿损伤左侧输尿管。

如行直肠癌根治手术时，应注意勿损伤输尿管、副交感神经、骶前血管等。

（三）游离和暴露结肠系膜及血管

在右半结肠"C"形肠管的外周侧，以盲肠外侧壁为端点的结肠外侧腹膜反折——黄白交界线、膈结肠韧带和胃结肠韧带等一系列外周腹膜结构将肠管固定于腹壁。游离结肠系膜的关键是准确找到并维持在正确的解剖平面内，即 Toldt 筋膜，前方为结肠系膜，后叶为肾前筋膜，外侧结肠系膜脂肪与侧腹膜筋膜相互融合形成的"黄白交界线"，内侧为肠系膜上静脉主干。Toldt 间隙是人类胚胎发育过程中为结直肠外科提供的天然外科平面。

1. **回结肠血管的解剖**　回结肠动、静脉的解剖出现率为 100%，两者伴行呈条索状，位于升结肠系膜内，在肠系膜上静脉主干的右侧略隆起并有搏动。提起回结肠血管，在其内下方可见一凹陷，是肠系膜下静脉和回结肠血管的分界线，可作为中央入路的起点，打开腹膜就很容易找到 Toldt 间隙（图 9-29）。沿 Toldt 间隙拓展，外侧可至盲肠、升结肠后方，下方至髂血管平面，上方至横结肠系膜，内侧至十二指肠及胰腺表面。回结肠血管根部位于十二指肠水平部下缘附近。回结肠动脉多经前方跨越肠系膜上静脉向右走行。

2. **Henle 干的解剖**　Henle 干即胃结肠干，为走行于横结肠后间隙并最终汇入肠系膜上静脉的一段静脉干，解剖出现率为 69%～89%，属支可包括胃网膜右静脉、右结肠静脉、中结

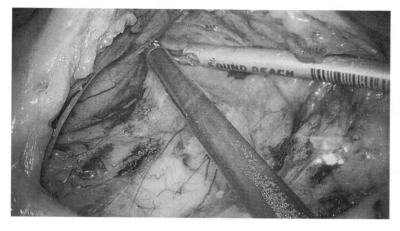

图 9-29　手术图片（Toldt 间隙）

肠静脉、副右结肠静脉和胰十二指肠上前静脉（图 9-30）。Henle 干的三个分支往往有不同走向，右结肠静脉走向横结肠系膜，胃网膜右静脉走向胃系膜内，胰十二指肠上前静脉走入胰前 Treitz 筋膜内。Henle 干变异多，有人称其为"右半结肠的指纹"，该处血管壁薄，是术中出血的最常见部位，且出血量较大，也是腹腔镜右半结肠根治术出血至中转开腹的主要原因。Henle 干解剖变异多，但也有一定的共性：Henle 干整体结构较为粗短，平均外径为 5.0（2.0～10.0）mm，平均长度为 14.0（2.0～47.0）mm。Henle 干通常自腹侧至头侧向右走行，其根部多紧贴胰腺下缘，与肠系膜上静脉汇合点距胰腺下缘约 22.0mm。Henle 干距中结肠动脉约 10.0mm，距回结肠静脉约 34.2mm。

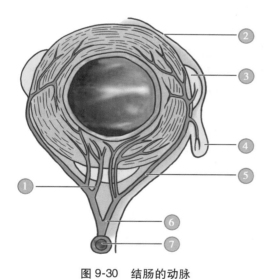

图 9-30　结肠的动脉
1.短支；2.浆膜；3.结肠带；4.肠脂垂；5.长支；
6.终末动脉；7.边缘动脉。

中结肠血管通畅情况下，处理完 Henle 干区域血管后，沿胰腺下缘游离横结肠系膜根部，常可在胰腺下缘尾侧发现中结肠动、静脉，分别予根部结扎离断。至此内侧分离完全结束。

自头侧分离胃结肠韧带、膈结肠韧带、外侧腹膜可完全游离右半结肠及系膜。

二、腹腔镜远端胃大部切除术

腹腔内主要有肝脏、胆囊、胆总管、脾脏、胃、十二指肠、小肠、盲肠、阑尾、结肠、血管、神经、淋巴等重要结构，临床手术中常常需要注意的是上述器官及其邻近组织的解剖结构及毗邻关系。本节将根据腹腔镜远端胃大部切除术及腹腔镜下脾切除术等术中所见具体描述腹腔器官重点解剖结构的临床应用。

（一）手术路径构建

气管内插管全身麻醉,患者平卧取分腿大字位,双腿各外展 15°,建立气腹后于脐下、左右侧腹分别安置观察孔及操作孔,可观察到胃的位置和毗邻(图 9-31A、B)。

胃前壁前方左侧为膈,右侧为肝左叶所遮盖,前壁左下方在剑突下方左、右肋弓之间直接与腹前壁接触。胃后壁隔网膜囊与胰、左肾上腺、左肾、横结肠及其系膜等相邻,这些器官合称胃床。贲门为食管与胃交界处,其近端为食管下段括约肌,位于膈食管裂孔下 2~3cm,贲门通过胃膈韧带与膈相连,全胃切除术中须切断此韧带,方能游离贲门部及食管;幽门连接胃窦部和十二指肠,其与十二指肠相接处表面有一环形浅沟,内有幽门前静脉(Mayo 静脉)通过,并向上汇入胃右静脉,是手术中判断幽门和十二指肠分界的重要标志。胃小弯有肝胃韧带附着,位置较为恒定,小弯最低点有明显向右的转折角,称为角切迹,是胃窦体部交界处的解剖标志(图 9-31B)。胃大弯的位置随胃充盈的情况而异,其下缘最低点可降至脐或脐以下平面,其下部与横结肠通过胃结肠韧带相连。

（二）远端胃游离

靠近横结肠切断胃结肠韧带,但需注意横结肠的热损伤。此外,胃结肠韧带的后方与横结肠系膜相邻,向右切除至十二指肠球部时,在幽门部附近两者有时相互粘连,在此处切开胃结肠韧带时,应注意勿损伤横结肠系膜中的中结肠动脉(图 9-31C)。在胰腺下区,打开胃结肠韧带后,分离层面进入大网膜和横结肠系膜间的融合筋膜间隙,此间隙为无血管间隙,位于结肠中静脉前,沿该血管表面向横结肠系膜根部及胰腺下缘分离过程中,肠系膜上静脉和 Henle 干得以显露,沿 Henle 干紧贴胰腺向右侧分离则可显露胃网膜右静脉,继而显露胃网膜右动脉(图 9-31D),于根部切断胃网膜右动、静脉。向左侧分离大网膜至脾胃韧带,在胰尾上缘脾血管发出胃网膜左血管处离断,胃网膜左动脉起点距脾门 2~3.5cm,经过脾胃韧带下行。其第 1 条胃支的部位,常作为胃大部切除在大弯侧切断胃壁的标志(图 9-31E)。此处血管处理应特别注意胃短血管牵拉力量过大可造成脾包膜撕裂出血,尤其是肥胖患者,脾包膜撕裂一般予压迫、电凝或缝扎止血等措施多可止住。

在胰腺前区,胃十二指肠动脉是分离的主要标志,沿此血管向上分离即可将十二指肠球部后方游离,胰包膜也随横结肠系膜前叶一并掀起,直至胰腺上缘达胰腺上区。胰腺上区是胃癌根治淋巴清扫的难点所在。一方面,此处有腹腔干、肝动脉、脾动脉、胃后血管、胃右静脉等重要血管,使得分离时很容易出血;另一方面,此区域的分离需要跨越胃背系膜,进入其深面位于肾前筋膜浅部,在此向上分离则可达贲门胃体后方并显露左、右膈脚。沿胰腺上缘解剖显露肝动脉、胃十二指肠动脉、肝固有动脉以及脾动脉,需注意避免损伤胃右静脉、胃左静脉以及胃后血管,其走向与肝总动脉或脾动脉垂直(图 9-31F),可在其前方也可在其后方汇入脾静脉,稍有不慎即可引起出血,分离的要求为在脾动脉处要达到胰腺后方的疏松间隙,肝总动脉则要完全游离。

肝总动脉和胃十二指肠动脉在胰腺上缘形成一个弓形,在这个弓的下方与胰腺上缘之间有一个疏松的结缔组织间隙,仔细分离就可直达门静脉起始部表面,沿门静脉表面向肝十二指肠韧带内做钝性解剖,门静脉前方的组织间隙就可被完全打开,门静脉前方一般不会有血管汇入(图 9-31G)。上述步骤完成后,胰腺上缘、幽门上、肝十二指肠韧带内的淋巴清扫就有了安全界限,淋巴清扫的彻底性和安全性就有了保证。依次离断胃右动静脉、裸化十二指肠上缘,向上结扎处理胃左动、静脉,并游离胃小弯直至贲门部。胃左动脉向胃壁发出的

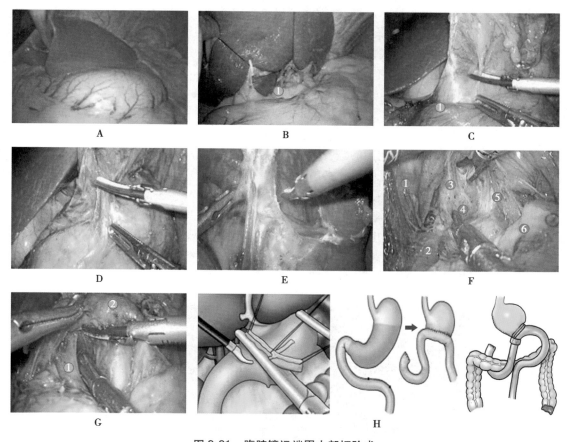

图 9-31　腹腔镜远端胃大部切除术

A. 胃及其毗邻。B. 胃角切迹(1. 胃角切迹)。C. 中结肠动脉(1. 中结肠动脉)。D. 胃网膜右动脉。E. 胃网膜左动脉。F. 胃左静脉(1. 十二指肠;2. 胃十二指肠动脉;3. 胃右动脉;4. 肝总动脉;5. 胃左动脉;6. 胰腺)。G. 门静脉(1. 门静脉;2. 肝总动脉)。H. 远端胃切除术后消化道重建方式。

小支 5~6 条,第 1、2 分支间常作为近端胃大部切除在小弯侧切断胃壁的标志,在行胃食管吻合时,应尽量保留胃的血供,并适当选择吻合的部位,以免导致胃吻合口瘘的发生。

（三）取出标本

置入取物袋,将切除标本放入取物袋内,自腹部小切口取出标本。

（四）远端胃切除术后消化道重建

目前主要有 Billroth Ⅰ 式、Billroth Ⅱ/Billroth Ⅱ+Braun 吻合以及 Roux-en-Y 吻合方式等（图 9-31H）。

三、保留迷走神经的胃癌根治术

胃的迷走神经分为前干和后干。前干下行于食管腹段前面,约在食管中线附近浆膜的深面。手术寻找前干时,需切开此处浆膜,才可显露。前干在贲门处分为肝支和胃前支,胃前支伴胃左动脉在小网膜内距胃小弯约 1cm 处右行,沿途发出 4~6 条小支与胃左动脉的胃壁分支伴行而分布至胃前壁,最后于胃角切迹附近以“鸦爪”形分支分布于幽门窦及幽门管前壁。后干贴食管腹段后方下行,至贲门处分为腹腔支和胃后支。腹腔支循胃左动脉始段入腹腔丛。胃后支沿胃小弯深面右行,沿途分出小支伴随胃左动脉的胃壁分支至胃后壁,最后也以"鸦爪"形分支分布于幽门窦及幽门管的后壁。迷走神经各胃支在胃壁神经丛内换发节后纤维,支配胃腺与肌层,通常可促进胃酸和胃蛋白酶等的分泌及增强胃的运动。

　　肝总动脉、胃左动脉、腹腔动脉等均被厚的内脏神经组织包被,其周围的淋巴结位于血管神经被膜的外侧并呈层状排列,从理论上证实保留迷走神经的淋巴结廓清是可行的。目前,保留迷走神经的胃癌根治术在治疗早期胃癌方面已有较多的研究,有望成为早期胃癌根治术的标准治疗方案之一。迷走神经腹腔支保留一般采用"上下夹击"的方法,于右侧膈肌脚前缘切开腹膜及食管腹段浅面的膈食管膜,于腹部食管右后侧寻找后干并置牵引带,紧邻神经剥离至膈裂孔处,循后干及其分支(即胃后支和腹腔支)至胃左动脉根部,并切断胃后支,在腹腔神经节浅面清扫腹腔干右侧淋巴结至肝总动脉根部,将腹腔支与胃左动脉周围脂肪淋巴组织彻底清扫,清晰显露胃左动脉及迷走神经腹腔支(图9-32),在胃左动脉与腹腔支交叉的末梢侧离断结扎胃左动脉,即完整保留神经腹腔支。需要注意的是,腹腔干周围不能彻底剥离,否则将完全破坏从胃左动脉根部走向的左右腹腔神经节的副交感神经纤维。此外,胃后支有时十分靠近胃左动脉,易错将该支保留。

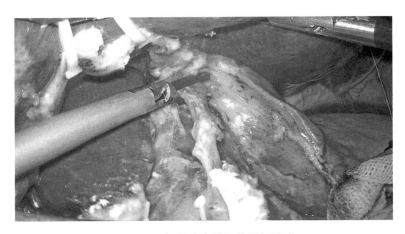

图9-32　保留迷走神经的胃切除术

四、腹腔镜下脾切除术

(一) 手术路径构建

　　气管内插管全身麻醉,患者平卧取分腿大字位,双腿各外展15°,建立气腹后于脐周、左上腹分别安置观察孔及操作孔,可观察到脾的位置和毗邻。

　　脾位于左季肋区深部,胃底与膈之间。长轴与第10肋方向一致。外侧面与膈接触、紧贴肋骨和左侧腹壁,内侧面凹陷,中央处有脾门,为脾动、静脉,淋巴管及神经等出入之处,并接近胰尾。脾门通过胃脾韧带连于胃底及胃大弯上部,后下方与左肾上腺及左肾邻近,下方与结肠脾曲相邻。脾脏除脾门区及接近胰尾的部分外,几乎全为腹膜覆盖,形成3个腹膜反褶,即脾膈韧带、脾肾韧带及脾胃韧带,其中脾膈韧带向下与脾结肠韧带连接。

(二) 分离脾周韧带

　　自胃体大弯侧中上部切断胃结肠韧带,注意其内含胃网膜动静脉的大网膜分支,术中应予以结扎和切断,翻开网膜囊后暴露脾胃韧带(图9-33A),其内含胃短动、静脉和胃网膜左动、静脉,此韧带短窄,手术中结扎切断此韧带时,应注意勿伤及胃和脾。需要注意的是,在脾上极处胃与脾紧贴,此处胃短动、静脉分支不要勉强结扎和切断,以免撕裂胃短动、静脉造成难以控制的大出血。在胰腺上缘寻找脾动脉,切开胰脾系膜,分离显露出脾动脉后予以结扎并阻断入脾血流,使脾脏体积缩小,以利于后续手术操作。沿脾结肠韧带近脾侧分离脾下极(图9-33B),此韧带甚短,术中切断此韧带时,注意勿伤及结肠。沿脾肾韧带及脾膈韧带分离后腹膜及脾上极(图9-33C),使脾脏充分游离。脾肾韧带是脾门的腹膜向后内连至左肾前面所形成的,其内有小血管、淋巴管、神经和胰尾等。脾切除术时,需将此韧带切断方可提出脾。一般情况下,脾肾韧带内无粗大血管,但在门静脉高压患者中,其内可建立丰富的侧支循环,须仔细结扎和切断。

结扎、切断脾动静脉:脾脏充分游离后,可观察脾门所在的位置和结构。脾门位于脾脏内凹面中央,有脾血管和神经进出并构成脾蒂(图9-33D)。脾动脉在距脾门2～6cm处分出胃网膜左动脉后,即分为上、下两支或上、中、下三支,再分为二级或三级分支进入脾门;脾静脉由脾各段静脉直接在脾门后方汇合形成,常常在脾动脉的远端和胰腺的背侧走行并汇入肠系膜上静脉。术中结扎和切断脾动、静脉,应可能贴近脾脏切除,以免损伤胰尾,防止术后难治性胰漏的发生。此外,在外伤性脾破裂、进展性出血时,可在进腹后尽快钳夹脾门,阻断脾动、静脉以控制出血。

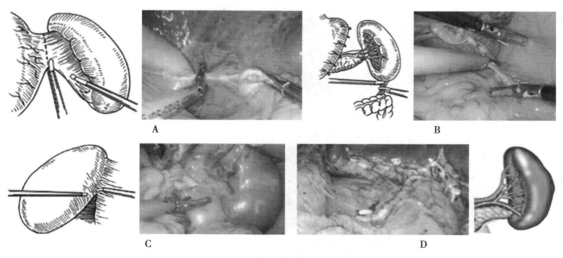

图9-33　腹腔镜下脾切除术
A.切断脾胃韧带;B.游离脾下极;C.游离脾肾韧带;D.脾门结构。

（靳建亮　徐　皓　李沣员　杨小冬）

第十章　腹膜后间隙局部解剖及临床应用

第一节　腹膜后间隙局部解剖

一、境界

腹膜后间隙(retroperitoneal space)是腹后壁的壁腹膜和腹内筋膜之间的间隙。该间隙向上达膈,并通过腰肋三角与后纵隔相连通,向下达骶骨岬平面,并与盆腹膜后间隙相延续,两侧向外与腹腔前外壁的腹膜外蜂窝组织相连。

二、结构特点

在腹膜后间隙中主要有十二指肠、胰、肾、肾上腺、输尿管、腹部大血管、神经、淋巴管和淋巴结等结构,同时还有大量疏松结缔组织填充于上述结构之间(图 10-1)。临床上常以肾

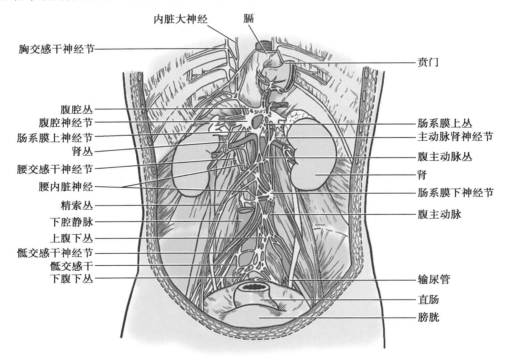

左侧标注(自上而下):
胸交感干神经节
腹腔丛
腹腔神经节
肠系膜上神经节
肾丛
腰交感干神经节
腰内脏神经
精索丛
下腔静脉
上腹下丛
骶交感干神经节
骶交感干
下腹下丛

上方标注:内脏大神经　膈

右侧标注(自上而下):
贲门
肠系膜上丛
主动脉肾神经节
腹主动脉丛
肾
肠系膜下神经节
腹主动脉
输尿管
直肠
膀胱

图 10-1　腹膜后间隙重要器官、结构

筋膜为界,将腹膜后间隙划分为肾旁前间隙、肾周间隙和肾旁后间隙(图 10-2)。肾旁前间隙是位于后腹膜与肾前筋膜、侧锥筋膜之间的区域,间隙内包括升、降结肠,十二指肠和胰腺;肾周间隙是位于肾前筋膜与肾后筋膜之间的区域,包括肾、肾上腺及其周围脂肪;肾旁后间隙是位于肾后筋膜、侧锥筋膜与腹横筋膜之间的区域,内部为脂肪组织,无脏器结构。因此,腹膜后器官的手术,多采用腰腹部斜切口经腹膜外入路。

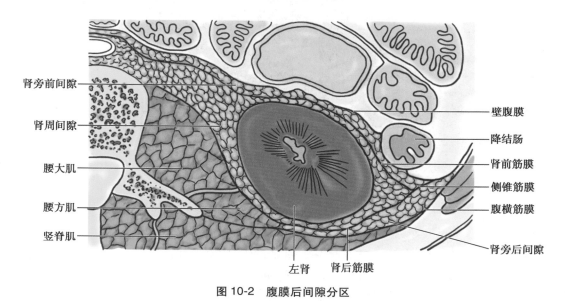

图 10-2　腹膜后间隙分区

三、主要器官与结构

(一)十二指肠

十二指肠降部及水平部位于腹膜后间隙内,为保持结构完整性,已在腹膜腔内脏器部分介绍,此处不再赘述。

(二)胰

1. **位置与毗邻**　胰(pancreas)位于网膜囊的后方,横卧于腹后壁,其后为第 1、2 腰椎。其左端较高,右端较低,在腹前壁的体表投影为:上缘平脐上 10cm 左右,下缘平脐上 5cm 左右。

通常将胰分为头、颈、体、尾四部分,各部分的界限并不明显。除胰尾,其余均属腹膜外位(图 10-3)。

胰头在第 2 腰椎右侧被十二指肠呈"C"形环抱,前方被越过的横结肠系膜根分为上、下两部,后方与十二指肠降部间有胆总管下行,并借疏松结缔组织与下腔静脉、右肾静脉等相邻,有时胆总管可部分或全部被胰实质包埋。胰头下部向左突出且绕至肠系膜上动、静脉后方的部分称为**钩突**(uncinate process)。因胰头与十二指肠壁相贴较紧,故慢性胰腺炎或胰头部肿瘤致胰头明显肿大时,可压迫十二指肠引起梗阻,压迫胆总管引起阻塞性黄疸,也可压迫肝门静脉导致淤血和腹腔积液。

胰颈位于胃幽门部的后下方,肠系膜上静脉从其后方通过,并与脾静脉在此汇合成为肝

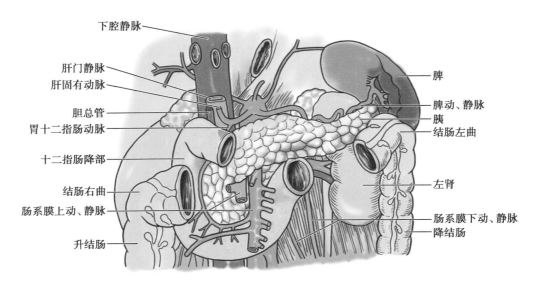

图 10-3　胰的毗邻、结构

门静脉起始部。

胰体位于第 1 腰椎平面,上方邻腹腔干和腹腔丛,脾动脉沿胰体上缘向左走行,下方邻十二指肠空肠曲及空肠,后方邻腹主动脉、脾静脉、左肾上腺和左肾。因胰体前方隔网膜囊邻胃后壁,故胃癌或胃溃疡穿孔时常与胰腺粘连。

胰尾是胰左端的狭细部分,下方邻结肠左曲,后方邻左肾上腺和左肾。脾动、静脉分别从胰体上缘和后方转行至胰尾前方,并与胰尾并行至脾门,故结扎脾血管和切除脾时,应注意勿损伤胰尾,以免出现胰瘘。

胰腺位置较深,前方有胃、横结肠和大网膜等,后方有肾等,故胰腺病变时,早期腹部体征不明显,诊断较困难。

2. **血管、神经和淋巴**

动脉:胰头的血液供应主要来自胰十二指肠上前、后动脉及胰十二指肠下动脉分出的前、后支。胰颈、体、尾的血液供应主要来自胰背动脉(脾动脉根部发出)、胰大动脉(脾动脉胰支最大一支)、胰尾动脉(脾动脉供应胰尾的分支)等(图 10-4)。

静脉:多与同名动脉伴行,汇入肝门静脉系统。胰头、颈的静脉汇入胰十二指肠上、下静脉与肠系膜上静脉。胰体、胰尾的静脉分多个小支汇入脾静脉。

神经:胰的神经支配来自腹腔丛、肝丛、脾丛和肠系膜上丛等的分支。

淋巴:胰头的淋巴管主要注入幽门下淋巴结,其余部分的淋巴管注入胰淋巴结和脾淋巴结。上述淋巴结的输出管继而注入腹腔淋巴结。

(三) **肾**

1. **位置与毗邻**　肾(kidney)左右成对,分别位于脊柱两旁,后方紧贴腹后壁。因为肝右叶的存在,一般右肾比左肾低 1~2cm,约半个椎体高度。左肾上端平第 11 胸椎下缘,下端平第 2 腰椎下缘;右肾上端平第 12 胸椎上缘,下端平第 3 腰椎上缘。左侧第 12 肋斜过左肾后

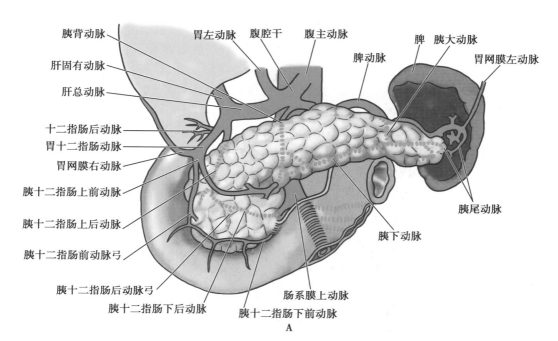

胰背动脉　胃左动脉　腹腔干　腹主动脉　　　脾　胰大动脉

肝固有动脉　　　　　　　　　　　　脾动脉　　　　　　胃网膜左动脉

肝总动脉

十二指肠后动脉

胃十二指肠动脉

胃网膜右动脉

胰十二指肠上前动脉

胰十二指肠上后动脉

胰十二指肠前动脉弓

胰十二指肠后动脉弓　　　　　　肠系膜上动脉

胰十二指肠下后动脉　　　胰十二指肠下前动脉

胰尾动脉

胰下动脉

A

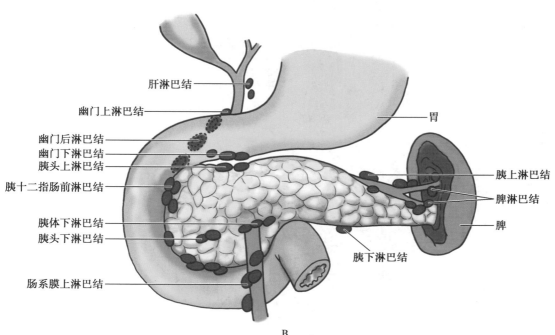

肝淋巴结

幽门上淋巴结

幽门后淋巴结

幽门下淋巴结

胰头上淋巴结

胰十二指肠前淋巴结

胰体下淋巴结

胰头下淋巴结

肠系膜上淋巴结

胃

胰上淋巴结

脾淋巴结

脾

胰下淋巴结

B

图 10-4　胰血管、淋巴结分布

A. 血管的分布;B. 淋巴结的分布。

面的中部,而右侧第12肋斜过右肾后面的上部。肾的长轴略斜向外下方,两肾门相对,上极相距稍近。

肾上方隔疏松结缔组织邻肾上腺,二者共同由肾筋膜包绕(肾下垂时,肾上腺并不随其下降),内下方为肾盂和输尿管,内后方分别为左、右腰交感干。两肾前方的毗邻不同。左肾前上方邻胃后壁,外上方邻脾,中、下部有胰和脾血管横过,前下方毗邻空肠、横结肠末段和结肠左曲,前内侧部邻十二指肠空肠曲(图10-5A)。右肾前上方邻肝右叶,前下方邻结肠右曲,内侧邻下腔静脉和十二指肠降部。故行左肾手术时,应注意勿损伤胰体、胰尾;行右肾手术时,勿损伤十二指肠降部,因为此部较固定,易被撕裂。

两肾后方在第12肋以上的部分邻膈和胸膜腔,第12肋以下的部分自内侧向外侧邻腰大肌及其前方的生殖股神经、腰方肌及其前方的髂腹下神经和髂腹股沟神经、腹横肌(图10-5B)。故涉及第12肋的手术时,应注意勿损伤胸膜,以免导致气胸;当肾周围炎症或脓肿时,腰大肌受到刺激可发生痉挛,导致患侧下肢屈曲。

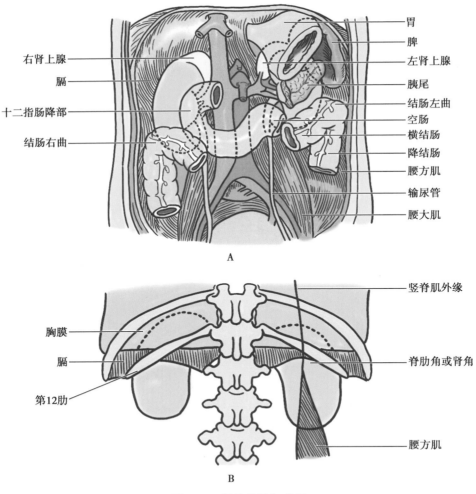

图 10-5 肾的位置与毗邻

A.前面观;B.后面观。

肾的体表投影:在后正中线两侧 2.5cm 和 7.5~8.5cm 处各作两条垂线,通过第 11 胸椎和第 3 腰椎棘突各作一条水平线,两肾即位于此纵、横标志线所组成的两个四边形内。肾门的体表投影:在腹前壁位于第 9 肋前端,在腹后壁位于竖脊肌外侧缘与第 12 肋的夹角处,称为**肋脊角**(costovertebra angle)或脊肋角、**肾角**(renal angle)。肾脏病变时,上述四边形及肋脊角处常有压痛或叩击痛。

2. **被膜**　肾的被膜有三层,由外向内依次为肾筋膜、脂肪囊和纤维囊(图 10-6)。

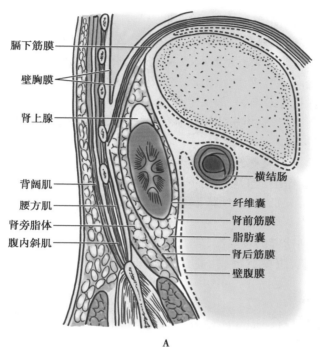

膈下筋膜
壁胸膜
肾上腺
背阔肌
腰方肌
肾旁脂体
腹内斜肌

横结肠
纤维囊
肾前筋膜
脂肪囊
肾后筋膜
壁腹膜

A

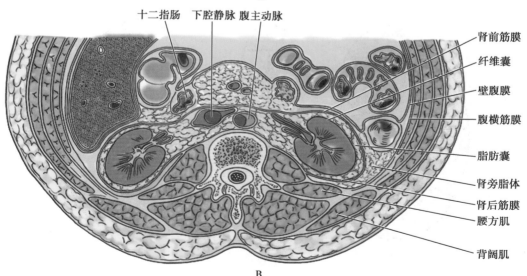

十二指肠　下腔静脉　腹主动脉

肾前筋膜
纤维囊
壁腹膜
腹横筋膜
脂肪囊
肾旁脂体
肾后筋膜
腰方肌
背阔肌

B

图 10-6　肾的被膜
A. 纵断面;B. 横断面。

肾筋膜(renal fascia)是一致密的纤维结缔组织鞘,分为前、后两层(前层为肾前筋膜,后层为肾后筋膜)包绕肾和肾上腺。在肾的内侧,肾前筋膜越过腹主动脉和下腔静脉的前方,与对侧的肾前筋膜相续。肾后筋膜与腰方肌和腰大肌筋膜汇合后,在内侧附于椎体和椎间盘。在肾的外侧缘,前、后两层肾筋膜融合形成**侧锥筋膜**,并与腹横筋膜相接。在肾的上方,两层肾筋膜在肾上腺的上方相融合,并与膈下筋膜相延续;在肾的下方,肾前筋膜向下消失于腹膜外筋膜中,肾后筋膜向下至髂嵴与髂筋膜愈着。肾前、后筋膜在肾下方互不融合,并向下与直肠后隙相通。

　　肾筋膜发出许多结缔组织纤维束,穿过脂肪囊与纤维囊相连,对肾有固定作用。因肾筋膜的下端完全开放,当腹壁肌减弱,肾周围脂肪减少,或有内脏下垂时,肾移动性可增大,向下形成肾下垂或称游走肾。如果发生肾积脓或肾周围炎症时,脓液可沿肾筋膜向下蔓延。

　　脂肪囊(adipose capsule)为脂肪组织层,在成人厚度可达2cm,在肾的后面和边缘较发达。该层具有支持和保护肾的作用,故又称**肾床**。因为脂肪组织易透过X线,故在X线上可由此层观察肾的轮廓,对肾脏疾病的诊断有帮助。行经腹膜外的肾脏手术时,肾囊封闭药液即注入此囊,易于游离肾脏。

　　纤维囊(fibrous capsule)又称纤维膜,为肾的固有膜,由致密结缔组织构成,薄而坚韧,被覆于肾表面,有保护肾的作用。正常情况下,活体时纤维膜易从肾表面剥离,利用此特点,可将肾固定于第12肋或腰大肌上,治疗肾下垂。肾部分切除或肾外伤时,应缝合纤维膜。肾病时,纤维膜可与肾粘连不易剥离。

　　综上所述,自腰区到达肾的各层次结构为:皮肤、皮下组织、固有筋膜、背阔肌或腹外斜肌、下后锯肌或腹内斜肌、腹横肌腱膜、腰方肌、腹横筋膜、腹膜后组织、肾筋膜后层及肾脂肪囊。

　　3. 血管、神经、淋巴

　　肾动脉和肾段:**肾动脉**(renal artery)多平对第2腰椎高度起自腹主动脉(多为1支,少为2支,罕为3~5支),在肾静脉的后上方向外横行,经肾门入肾(图10-7)。腹主动脉位于腰

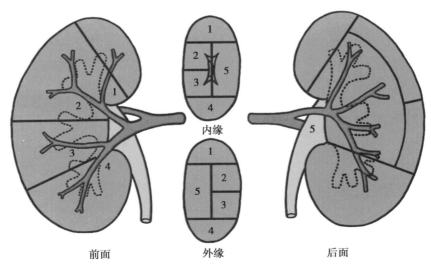

图10-7　肾段动脉
1.上段动脉;2.上前段动脉;3.下前段动脉;4.下段动脉;5.后段动脉。

椎左前方,故右肾动脉较左肾动脉稍长,向右经下腔静脉后方入肾。肾动脉(一级支)入肾门之前,多分为前、后两干(二级支),两干再分出**段动脉**(三级支)。每一段动脉供给的肾实质区域称为**肾段**(renal segment)。前干走行在肾盂前方,分出上段动脉、上前段动脉、下前段动脉和下段动脉。后干走行在肾盂后方,延续为后段动脉。因此,肾段共有 5 个,即上段、上前段、下前段、下段和后段。因为各肾段动脉之间彼此没有吻合,若某一段动脉发生阻塞,则该动脉营养的肾实质将发生缺血性坏死。

肾动脉的变异较多见。不经肾门而在肾上端入肾的上段动脉称为**上极动脉**,在肾下端入肾的下段动脉称为**下极动脉**。上、下极动脉的出现率约 28%,上极更多见。上、下极动脉大多起自肾动脉,亦有发自腹主动脉或肠系膜上动脉的情况。故在肾脏手术中,应对上、下极动脉引起足够重视,否则易被损伤,不仅会导致出血,而且可能导致供血区的肾组织缺血或坏死。

肾静脉:肾内的静脉无节段性,广泛吻合,在肾窦内汇成 2~3 支,出肾门后则合为 1 条**肾静脉**(renal vein),于肾动脉前方走行,以直角汇入下腔静脉。下腔静脉位于脊柱右前方,故左肾静脉较长,经肠系膜上动脉起端稍下方向右横过腹主动脉。右肾静脉通常无肾外属支,而左肾静脉收纳**左肾上腺静脉**(left suprarenal vein)和**左睾丸(卵巢)静脉**[left testicular (ovarian) vein]。同时,约半数以上的左肾静脉还和左侧腰升静脉相连,经腰静脉与椎内静脉丛及颅内静脉窦相通。故左肾和左侧睾丸的恶性肿瘤可经此途径向颅内转移。

神经:肾的神经支配来自肾丛(交感、副交感神经)和迷走神经(内脏感觉神经)。感觉神经多随交感神经和副交感神经分支走行,因经过肾丛,故切除或封闭肾丛可一定程度消除肾脏疾病引起的疼痛。

淋巴引流:肾的淋巴管分浅、深二组。浅组位于肾纤维膜深面,引流肾被膜的淋巴;深组位于肾内血管的周围,引流肾实质的淋巴。两组均汇入肾盂后方的肾门淋巴结,其输出管注入腰淋巴结。其中左肾前部的集合淋巴管注入主动脉前淋巴结及左肾动脉起始处的主动脉外侧淋巴结,左肾后部的集合淋巴管注入主动脉外侧淋巴结;右肾前部的集合淋巴管注入腔静脉前淋巴结、主动脉腔静脉间淋巴结及主动脉前淋巴结,右肾后部的集合淋巴管注入腔静脉后淋巴结。肾脏发生恶性肿瘤时上述淋巴结可被累及。

(四) 肾上腺

1. 位置及毗邻 肾上腺(suprarenal gland)左右成对,位于脊柱两侧,约平第 11 胸椎高度,附于肾的内上方,与肾共同包在肾筋膜内。左侧肾上腺为半月形,右侧为三角形,两者的毗邻不尽相同。左肾上腺前上方隔网膜囊邻胃,下方邻胰尾及脾血管,内侧邻腹主动脉;右肾上腺前方邻肝,前外上方邻肝裸区,内侧邻下腔静脉。左、右肾上腺后方均邻膈,两者之间为腹腔丛。

2. 血管、神经、淋巴

动脉:肾上腺的体积虽小但血供极为丰富(图 10-8)。其动脉包括:**肾上腺上动脉**(superior suprarenal artery)发自膈下动脉;**肾上腺中动脉**(middle suprarenal artery)发自腹主动脉;**肾上腺下动脉**(inferior suprarenal artery)发自肾动脉。这些动脉入肾上腺后,在被膜内形成丰富的吻合,其分支入肾上腺皮质和髓质。

静脉:**肾上腺静脉**通常左、右各 1 支,左侧少数时候为 2 支。左肾上腺静脉注入左肾静

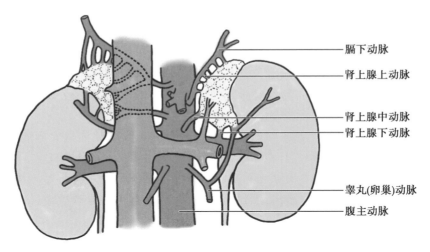

图 10-8　肾上腺的血供

脉,平均长度约 2cm;右肾上腺静脉注入下腔静脉的右后壁,平均长度约 1cm,少数注入右膈下静脉、右肾静脉或副肝右静脉,个别可汇入肝右静脉。故在右肾上腺切除术结扎右肾上腺静脉时,应注意保护下腔静脉。

神经:内脏大、小神经的节前纤维经腹腔丛至肾上腺,大部分终于髓质。

淋巴:肾上腺的淋巴管多斜向内下方,注入主动脉外侧淋巴结、腔静脉外侧淋巴结及中间腰淋巴结。肾上腺上部的一部分淋巴管沿肾上腺上动脉走行,注入膈下淋巴结。

(五)　输尿管腹部

1. 位置与毗邻　输尿管(ureter)左右成对,位于脊柱两侧,是细长而有弹性的平滑肌管道。输尿管腹部长 13~14cm,上端与肾盂相移行,紧贴腰大肌前面向内下方斜行,在腰大肌中点稍下方与睾丸(卵巢)动脉交叉,于其后方继续下行至跨髂血管处与输尿管盆部相续。输尿管腹部的体表投影在腹前壁与半月线相当;在腰部约在腰椎横突尖端的连线上。左输尿管的前方有十二指肠空肠曲、睾丸(卵巢)血管和降结肠血管。右输尿管的前方有十二指肠降部、睾丸(卵巢)血管、升结肠血管、回结肠血管和回肠末端。故回肠后位的阑尾如有炎症时,常引起输尿管炎。因输尿管腹部的大部分与升、降结肠血管相邻,故行升、降结肠手术时,应注意勿损伤输尿管。

输尿管变异较少见。如髂动脉或下腔静脉后位的输尿管易发生梗阻,有时需将输尿管切断,移至正常的位置,行输尿管吻合。双肾盂、双输尿管畸形时,若其行程、开口正常,如双输尿管开口于膀胱,则可不引起功能异常。如开口于其他不当部位(如女性的尿道外口、阴道),则可能会因失去括约肌控制而发生持续漏尿,需要外科干预。

2. 血管、神经、淋巴

动脉:输尿管腹部的血供十分丰富(图 10-9)。其上部血供来自肾动脉和肾下极动脉的分支,下部血供则来自腹主动脉、睾丸(卵巢)动脉、第 1 腰动脉、髂总动脉等分支。各条分支动脉多从输尿管内侧进入输尿管,并且相邻分支互相吻合形成动脉网。故手术时,一般在输尿管的外侧游离,损伤某一分支不会严重影响血供。但也因少数输尿管部位的吻合支很细小,故手术时不宜过多地游离输尿管,以免发生局部缺血坏死。

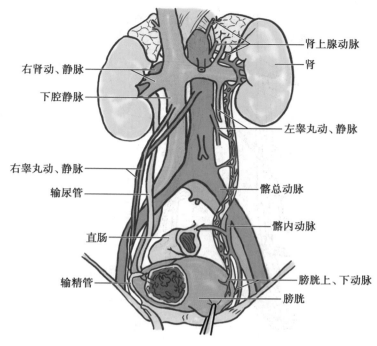

右肾动、静脉

下腔静脉

右睾丸动、静脉

输尿管

直肠

输精管

肾上腺动脉

肾

左睾丸动、静脉

髂总动脉

髂内动脉

膀胱上、下动脉

膀胱

图 10-9　输尿管的动脉

静脉:输尿管腹部的静脉与动脉伴行,经肾静脉、睾丸(卵巢)静脉、髂总静脉等注入下腔静脉。

神经:输尿管神经为自主神经,来自肾丛及腹下神经丛,网状分布于输尿管结缔组织中,然后再进入肌肉层。输尿管腹部只含有少量神经节细胞。

淋巴:输尿管腹部的淋巴管注入腰淋巴结和沿髂总动脉排列的髂总淋巴结。

（六）腹主动脉

1. 位置与毗邻　腹主动脉(abdominal aorta)又称主动脉腹部,在第 12 胸椎前方的主动脉裂孔续自胸主动脉,沿脊柱左前方下行,于第 4 腰椎下缘分为左、右髂总动脉,全长约 14cm。体表投影:在腹前壁从胸骨的颈静脉切迹至耻骨联合上缘连线的中点以上 2.5cm 处开始,向下至脐左下方 2.0cm 处,一条宽约 2.0cm 的带状区。腹主动脉前方邻胰、脾静脉、左肾静脉、十二指肠水平部、肠系膜根部等,后方邻第 1~4 腰椎及椎间盘,左侧邻左交感干,右侧邻下腔静脉。此外,腹主动脉周围还有腰淋巴结、腹腔淋巴结和神经丛等。

2. 血管分支　腹主动脉的分支有壁支和脏支,其中脏支又包括成对脏支和不成对脏支（图 10-10）。

不成对脏支:①**腹腔干**(celiac trunk),在膈主动脉裂孔的稍下方发自腹主动脉前壁,多位于第 1 腰椎水平。其分支有变异,但以分出肝总动脉、脾动脉和胃左动脉者为多。②**肠系膜上动脉**(superior mesenteric artery),在腹腔干的稍下方发自腹主动脉前壁,经胰颈和十二指肠水平部之间进入肠系膜根,呈弓状行至右髂窝。③**肠系膜下动脉**(inferior mesenteric artery),在第 3 腰椎水平,距腹主动脉分叉处上方 3~4cm 处发自腹主动脉的前壁,在腹后壁腹膜深面向左下方走行,经乙状结肠系膜进入盆腔,终支为直肠上动脉。

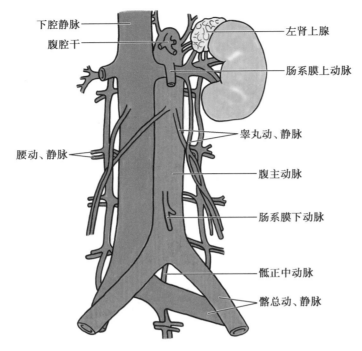

图 10-10　腹主动脉及其分支

成对脏支：①肾上腺中动脉，在第 1 腰椎水平发自腹主动脉侧壁，向外经膈的内侧脚至肾上腺中部。②肾动脉，多在第 2 腰椎平面、肠系膜上动脉起点平面稍下方发自腹主动脉侧壁，走行入肾。③**睾丸（卵巢）动脉**，在肾动脉起点平面稍下方发自腹主动脉前外侧壁，下行一段后与同名静脉伴行，越过输尿管前方，在腰大肌前方下行。睾丸动脉经深环入腹股沟管，在精索内下行分布于睾丸和附睾；卵巢动脉在卵巢悬韧带内下行，分布于卵巢和输卵管。

壁支：①**膈下动脉**（inferior phrenic artery），通常 1 对，在主动脉裂孔处发自腹主动脉的起始部，走向外上分布于膈，并发出肾上腺上动脉到肾上腺。②**腰动脉**（lumbar artery），通常 4 对，发自腹主动脉后壁两侧，经第 1~4 腰椎椎体前方走向外侧。左侧者经左交感干后方，右侧者经下腔静脉和右交感干后方，进入腰大肌深侧。③**骶正中动脉**（median sacral artery），通常 1 支，发自腹主动脉后壁，沿第 5 腰椎椎体和骶骨前方下行。

（七）下腔静脉

1. **位置与毗邻**　**下腔静脉**（inferior vena cava）是人体最粗大的静脉干，由左、右髂总静脉于第 5 腰椎平面汇合而成，在腹主动脉右侧上行，穿膈的腔静脉孔入胸腔，注入右心房。下腔静脉前方邻肝、胰头、十二指肠水平部、右睾丸（卵巢）动脉，并有肠系膜根越过，后方邻右膈脚、第 1~4 腰椎、右腰交感干和腹主动脉的壁支，右侧邻腰大肌、右肾、右肾上腺，左侧邻腹主动脉。

下腔静脉的变异类型包括双下腔静脉、左下腔静脉、下腔静脉肝后段缺如等。由于变异的下腔静脉起点、行径、汇入部位以及与周围器官的毗邻关系等与正常不同，在行腹膜后间隙手术时，应防止误伤。

2. **属支**　下腔静脉的属支有髂总静脉、右睾丸(卵巢)静脉、肾静脉、右肾上腺静脉、肝静脉、膈下静脉和腰静脉,大部分属支与同名动脉伴行(图 10-11)。

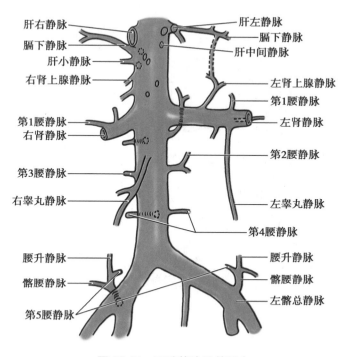

图 10-11　下腔静脉及其属支

脏支:每侧的睾丸静脉多为 2 支,起自蔓状静脉丛,穿腹股沟管深环入腹后壁腹膜后方,并与同名动脉伴行,在腰大肌和输尿管的前面上行,继而合为 1 支。右侧者斜行注入下腔静脉,左侧者几乎垂直上行注入左肾静脉。两侧卵巢静脉自盆侧壁上行,越过髂外血管后的行程及汇入部位与睾丸静脉相同。

壁支:①**膈下静脉**,收集膈和左肾上腺的静脉血液,并与同名动脉伴行。②**腰静脉**,共 4 对,收集腰部组织的静脉血,汇入下腔静脉。其中左、右腰静脉各有交通支上、下连通构成**腰升静脉**,向上穿膈进入胸腔,右侧者续为奇静脉,左侧者续为半奇静脉。因此,腰升静脉是上、下腔静脉间侧支吻合途径之一。

（八）乳糜池及其淋巴干

乳糜池多位于第 1~2 腰椎椎体的前方,腹主动脉的右后方,呈梭形膨大或网状,上端延续为胸导管,经膈的主动脉裂孔进入胸腔(图 10-12)。乳糜池接纳腰干和肠干。腰干左、右各一,为腹主动脉和下腔静脉周围的腰淋巴结的输出淋巴管汇合形成。肠干 1 支,为腹腔淋巴结和肠系膜上、下淋巴结的输出淋巴管汇合形成。约 14% 的人无明显乳糜池,为多支相互吻合的淋巴管。

（九）腰丛

腰丛(lumbar plexus)位于腰大肌的深面,腰椎横突的前方,由第 12 胸神经至第 4 腰神经的前支组成(图 10-13)。其主要分支有:髂腹下神经、髂腹股沟神经、股外侧皮神经、股神经、闭孔神经和生殖股神经,分布于髂腰肌、腰方肌、腹前壁下部、大腿前内侧部的肌肉和皮肤、

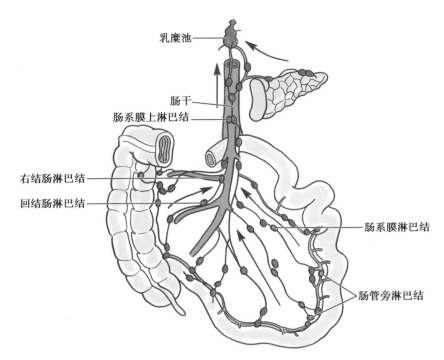

图 10-12 乳糜池

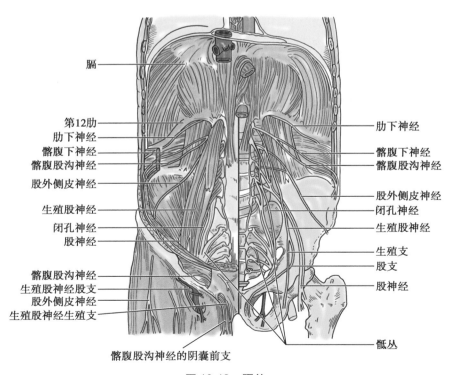

图 10-13 腰丛

大腿外侧的皮肤、小腿与足内侧的皮肤和外生殖器的皮肤。

（十）腰交感干和自主神经丛

腰交感干（lumbar sympathetic trunk）位于脊柱的两侧、腰大肌的内侧缘，每侧由 3 或 4 个神经节和节间支构成，发出腰内脏神经走向腹主动脉。腰交感干上端连于胸交感干，下端续于骶交感干，左、右腰交感干之间有横向的交通支（图 10-14）。故行腰交感神经节切除术时，需同时切除其交通支，以达到理想的治疗效果。

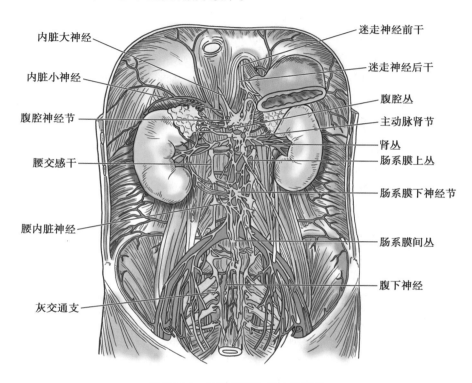

图 10-14　腰交感干和自主神经节

交感神经和副交感神经纤维在腹主动脉周围及其粗大分支的根部交织成神经丛，主要有腹腔丛和腹主动脉丛等。腹腔丛位于腹腔干和肠系膜上动脉根部的周围，丛内有成对的腹腔神经节、主动脉肾神经节和单一的肠系膜上神经节。腹腔丛伴随腹腔干的分支、肠系膜上动脉和肾动脉形成肝丛、胃丛、脾丛、胰丛、肾丛和肠系膜上丛等副丛，分布于脏器。腹主动脉表面的腹主动脉丛承接上方的腹腔丛，并发出分支伴肠系膜下动脉形成肠系膜下丛，在肠系膜下动脉根部有肠系膜下神经节（图 10-14）。内脏大、小神经和腰内脏神经的交感神经节前纤维在上述神经节内更换神经元，节后纤维攀绕动脉并随动脉分支到达脏器。迷走神经和盆腔内脏神经的副交感神经节前纤维也分别进入上述神经丛内，至脏器壁内（器官内节）更换神经元。另外，神经丛中还有内脏传入纤维。

四、解剖腹膜后间隙

（一）剖查肾、肾上腺、肾蒂及输尿管

第一步：剥离肾区的腹膜，先观察肾的位置及毗邻关系。在肾前方，用刀纵行切开肾筋

膜,将其向外翻,可见到一层较厚的脂肪(瘦弱者可较薄),即肾脂肪囊。检视肾上极的肾上腺,见其也包在肾筋膜内。提起肾的外缘,可见到肾后面的脂肪和肾筋膜后层,从而理解肾脂肪囊与肾筋膜包绕着肾和肾上腺。观察紧贴肾脏的最内层被膜——肾纤维囊。检查肾的后面与第 12 肋的关系:将右手伸入到左侧胸膜腔的肋膈隐窝,检查其与左肾的关系;用同样方法探查右肾与右肋膈隐窝的关系。

第二步:切断肾血管、在肾下端切断输尿管,取出一侧肾。肾表面有光滑的肾纤维囊。在肾纤维囊上做一弧形切口,沿切口剥离一小块肾纤维囊,观察其与肾实质的黏附关系。经肾门将肾切成前、后两部分,在肾的冠状切面上观察肾实质的内部结构;去除肾窦内的脂肪,观察肾窦及其内的结构。

第三步:在肾上端确认肾上腺。有时肾上腺的颜色、质地与结缔组织相似,需注意区别。观察左、右肾上腺的形态、毗邻。再次清理肾上腺的三条动脉,于肾上腺前面找出肾上腺静脉,沿此追踪至其注入下腔静脉或左肾静脉处。

第四步:自肾门处清除脂肪,解剖肾蒂。观察肾蒂内的主要结构,由前向后依次为:肾静脉、肾动脉和肾盂。注意有无副肾动脉,它通常起自肾动脉主干或起自腹主动脉。剖查输尿管,观察其行程、狭窄部位及毗邻关系,至小骨盆入口处,右侧输尿管越过右髂外动脉起始部的前方,左侧输尿管越过左髂总动脉的前方,进入盆腔(盆腔内部分,待后解剖)。

(二) 剖查血管、神经

第一步:小心去除腹腔干、肠系膜上、下动脉根部的淋巴结及结缔组织。可见到被神经丛围绕的粗大腹主动脉,向下追踪见其在平第 4 腰椎处分为左、右髂总动脉。神经丛则下延至盆部成为腹下丛。剥离腹主动脉右侧的腹膜,观察平行于腹主动脉右侧的下腔静脉。在右髂总动脉的后方,可找到由左、右髂总静脉汇成的下腔静脉的起始部。左髂总静脉位于左、右髂总动脉之间,而右髂总静脉则在其同名动脉的深面。

第二步:清理左肾静脉。它起自肾门,行于肠系膜上动、静脉根部之后,在腹主动脉之后汇入下腔静脉,沿途接受左睾丸静脉(或卵巢静脉)。在左肾上腺前面解剖出左肾上腺静脉,追踪其注入左肾静脉。右肾静脉较左侧为短。

第三步:在腰大肌下部的前方清理出睾丸(卵巢)静脉。剥开腹膜,沿左侧睾丸静脉向上追踪,见其几乎成直角汇入左肾静脉,而右睾丸静脉则直接汇入下腔静脉。在睾丸静脉内侧与之伴行的是睾丸(卵巢)动脉,向上追踪可见其发自肾动脉稍下方的腹主动脉。

第四步:清理左肾动脉,其发自位于肠系膜上动脉起点稍下方的腹主动脉的左缘,横行向左至左肾门。在左肾动脉起点水平,可见右肾动脉起自腹主动脉之右缘,横向右走行达右肾门。

第五步:清理腰大肌和腰方肌,观察肋下神经、髂腹下神经、髂腹股沟神经、股外侧皮神经和穿出腰大肌的生殖股神经,观察它们与腰大肌的位置关系。切开髂窝腹膜,清理睾丸动、静脉和由腹环处转向盆腔的输精管。在女性则清理卵巢动、静脉和子宫圆韧带。然后于腰大肌外侧缘与髂肌之间切开筋膜,寻找股神经。

第六步:沿腰大肌内侧缘清理,可见沿脊柱两侧的纵行腰交感干。每侧腰交感干上有 3~4 个膨大的交感干神经节,从神经节发出的腰内脏神经走向腹主动脉丛。腰交感干延续于胸交感干,向下经髂总动、静脉深面入盆腔。注意观察左腰交感干与腹主动脉左缘相邻,右腰交感干前面则为下腔静脉所覆盖。

第七步:掀起下腔静脉左缘,清理结缔组织,然后提起腹主动脉,可见第2、3、4右腰动脉起自腹主动脉后壁,经腰交感干的后方,行至腰大肌的深面。同样,掀起腹主动脉左缘,清理结缔组织,可发现第2、3、4左腰动脉。腰静脉与同名动脉伴行。

第二节 腹膜后器官重点解剖结构的临床应用

一、胰腺的解剖和临床应用

胰腺属于腹膜后器官,位于腹主动脉、下腔静脉前方,腹腔干和肠系膜上动脉之间,周围毗邻胃、十二指肠、脾脏以及横结肠,十二指肠以"C"形环绕胰头,胆总管自胰头内走行和胰管汇合形成 Vater 壶腹并开口于十二指肠大乳头。胰腺血供丰富,胰头血供主要来自由肝总动脉发出的胃十二指肠动脉和肠系膜上动脉发出的胰十二指肠下动脉在胰头形成的前后血管弓,胰体、胰尾血供则主要来自脾动脉发出的胰背动脉、胰大动脉和肠系膜上动脉发出的胰下(胰横)动脉之间吻合支血管(见图 10-4A)。胰腺手术中最为重要的就是对上述血管的精准解剖,本节结合胰腺常见手术的介绍,重点描述胰腺解剖结构在外科中的临床应用。

(一) 胰十二指肠切除术局部解剖

胰十二指肠切除术(Whipple 术)是治疗壶腹部周围肿瘤的常规术式,该手术包括切除和消化道重建两部分。经典术式需切除部分远端胃、胆囊、胆总管、十二指肠、胰头以及部分近端空肠,随后完成胰肠、胆肠、胃肠吻合(图 10-15)。

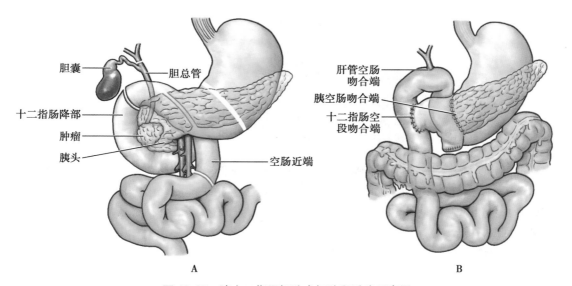

图 10-15 胰十二指肠切除术切除和重建示意图
A. 经典 Whipple 术需切除部分胃,保留幽门;胰十二指肠切除术在幽门下方切断十二指肠。B. 消化道重建为 Child 式。

手术步骤:取上腹部正中剑突下左侧绕脐至脐下切口进腹。Kocher 手法游离十二指肠至降部、水平部和胰头,显露下腔静脉和腹主动脉后,可触摸胰头肿块部位、大小、质地以及与周围血管的关系。贴近横结肠系膜无血管区离断大网膜进入网膜囊,显露胰腺(图10-16)。

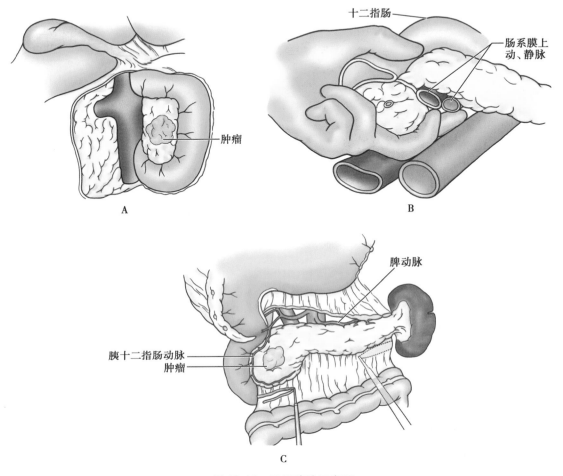

图 10-16 显露胰腺示意图
A. Kocher 手法游离十二指肠及胰头;B. 触诊胰头;C. 显露胰腺体尾部。

在胰颈部下缘解剖显露肠系膜上静脉,胃网膜右静脉及副右结肠静脉汇合成 Henle 干后汇入肠系膜上静脉,离断 Henle 干,于肠系膜上静脉和胰颈部之间的间隙行隧道式分离可达胰腺上缘。经典 Whipple 术在胃体部切除远端胃,保留幽门胰十二指肠切除术则在幽门下切断十二指肠。

解剖胆囊三角,结扎离断胆囊动脉,切除胆囊后靠近肝门部切断肝总管。在胰颈部上缘显露肝总动脉,沿肝总动脉向肝门部解剖可依次显露肝固有动脉、胃十二指肠动脉、胃右动脉、肝左动脉、肝右动脉,肝右动脉通常自胆管前方进入肝脏,术中若在胆管右侧或后方触及动脉搏动则需警惕替代(异位)肝右动脉存在,误断此血管可能会引起肝脏缺血、胆汁瘤、肝脓肿甚至肝衰竭发生。胆总管后方为门静脉,肠系膜上静脉和脾静脉自胰颈部下缘汇合成门静脉。沿肝总动脉向左侧解剖可显露腹腔干，以及自腹腔干发出的胃左动脉和脾动脉。胃十二指肠动脉是供应胰头及十二指肠最主要血管，术中需对此进行结扎和缝扎后离断。由于此动脉是胰十二指肠切除术后胰瘘腐蚀出血的最常见血管，因此术中处理尤为谨慎，临床上可采用"梯度结扎"法进行离断，即先于根部丝线结扎，打结不宜过紧，再于其远端血管缝线"8"字缝合打紧后离断。在胰颈部离断胰腺，辨认胰管位置，判断胰管直径，胰腺创面予缝合止血（图 10-17）。

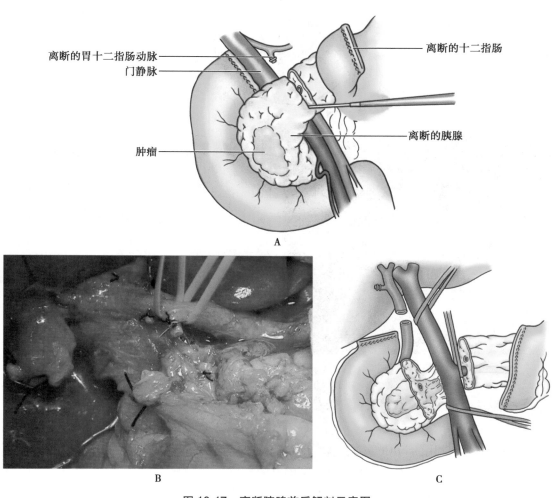

离断的胃十二指肠动脉

门静脉

肿瘤

离断的十二指肠

离断的胰腺

A

B

C

图 10-17 离断胰腺前后解剖示意图
A.胰腺离断前；B.肝门部局部解剖（肝总动脉、胃十二指肠动脉离断后）；C.胰腺离断后显露后方门静脉系统。

　　游离 Treitz 韧带下方十二指肠空肠曲，离断空肠系膜后切断近端空肠，将近端空肠自系膜血管后方牵至右侧显露胰腺钩突。向左侧牵拉门静脉-肠系膜上静脉充分显露钩突，清扫肠系膜上动脉（SMA）右半周神经结缔组织，结扎离断 SMA 发出的胰十二指肠下动脉（IPDA）后完整切除钩突（图 10-18）。

　　胰十二指肠切除术在标本切除后需进行消化道重建，包括胰肠吻合、胆肠吻合以及胃肠

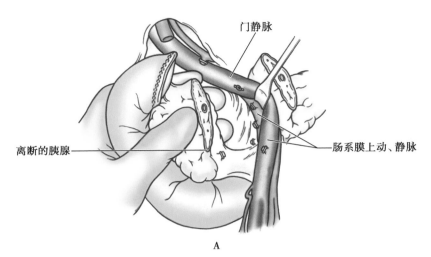

门静脉

离断的胰腺

肠系膜上动、静脉

A

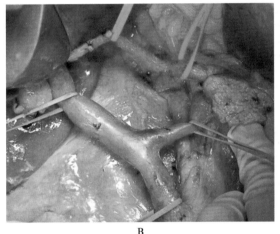

B

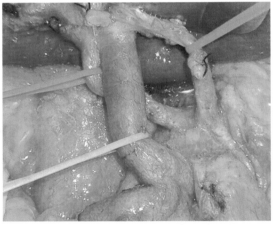

C

图 10-18　胰头钩突切除

A. 胰头钩突切除示意图;B. 胰十二指肠切除术后照片;C. 胰十二指肠切除术后照片(合并异位肝右动脉)。

吻合。目前最为常用的为 Child 式重建,即将远端小肠上提先行胰肠吻合,再行胆肠吻合,最后行胃肠吻合。胰瘘是胰腺手术最为严重的并发症之一,胰瘘一旦发生可能会引起腹腔感染、血管腐蚀破裂出血甚至死亡。Child 式重建可有效避免胆汁和胰液过早混合从而激活胰酶。胰肠吻合的方式种类繁多,应用较多的有经典胰管-黏膜吻合(双层)、改良单层胰管-黏膜吻合、套入式、捆绑式等,胰肠吻合的质量是避免术后胰瘘发生的关键因素。改良单层胰管-黏膜吻合的要点是:针距宽,缝合较多的胰腺组织;间距稀,不宜缝合过于密集影响胰腺血供;打结松,避免组织水肿导致缝线切割胰腺组织。此吻合方法简便易行,可有效降低胰瘘发生。此外,也可以选用连续缝合的方式完成胰肠吻合(图 10-19)。

（二）胰体尾切除术局部解剖

胰体尾切除术是治疗胰体尾部肿瘤的经典术式,需切除胰腺体尾部及脾脏,对于良性疾病可以选择行保留脾脏的胰体尾切除术,保留脾脏胰体尾切除又可分为保留脾动静脉的

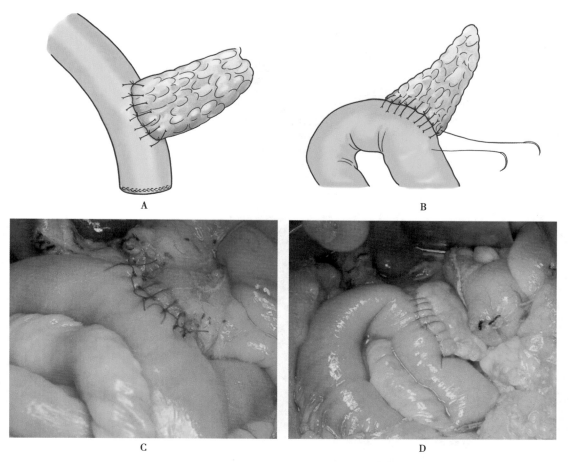

图 10-19　改良胰管-黏膜胰肠吻合示意图及术中照片
A、C. 单层间断胰肠吻合；B、D. 单层连续胰肠吻合。

Kimura 术和不保留脾动静脉的 Warshaw 术（图 10-20）。

　　贴近横结肠打开胃结肠韧带进入网膜囊显露胰腺，探查胰体尾病变，离断胃脾韧带，沿胃大弯侧向近端分离至贲门左侧将胃短血管逐支结扎离断。于胰颈部下缘显露肠系膜上静脉，沿静脉向上行隧道式分离。于胰腺上缘显露肝总动脉，沿动脉向左侧解剖显露脾动脉及胃左动脉，于脾动脉根部"结扎+缝扎"后离断，于胰颈部离断胰腺，在胰腺下缘显露游离脾静脉后结扎离断，将胰腺提起后向体尾部游离直至脾门部，分别离断脾膈韧带、脾结肠韧带和脾肾韧带，完整切除胰体尾及脾脏。对于恶性肿瘤则需要切除 Gerota 筋膜以达到后腹膜切缘阴性，解剖平面位于左肾静脉表面，沿左侧肾上腺表面或者切除左肾上腺并切除左肾前脂肪囊后完成标本切除（图 10-21）。

　　若肿瘤侵犯腹腔干可行联合腹腔干切除的胰体尾切除术（改良 Appleby 术）。此术式需要从腹腔干根部离断血管，切除肝总动脉、胃左动脉，保留胃十二指肠动脉，肝脏的血供源于肠系膜上动脉发出的胰十二指肠下动脉在胰头形成的血管弓，血流通过胃十二指肠动脉和肝固有动脉供应肝脏（图 10-22）。改良 Appleby 手术会因为肝动脉血流减少可引起肝脏缺血、胃缺血等并发症，需严格把握适应证。

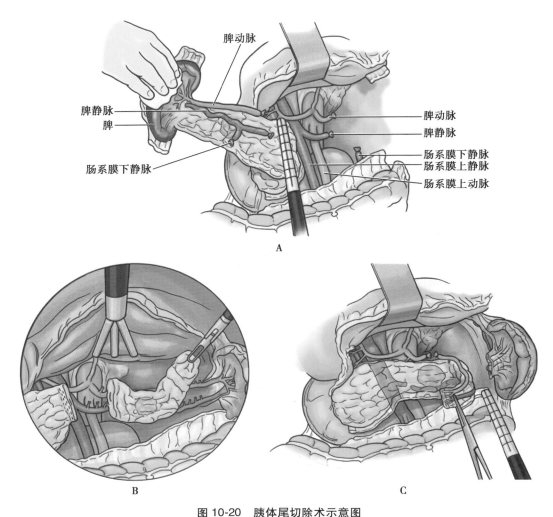

图 10-20 胰体尾切除术示意图

A. 标准胰体尾联合脾脏切除;B. 腹腔镜保留脾脏胰体尾切除(Kimura 术);C. 不保留脾脏胰体尾切除(Warshaw 术)。

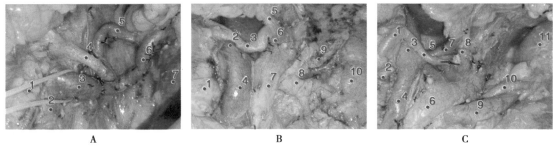

图 10-21 胰体尾切除术后照片

A. Kimura 术(1. 胰腺;2. 肠系膜上静脉;3. 脾静脉;4. 脾动脉;5. 脾动脉;6. 脾静脉;7. 脾)。B. 保留左侧肾上腺——前入路根治性顺行模块化胰脾切除术(RAMPS)(1. 胰腺;2. 门静脉;3. 肝总动脉;4. 肠系膜上静脉;5. 胃左动脉;6. 脾动脉残端;7. 肠系膜上动脉;8. 左肾静脉;9. 肾上腺;10. 肾脏)。C. 切除左侧肾上腺——后入路 RAMPS(1. 胃十二指肠动脉;2. 胰腺;3. 门静脉;4. 肠系膜上静脉;5. 肝总动脉;6. 肠系膜上动脉;7. 胃左静脉;8. 胃左动脉;9. 左肾静脉;10. 左肾动脉;11. 肾脏)。

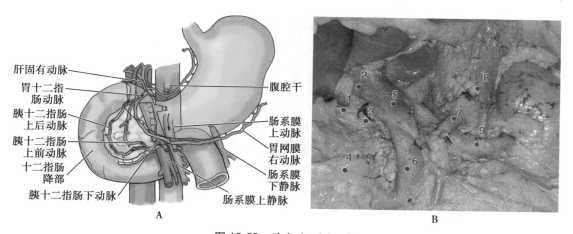

图 10-22　改良 Appleby 术

A. 改良 Appleby 肝脏血供示意图。B. 术中照片（1. 胃右动脉；2. 肝固有动脉；3. 胃十二指肠动脉；4. 胰腺；5. 门静脉；6. 肠系膜上静脉；7. 肠系膜上动脉；8. 肿瘤残端；9. 左肾静脉）。

二、肾脏的解剖和临床应用

腹膜后间隙中主要有十二指肠、胰、肾、输尿管、肾上腺、腹部大血管、神经、淋巴等重要结构，临床手术中常常需要注意的是十二指肠、胰、肾、肾上腺、腹部大血管等器官及其邻近组织的解剖结构及毗邻关系。本节将通过对肾脏手术的介绍，进一步讲解临床应用中腹膜后器官的重点解剖结构。

（一）手术路径构建

1. **开放手术**　切口起于第 12 肋下缘约 1cm 的竖脊肌外缘，平行第 12 肋，斜向前下，终止于髂前上棘内侧（图 10-23A～C）。

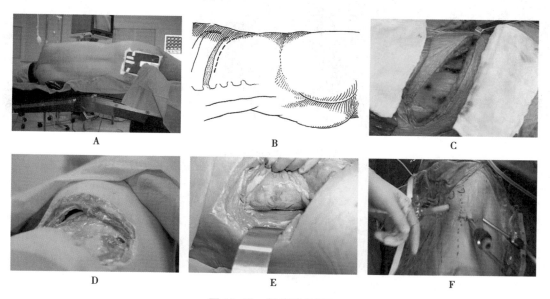

图 10-23　肾脏手术切口

A. 术中体位；B. 体位有助于切口暴露；C. 术中切口；D. 切口层次解剖；E. 切口下解剖结构；F. 微创手术套管置入位置。

2. **经后腹膜入路**　腹腔镜手术入路,患者取健侧卧位,腰部抬高(同开放手术)。于髂前上棘上方2cm(套管A)、腋后线肋缘下(套管B)分别置入1枚套管,腋前线置入2枚套管(套管C、套管D),解剖结构及套管置入位置如图所示(图10-23D~F)。

(二) 临床重点解剖结构

1. **位置毗邻**　肾位于脊柱的两侧,后方紧贴腹后壁。肾的长轴向下外,两肾门相对,上极相距稍近。肾的上方隔疏松结缔组织与肾上腺相邻,共同由肾筋膜包绕,内下方为肾盂和输尿管,内后方分别为左、右腰交感干,外侧为腰方肌,后内侧为腰大肌。右肾前上部邻肝右叶(覆盖有脏腹膜),前下部邻结肠右曲,内侧邻下腔静脉,肾门处前内侧为十二指肠降部。行右肾手术时,应注意勿损伤十二指肠降部,因为此部较固定,易被撕裂。并注意保护下腔静脉,以免造成难以控制的大出血。而左肾内侧为腹主动脉,前上部毗邻胃后壁,外上部邻脾,中部有胰横过,下部毗邻空肠袢和结肠脾曲,肾门处接近胰腺尾部及脾血管。行左肾手术时,应注意勿损伤胰体、胰尾及腹主动脉等重要脏器。(图10-24)

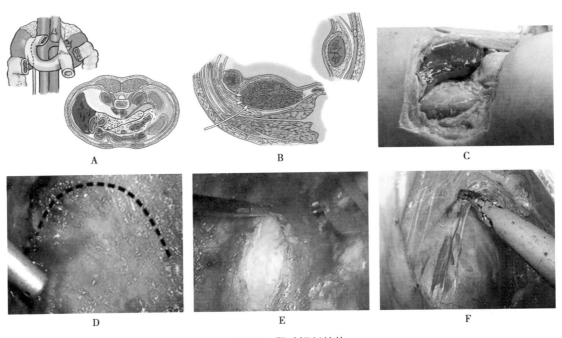

图10-24　肾脏解剖结构

A、C. 肾周围脏器毗邻;B. 肾被膜及毗邻肌肉;D、E. 清除腹膜外脂肪、肾周筋膜;F. 分离肾周脂肪显露肾囊肿。

2. **肾脏暴露的相关解剖要点**　进入腹膜后间隙后,肾脏因体位及气腹压力常被挤向前方。需依次清除腹膜外脂肪、打开肾周筋膜、分离肾周脂肪,方能暴露肾脏。在分离肾周组织时,可以观察到肾的被膜有三层,由外向内依次为肾筋膜(Gerota筋膜)、脂肪囊和纤维囊。肾筋膜是一层致密的纤维结缔组织鞘,分为前、后两层(前层为肾前筋膜,后层为肾后筋膜)包绕肾和肾上腺。脂肪囊为脂肪组织层,在成人厚度可达2cm,在肾的后面和边缘较发达,该层具有支持和保护肾的作用。纤维囊又称纤维膜,为肾的固有膜,由致密结缔组织构成,质薄但坚韧,被覆于肾表面,有保护肾的作用。在肾部分切除或肾外伤破裂手术修补时,应缝合纤维膜。

如做肾根治性切除术需尽量在肾周脂肪外进行分离,而肾部分切除、肾囊肿去顶减压术等需要分离肾周脂肪显露病灶后再进行处理。

3. 肾门处理的相关解剖要点 肾脏手术常需要处理肾门(图 10-25)。肾门为肾内侧缘中部凹陷处,有肾血管、肾盂以及神经和淋巴管等出入。肾门的边缘称为肾唇,有前唇和后唇,具有一定的弹性,手术需分离肾门时,牵开前唇或后唇可扩大肾门。肾蒂由出入肾门的肾血管、肾盂、神经和淋巴管等结构组成。肾动脉起自腹主动脉侧面,于肾静脉后上方横行向外,经肾门入肾。有时肾动脉变异,可有多支副肾动脉自腹主动脉发出,如仅仅控制肾动脉主干而未控制副肾动脉,可导致术中出血增多、加大手术难度。由于腹主动脉位置偏左,故右肾动脉较左肾动脉长,并经下腔静脉的后面右行入肾。而下腔静脉位置偏右,右肾静脉常较短,右肾手术时可伤及下腔静脉引起大出血,需注意保护。手术时常经腹膜后入路进行游离和暴露肾蒂,而由后向前观察肾蒂内主要结构的顺序是肾盂、肾动脉和肾静脉;而由上向下为肾动脉、肾静脉和肾盂。手术时由于肾盂位置较低,通常可通过动脉搏动分离出肾动脉。

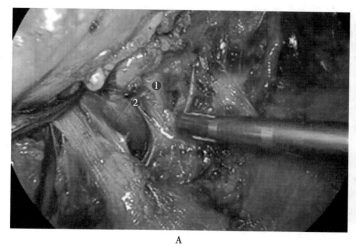
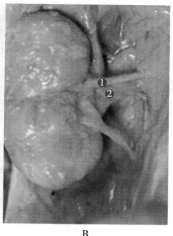

图 10-25 肾门解剖
A. 手术图片(1. 肾动脉;2. 肾静脉);B. 大体标本(1. 肾动脉;2. 肾静脉)。

(三)肾动、静脉的分支解剖

肾动脉主干在进入肾门前后可分出多支下级动脉成为肾段动脉,在本章第一节中有具体介绍。在临床中肾段动脉的解剖可用于肾部分切除手术中,以避免术中对肾脏的血供进行全部阻断,进而减少因缺血及再灌注等原因引起肾功能的损伤。肾段动脉的解剖变异较多,但可以通过术前的计算机体层摄影血管造影(CTA)明确动脉的解剖情况,以达到术中精准阻断肾动脉,保护肾功能。(图 10-26)

左肾静脉有左肾上腺静脉及左性腺(睾丸、卵巢)静脉汇入,术中应注意辨认分离,避免损伤(图 10-27)。

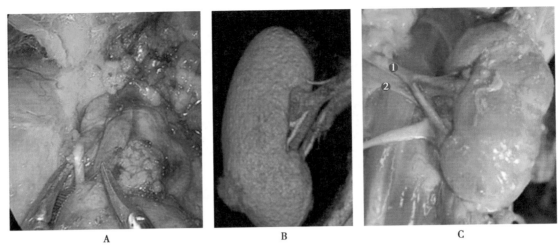

图 10-26　肾动脉分支
A.术中图片；B.影像图片；C.大体标本（1.肾动脉；2.肾静脉）。

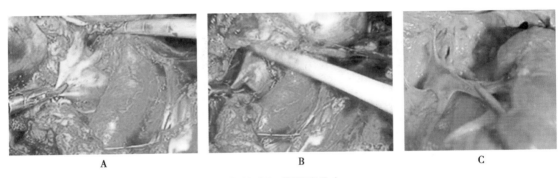

图 10-27　肾静脉分支
A.术中分离肾上腺静脉；B.术中分离性腺静脉；C.大体标本。

（李　雷　蒋奎荣　尹　杰　秦　超　吴　松　张海梁）

第十一章　盆腔局部解剖及临床应用

第一节　盆腔局部解剖

一、境界

盆腔(pelvic cavity)是由盆壁与盆膈围成的腔隙,盆腔四周为盆壁,由小骨盆、盆壁肌和盆筋膜壁层组成。盆腔下界为盆膈,又称为盆底。盆腔上界相当于小骨盆上口,是腹、盆腔相延续的部位。

二、结构特点

盆腔为体腔的一部分,由盆腹膜腔与盆腹膜下腔构成。

(一) 盆腹膜腔

盆腹膜腔(pelvic peritoneal cavity)为腹膜腔的一部分(图 11-1)。约在直肠的中、下 1/3 交界处,覆盖于直肠前壁的腹膜向前反折,在男性,移行至膀胱表面,在直肠与膀胱之间形成**直肠膀胱陷凹**(rectovesical pouch),该陷凹的底部距肛门约 7.5cm;在女性,腹膜从直肠前壁向前下,至阴道穹的后上方,向上覆盖于子宫颈和子宫体的背面,继而包绕子宫底,随之沿子宫体的前面下降,在子宫峡附近反折向前至膀胱表面,从而在直肠和子宫之间及膀胱与子宫之间分别形成**直肠子宫陷凹**(rectouterine pouch)和膀胱子宫陷凹(vesicouterine pouch)。其

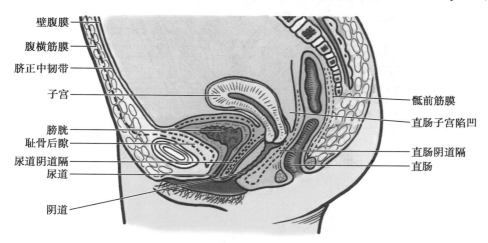

壁腹膜　腹横筋膜　脐正中韧带　子宫　膀胱　耻骨后隙　尿道阴道隔　尿道　阴道　骶前筋膜　直肠子宫陷凹　直肠阴道隔　直肠

图 11-1　女性盆腔正中矢状切面

中,直肠子宫陷凹较深,临床上也称为 Douglas 腔,陷凹的底距离肛门大约 5.5cm。当取坐位或半卧位时,直肠膀胱陷凹和直肠子宫陷凹分别是男、女性腹膜腔的最低处,腹膜腔积液时,液体可积聚在此。据此,临床上可经直肠前壁或阴道后穹行穿刺术,以引流积液。急腹症或腹、盆腔手术后的患者也宜采用半卧位。

在直肠膀胱陷凹及直肠子宫陷凹的两侧,分别有直肠膀胱襞与直肠子宫襞。男性的输尿管和输精管在直肠膀胱襞深面的前部行向膀胱底,女性直肠子宫襞的深层即为骶子宫韧带。

(二) 盆腹膜下腔

盆腹膜下腔(pelvic subperitoneal cavity)位于盆腹膜与盆壁及盆底之间,于骨盆上口处与腹膜外间隙相延续。腔内有消化道、泌尿与生殖系统的部分脏器,一些重要的血管、神经和淋巴结,以及大量疏松结缔组织、盆筋膜及其形成物等。

1. 盆筋膜 为腹内筋膜的直接延续,分为壁层和脏层两部分,其中壁层称为盆壁筋膜,脏层称为盆脏筋膜。

(1) **盆壁筋膜**(图 11-2):又称盆筋膜壁层,覆盖于盆壁内面,其中在梨状肌和闭孔内肌表面的部分,称为梨状筋膜和闭孔筋膜。闭孔筋膜的上部,在耻骨联合后面至坐骨棘之间明显增厚的部分称为**肛提肌腱弓**,是肛提肌的起点之一。衬于肛提肌上面的筋膜称为**盆膈上筋膜**,参与构成盆膈,在肛提肌腱弓处与闭孔筋膜相延续。盆壁筋膜的另一部分位于骶骨的前方,称为**骶前筋膜**,它与骶骨之间存在大量的静脉丛,因此骨盆内手术如不慎损伤此筋膜易造成大出血。

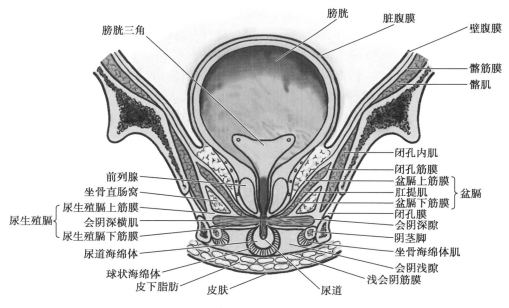

图 11-2 男性盆腔额状断面(通过膀胱)

(2) **盆脏筋膜**:又称为盆筋膜脏层或盆腔内筋膜,主要包裹在盆腔内脏器和血管、神经的周围,形成血管神经鞘、脏器筋膜、筋膜隔及部分韧带。

1) 脏器筋膜:包绕盆腔内脏器,如直肠鞘、膀胱囊和前列腺囊等。脏器筋膜在近盆底处,与盆膈上筋膜及骶前筋膜相移行。各脏器筋膜的发育程度不一,差距较大,这与盆腔内脏器的容积变化大小有关。在容积变化大的脏器周围,筋膜发育较差,以适应其容积的变化,如膀胱囊;容积变化较小的器官,其筋膜发育良好,如前列腺囊。

2) 血管神经鞘:由盆筋膜包绕盆腔内血管及神经组成。这些结构中包含有髂内动、静脉及其分支(或属支)、盆丛及其分支等,它们连于坐骨棘和子宫颈或膀胱底(男性)之间,并向膀胱、子宫及阴道周边延展,其中在子宫颈两侧的部分称为子宫主韧带,在直肠两侧的部分称为直肠侧韧带。

3) 筋膜隔:呈额状位,位于相邻的盆腔内脏器之间,如腹膜会阴筋膜。从直肠膀胱陷凹(男)或直肠子宫陷凹(女)的底向下,至会阴中心腱。在男性位于直肠与膀胱、前列腺及精囊腺之间,称之为**直肠膀胱隔**;在女性位于直肠和阴道之间,称**直肠阴道隔**。此外,在膀胱与阴道之间,尿道与阴道之间分别有**膀胱阴道隔**及**尿道阴道隔**。

4) 韧带:盆筋膜在盆腔脏器周围增厚形成韧带,连于脏器与骨结构之间,支持和固定脏器。男性有**耻骨前列腺韧带**,女性有**耻骨膀胱韧带**及**骶子宫韧带**(图 11-3)。

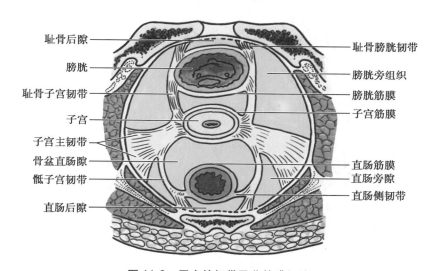

图 11-3 子宫的韧带及盆筋膜间隙

2. **盆筋膜间隙** 位于盆筋膜壁层与脏层之间,内有大量疏松组织,其中耻骨后隙与直肠后隙是较为重要的盆筋膜间隙。

(1) **耻骨后隙**(retropubic space):又称**膀胱前隙**或 Retzius 间隙,位于耻骨联合与膀胱之间,在男性两侧为耻骨前列腺韧带,在女性两侧为耻骨膀胱韧带;下界为尿生殖膈,向上与腹前壁的腹膜外间隙相续,临床上可经此间隙作膀胱、前列腺或子宫的腹膜外手术。

(2) **直肠后隙**(retrorectal space):又称**骶前间隙**,位于直肠筋膜与骶前筋膜之间,向上经骨盆上口与腹膜后间隙相接,两侧界为直肠侧韧带。间隙内有骶正中动脉、腹下丛、骶淋巴结、骶丛及腰骶干等重要结构。

3. **盆腔内的血管、淋巴结及神经**

(1) **髂内动脉**(internal iliac artery):为一短干,长约 4cm,沿骨盆后外侧壁下行,常在梨状肌上缘处分为前、后两干(图 11-4)。前干发出脐动脉、闭孔动脉、膀胱下动脉、子宫动脉

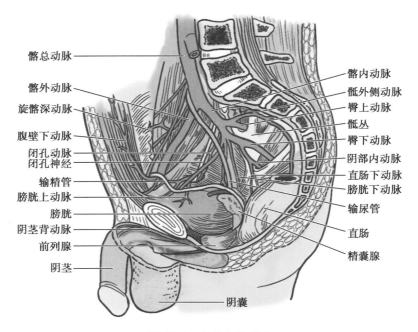

图 11-4 盆腔内的动脉

（男性为输精管动脉）、直肠下动脉、阴部内动脉及臀下动脉。后干发出髂腰动脉、骶外侧动脉和臀上动脉。

闭孔动脉（obturator artery）大多为髂内动脉前干的壁支，沿盆侧壁向前下走行，穿闭膜管至大腿内侧。闭孔动脉在盆腔内发出耻骨支，常在耻骨上支的后面与腹壁下动脉的耻骨支吻合。有时吻合支粗大，则闭孔动脉很细乃至缺如，由该吻合支替代，此时，该异常的闭孔动脉则发自腹壁下动脉。异常的闭孔动脉也可直接或间接起自髂外动脉或股动脉。异常闭孔动脉大多经股环外侧缘，也有经其内侧缘或中央，然后向下入闭膜管。在进行股疝修补术时，尤应注意并避免损伤该血管，以免引起大出血。

盆腔内的动脉除髂内动脉及其分支外，还有直肠上动脉和骶正中动脉，前者为肠系膜下动脉的分支；后者起自腹主动脉分叉处的后壁，跨第 4、5 腰椎前面向下走行入盆腔，在骶骨与骶前筋膜间下行。

（2）**髂内静脉**（internal iliac vein）：在同名动脉的后内侧方走行，除脐静脉外，髂内动脉其他分支的同名静脉均为髂内静脉的属支（图 11-5）。盆腔内脏器的静脉首先在脏器的近盆膈处，形成脏器周围的静脉丛，如直肠静脉丛、膀胱静脉丛、前列腺静脉丛及子宫静脉丛等，然后汇集成同名动脉的伴行静脉。其中，骶前静脉丛位于骶骨与骶前筋膜之间；直肠静脉丛分内、外两部分，内静脉丛位于直肠黏膜的外面，外静脉丛位于肌层的外面；膀胱静脉丛位于膀胱下部周围；男性的前列腺静脉丛位于前列腺鞘的前部与两侧；女性的子宫静脉丛与阴道静脉丛位于子宫与阴道两侧，卵巢静脉丛位于卵巢周围与输卵管附近的子宫阔韧带内。

盆腔内静脉丛缺乏瓣膜。各丛之间吻合丰富，有利于静脉血回流。而骶前静脉丛可经椎内、外静脉丛与颅内静脉相通，盆腔肿瘤可经此途径，导致颅内转移。

（3）盆腔内的淋巴结：主要有**髂内淋巴结**（internal iliac lymph node）和**骶淋巴结**（sacral

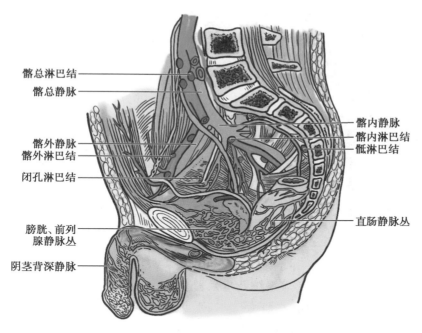

髂总淋巴结
髂总静脉

髂外静脉
髂外淋巴结
闭孔淋巴结

膀胱、前列
腺静脉丛

阴茎背深静脉

髂内静脉
髂内淋巴结
骶淋巴结

直肠静脉丛

图 11-5　盆腔内的静脉和淋巴结

lymph node）。髂内淋巴结沿髂内动脉及其分支排布,收纳髂内动脉供血区的淋巴;骶淋巴结沿骶正中动脉排列,收纳盆后壁及盆腔内脏器的部分淋巴。**髂外淋巴结**（external iliac lymph node）（图 11-5）沿髂外动脉排列,盆腔内脏器的部分淋巴还可注入此淋巴结。

（4）盆腔内的神经:有躯体神经和内脏神经两类(图 11-6)。

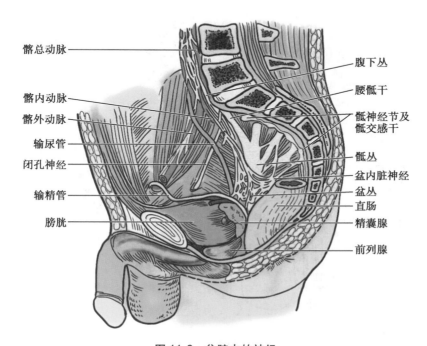

髂总动脉

髂内动脉
髂外动脉
输尿管
闭孔神经
输精管
膀胱

腹下丛
腰骶干
骶神经节及
骶交感干
骶丛
盆内脏神经
盆丛
直肠
精囊腺
前列腺

图 11-6　盆腔内的神经

盆腔内的躯体神经包括闭孔神经、骶丛及其分支。**闭孔神经**(obturator nerve)为腰丛的分支,入盆腔后与闭孔血管一起穿闭膜管出盆腔。**骶丛**(sacral plexus)位于梨状肌的前方,其分支经梨状肌上、下孔出盆腔。

盆腔内的内脏神经包括交感干骶部、腹下丛和盆内脏神经。**交感干骶部**又称**骶交感干**,沿骶前孔内侧下行,在尾骨前方,左、右交感干骶部互相汇合。**腹下丛**(hypogastric plexus)包括上腹下丛和下腹下丛。**上腹下丛**在第5腰椎前方下行至盆腔,在骶骨岬附近分为左、右腹下神经,在第3骶椎高度,于直肠两侧,左、右腹下神经与各侧的交感干骶神经节的节后纤维及盆腔内脏神经汇合成**下腹下丛**。该丛又称**盆丛**(pelvic plexus),其纤维随髂内动脉的分支至盆腔内脏器。**盆内脏神经**(pelvic splanchnic nerve)是从第2~4骶神经前支内分出的副交感神经节前纤维,其节后纤维除支配盆腔内脏器外,还支配降结肠和乙状结肠。

三、盆腔内脏器

盆腔内脏器包括消化道、泌尿系统及生殖器官的盆腔内部分,在盆腔前部有膀胱和尿道;后部有乙状结肠下段及直肠;在前、后部之间,男性有输精管的盆部、精囊(即精囊腺)及前列腺;女性有卵巢、输卵管、子宫及阴道的上部。此外,输尿管盆部沿盆侧壁由后行向前内(图11-7、图11-8)。本节着重叙述膀胱、前列腺、子宫和直肠。

(一) 膀胱

1. **膀胱的位置和邻接**　膀胱位于盆腔前部,是储存尿液的器官,可分**膀胱尖**、**膀胱体**、**膀胱底**及**膀胱颈**四部分。空虚时的膀胱为腹膜间位器官,其前方和两侧与耻骨联合及盆侧壁相邻,上邻肠袢。在男性,膀胱颈下邻前列腺,膀胱底的下部紧邻精囊及输精管壶腹;底的

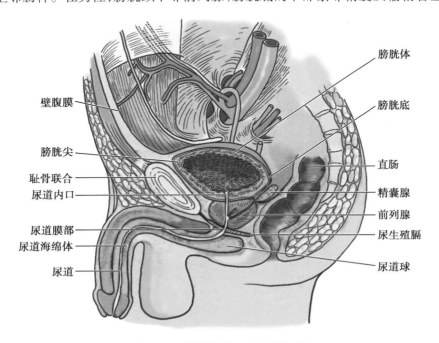

图 11-7　男性盆腔正中矢状切面

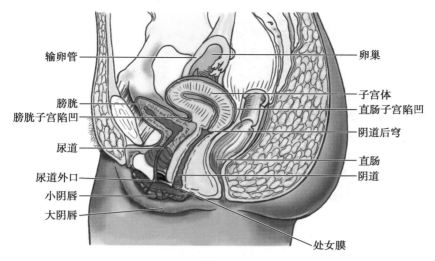

图 11-8　女性盆腔正中矢状切面

上部邻直肠。在女性,膀胱颈下邻尿生殖膈,底与子宫及阴道上段前壁相邻。小儿膀胱位置较高,部分位于腹腔内。成人空虚时的膀胱完全在盆腔内,但在充盈时,膀胱尖和体可上升至耻骨联合上缘平面以上(图 11-9)。此时,腹前壁与膀胱上面的腹膜反折线也随之上移,使膀胱的前壁直接与腹前壁相贴,因而在膀胱充盈时,经耻骨联合上缘上方作膀胱穿刺,或做切口行膀胱、前列腺或子宫手术,不会损伤腹膜。

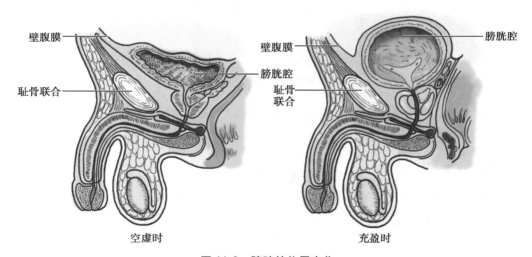

图 11-9　膀胱的位置变化

2. 膀胱的血管、淋巴回流及神经支配

膀胱的动脉主要有**膀胱上动脉**(superior vesical artery)和**膀胱下动脉**(inferior vesical artery)。前者为脐动脉(起自髂内动脉)近侧段的分支,分布于膀胱上部;后者直接起自髂内动脉,分布于膀胱下部。此外,直肠下动脉及子宫动脉也有小分支至膀胱。

膀胱的静脉先在膀胱颈及前列腺两侧形成**膀胱静脉丛**,再汇集成膀胱上、下静脉,注入髂内静脉。

膀胱的淋巴可注入髂内淋巴结、髂外淋巴结、髂总淋巴结及骶淋巴结。

膀胱的神经来自盆丛,随血管至膀胱壁,其中交感神经节前纤维来自脊髓的第11、12胸节及第1、2腰节的侧角,副交感节前纤维来自第2~4骶髓节。

(二) 前列腺

前列腺(prostate)位于膀胱颈与尿生殖膈之间(图11-10),**前列腺底**向上,接膀胱颈;**前列腺尖**朝下,接尿生殖膈;其前面经耻骨前列腺韧带连于耻骨后面;后面借直肠膀胱隔与直肠相邻,故经直肠前壁可进行前列腺指检或按摩。前列腺可分前叶、中叶、后叶和左、右叶。男尿道的前列腺部位于中叶前方,左、右叶之间。前列腺肥大是老年男性常见病之一,中叶或左、右叶肥大时,可压迫尿道,引起排尿困难。

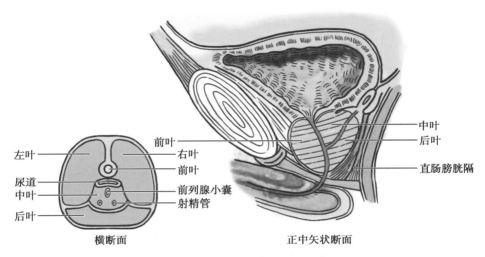

图 11-10　前列腺的位置和分叶

前列腺的外面裹以**前列腺囊**,囊与腺体之间有**前列腺静脉丛**,它与膀胱静脉丛一起汇集成膀胱静脉,然后注入髂内静脉。

(三) 子宫

1. **子宫的形态、位置、邻接和固定装置**　子宫(uterus)呈前后略扁的倒置梨形,可分**子宫底**、**子宫体**、**子宫峡**和**子宫颈**四部分。子宫峡在非妊娠时仅长1cm,妊娠期可逐渐延长,在临产时长达7~11cm,产科常在此处进行剖宫取胎。子宫上部侧缘与输卵管相接处称**子宫角**。此处输卵管的前、后方分别有子宫圆韧带和卵巢固有韧带,在行输卵管结扎术时,需认真鉴别。

子宫位于盆腔中部,前邻膀胱;后邻直肠,临床上经肛门直肠指检时,可触知子宫颈和体的下部;子宫下接阴道;两侧有子宫阔韧带及输卵管等。在直肠和膀胱均空虚时,非妊娠的子宫底不超过骨盆上口,在妊娠时,子宫底、体和峡扩大,并上升至腹腔。子宫颈的位置较为固定,一般在坐骨棘平面以上。

子宫属腹膜间位器官,只有子宫颈的一部分未被腹膜覆盖,在子宫与直肠之间及子宫与膀胱之间,分别有直肠子宫陷凹和膀胱子宫陷凹,前者是女性腹膜腔位置的最低处。

子宫的正常位置主要依靠盆底及会阴的承托,但子宫的韧带对维持其正常位置和姿势也起着非常重要的作用。子宫的韧带有下列四种。

子宫阔韧带(broad ligament of uterus):为一双层腹膜皱襞,呈额状位,连于子宫侧缘与盆侧壁之间,可限制子宫左右移动。

子宫主韧带(cardinal ligament of uterus):位于子宫阔韧带的基底部,连于子宫颈阴道上部,两侧与盆侧壁之间呈扇形,可防止子宫向下脱垂。

子宫圆韧带(round ligament of uterus):起自子宫角的前面,经腹股沟管至大阴唇皮下,可维持子宫的前倾。

子宫骶韧带(uterosacral ligament):自子宫颈阴道上部的后面向后走行,止于骶骨的前面,可牵引子宫颈向后上。与子宫圆韧带协同,维持子宫的前倾前屈位。

2. 子宫的血管、淋巴回流及神经支配

子宫动脉(uterine artery):是子宫的营养动脉,它是髂内动脉较大的分支,起始后向前内行于子宫阔韧带的基底部内,约在子宫颈外侧 2cm 处,跨越输尿管的前上方向内走行,于子宫颈侧方分为上、下两支,下支下行,分支至子宫颈和阴道壁,上支沿子宫侧缘迂曲上升,沿途分支至子宫峡、体、底,并有分支至输卵管及卵巢。其卵巢支与卵巢动脉吻合,在行子宫手术处理子宫动脉时,应注意避免损伤输尿管(图 11-11)。

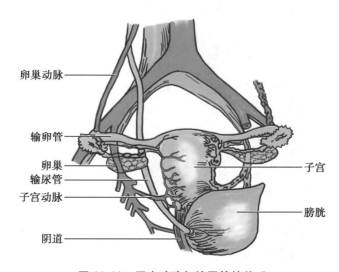

图 11-11　子宫动脉与输尿管的关系

子宫的静脉:先在子宫两侧形成子宫静脉丛,在子宫颈附近,与阴道静脉丛汇合成子宫静脉,然后注入髂内静脉。

子宫的淋巴回流:子宫底和体上部的大部分淋巴管随卵巢动脉上行,注入**腰淋巴结**;部分随子宫圆韧带至**腹股沟浅淋巴结**,子宫体下部和子宫颈的淋巴管随子宫动脉注入**髂内、外淋巴结**;也有的注入**骶淋巴结**(图 11-12)。盆腔内脏器的淋巴管之间均有吻合,因此宫颈癌可经淋巴广泛转移。

子宫的神经来自盆丛发出的子宫阴道丛,其交感神经节前纤维来自胸 12 及腰 1、2 髓节

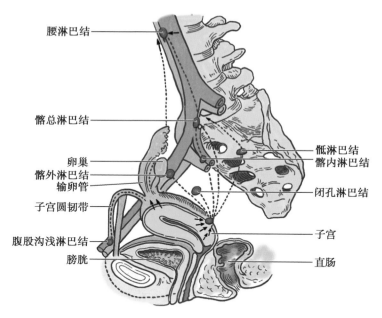

图 11-12　子宫的淋巴回流

的侧角,副交感神经的节前纤维来自第 2~4 骶髓节。

（四）直肠

1. **直肠的位置和邻接**　直肠(rectum)处于盆腔的后部,骶、尾骨的前方,其上端在第 3 骶椎高度接乙状结肠,下端穿盆膈续肛管。在男性,直肠前方毗邻有膀胱、精囊腺和前列腺等器官,肛门指检时经直肠前壁可触及精囊腺和前列腺;在女性,直肠的前方为子宫颈和阴道上部,在分娩过程中,经直肠前壁指检可了解子宫颈扩大的程度。

2. **直肠的血管、淋巴回流和神经支配**　营养直肠的动脉主要有**直肠上动脉**(superior rectal artery)和**直肠下动脉**(inferior rectal artery),它们分别来自肠系膜下动脉和髂内动脉。直肠上动脉在第 3 腰椎高度分为左、右两支,沿直肠两侧分布于直肠上部。直肠下动脉则分布于直肠下部,它与直肠上动脉及肛动脉之间均有吻合。此外,骶正中动脉也有分支至直肠后壁(图 11-13)。

直肠的静脉先在直肠壁内及其周围吻合成**直肠静脉丛**,然后再汇集成直肠上静脉和直肠下静脉。直肠上静脉属肝门静脉系,注入肠系膜下静脉;直肠下静脉属下腔静脉系,注入髂内静脉。当肝门静脉高压时,直肠的静脉为肝门静脉侧支循环的径路之一。

直肠上部的淋巴管注入肠系膜下淋巴结,下部则注入髂内淋巴结和骶淋巴结。

直肠的神经来自肠系膜下丛和盆丛,其交感神经节前纤维来自腰髓节的侧角,副交感神经节前纤维来自盆内脏神经。

四、盆腔的解剖

（一）目的要求

通过盆腔的解剖应达到下列要求。

1. 了解盆腔的境界与结构特点。

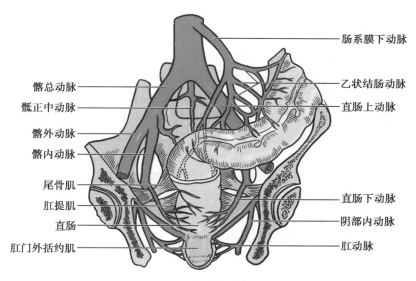

图 11-13　直肠与肛管的动脉

2. 熟悉盆腹膜的分布和移行情况,掌握男女性盆腹膜腔的陷凹名称及其临床意义。

3. 熟悉盆筋膜的分部,了解其脏层的形成物,掌握重要的盆筋膜间隙。

4. 掌握盆腔内血管、淋巴结及神经。

5. 掌握盆腔内重要脏器的位置、邻接、血管;熟悉其淋巴回流及神经支配。

6. 了解经过骨盆腔上口的有关结构。

(二)操作与观察步骤

第一步:将盆腔内的乙状结肠和小肠祥推向腹腔,充分显露盆腹膜腔,观察膀胱、子宫和直肠的位置,在子宫底两侧找到输卵管及卵巢,结合盆腔正中矢状切面示教标本,观察前列腺(男)和阴道(女)的位置、邻接,子宫的正常姿势和直肠的弯曲。

第二步:用手指沿盆腔内脏器由后向前,然后再由中央向两侧滑动,观察腹膜的移行情况,尤应注意直肠膀胱陷凹(男)或直肠子宫陷凹及膀胱子宫陷凹(女)的位置。观察子宫侧缘与盆侧壁之间的子宫阔韧带,找出卵巢上端与盆侧壁之间的卵巢悬韧带。在子宫角附近,寻找并观察子宫圆韧带、输卵管和卵巢固有韧带的位置关系。

第三步:从盆侧壁向盆腔内剥离腹膜至盆腔内脏器处,观察越过骨盆上口的有关结构,由后向前有骶正中动脉、腹下丛、交感干、腰骶干、闭孔神经、乙状结肠及其系膜和直肠上动、静脉(左侧)、输尿管,髂内血管、卵巢悬韧带及卵巢血管、输精管或子宫圆韧带等,注意它们的走向。

第四步:用手指伸入膀胱和耻骨联合之间,此处即为耻骨后隙,内有大量疏松组织,可摸到耻骨联合下缘与膀胱颈之间的耻骨膀胱韧带(女),或与前列腺之间的耻骨前列腺韧带(男)。用手指伸入直肠与骶骨之间,此处为直肠后隙,其底为盆膈。再结合盆腔矢状切面示教标本及插图,观察盆筋膜隔,并进一步观察、理解耻骨后隙及直肠后隙的位置和临床意义。

第五步:在男性骨盆上口处,找出输尿管和输精管,并向盆腔内追踪至膀胱底。可见输尿管在髂内动脉前方行向内下,再跨过闭孔血管和神经的前方,在达膀胱底附近,行于输精管的后下方至膀胱底。输精管则在膀胱底的后方、精囊腺的内侧膨大成输精管壶腹。在女性骨盆腔内,找出输尿管,它经闭孔血管的前方至子宫阔韧带基底部,在子宫颈外侧约 2cm 处,经子宫动脉的后下方至膀胱底。

第六步:在盆后外侧壁清理髂内动脉及其后内方的髂内静脉,寻找其周围的淋巴结。找出髂内动脉的重要分支。在腰骶干与第 1 骶神经之间出盆的是臀上动脉;经第 1 与第 2(或第 2 与第 3)骶神经之间出盆的为臀下动脉和阴部内动脉;经闭膜管出盆的是闭孔动脉,观察它的耻骨支及其与其他动脉的同名支吻合情况,注意是否有异常闭孔动脉,若有异常闭孔动脉,应观察它的来源及与股环的位置关系。膀胱上、下动脉及直肠下动脉较细小,可根据分布范围寻找;在子宫颈外侧,寻找子宫动脉,注意它与输尿管的位置关系。

第七步:在乙状结肠系膜根部找出直肠上动脉,并追踪至直肠。

第八步:在示教标本及插图上,观察盆腔内重要静脉丛,如直肠静脉丛、膀胱静脉丛等。

第九步:清理盆后壁,试找出骶正中动脉;在骶骨岬前方找出上腹下丛,由此再寻找左、右腹下神经及下腹下丛,试寻找盆内脏神经。

五、提要

1. 盆腔可分为盆腹膜腔和盆腹膜下腔两部分。盆腹膜腔为腹膜腔的一部分,其直肠膀胱陷凹和直肠子宫陷凹分别为半卧位时男、女性腹膜腔的最低处,有一定临床意义。盆腹膜下腔位于盆腹膜与盆壁之间,内有盆筋膜和重要的血管、淋巴结、神经及盆腔内脏器。盆筋膜可分脏、壁两层,后者与腹内筋膜相移行。重要的盆筋膜间隙有耻骨后隙及直肠后隙,它们向上均与腹腔的腹膜外间隙相通,临床上经耻骨后隙可进行膀胱、前列腺或子宫等脏器的腹膜外手术;经直肠后隙可行腹膜后间隙的气体造影。

2. 盆部的动脉主要为髂内动脉及其分支。此外,还有直肠上动脉和骶正中动脉,它们均有分支至直肠,前者为肠系膜下动脉的分支,后者来自腹主动脉。盆腔内脏器的静脉先在脏器的壁内或周围形成静脉丛,再汇入髂内静脉或肠系膜下静脉。盆腔内静脉丛之间及盆腔内静脉丛与椎静脉丛之间均有吻合。直肠静脉丛也是肝门静脉系与下腔静脉系的吻合处之一。

3. 盆腔内的淋巴结主要有髂内淋巴结和骶淋巴结。盆腔内脏器的淋巴除注入上述淋巴结外,另有淋巴注入髂外及髂总淋巴结。此外,直肠上部和子宫底、体上部的淋巴还可分别注入肠系膜下淋巴结、腰淋巴结和腹股沟浅淋巴结。

4. 盆腔内的神经有躯体神经和内脏神经。躯体神经有骶丛和闭孔神经,内脏神经有交感干骶部、盆内脏神经和腹下丛。下腹下丛又称盆丛,内有交感和副交感纤维,它们随血管至盆腔内脏器。

5. 盆腔内脏器为泌尿系统、生殖器官和消化道的盆腔内部分,前二者位于盆腔的前中部,后者位于盆腔的后部。由于盆腔内脏器互相紧邻,故可通过直肠前壁检查前列腺或子宫等器官。

第二节　盆腔重点解剖结构的临床应用

盆腔脏器主要涉及泌尿系统、生殖系统和部分消化系统,主要涉及:泌尿外科手术,如前列腺手术、膀胱手术等;妇科手术,如子宫及附件手术;普外科手术,如结肠或直肠手术等。由于各专科手术均有其独特性,无法逐一列举,特以涉及器官较多、手术较为复杂的根治性膀胱全切除术为例,描述盆腔各重要解剖结构及其临床意义。

1. 手术路径建立 全身麻醉后,患者取仰卧位,双腿稍分开,头低脚高位。取脐下或脐上切口,气腹针或切开法建立气腹,维持气腹压力 15mmHg。气腹针及切开法均需穿透壁层腹膜,进入腹腔后方可建立气腹,以免损伤肠管等。无腹部手术史的患者一般采用气腹针建立气腹,但有腹部手术或外伤史的患者,为避免肠管粘连于腹壁(图 11-14A)造成肠管损伤,常采取切开法进入腹腔。进入腹腔前一般先用手指于切开处深入腹腔,探查周围粘连情况。建立气腹后,通常于观察镜直视下,取左右腹直肌旁、脐下 2~3cm 位置,左右髂前上棘上内方 2~3cm 位置,各穿刺置入手术套管。

2. 游离输尿管中下段 腹腔镜下探查腹腔内情况,检查肠管等脏器有无损伤、有无腹腔内转移。由右侧骨盆入口处将回肠向头侧牵拉,可看见搏动的右髂外动脉。输尿管常走行在髂内、外动脉分叉附近上方,此处为输尿管的第二个生理狭窄,且较为表浅,透过腹膜易寻及输尿管(图 11-14B)。因此,临床常于此处寻及输尿管,并沿输尿管行程向下游离至膀胱壁外。左侧输尿管常由于乙状结肠的覆盖,需将乙状结肠拉向内下方并游离乙状结肠外侧的粘连后方可找到(图 11-14C)。

在女性患者中,输尿管常走行于子宫动脉的下方,游离时需格外谨慎,避免损伤卵巢动脉及子宫动脉引起大出血。同理,妇科行子宫及附件切除时,在离断子宫动脉时,需要注意保护输尿管,以免引起输尿管损伤。

3. 盆腔淋巴结清扫 沿髂外动脉表面打开后腹膜,切断髂外动脉上方的输精管。切开髂动脉鞘,沿髂外动脉表面的淋巴结组织,远端至血管穿出腹壁处,近端至髂总动脉分叉处(图 11-14D)。髂外动脉一般无明确的分支动脉,损伤出血的概率较低。但由于髂外动脉是

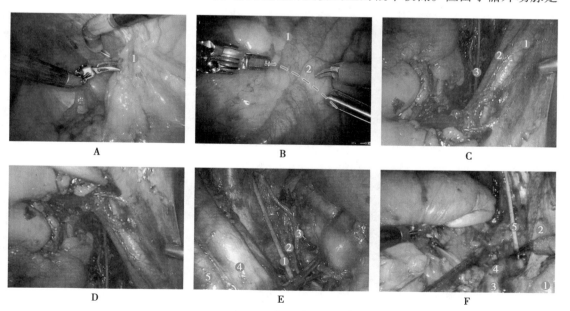

图 11-14 建立手术路径,游离输尿管中下段并清扫盆腔淋巴结
A. 粘连的网膜及肠管(1. 粘连于腹壁的大网膜和肠管)。B. 输尿管及髂外动脉(1. 右髂外动脉;2. 右输尿管)。C. 髂血管和闭孔神经(1. 右髂外动脉;2. 右髂外静脉;3. 闭孔神经)。D. 盆腔淋巴结清扫完毕。E. 闭孔神经(1. 左闭孔神经;2. 左闭孔动脉;3. 左闭孔静脉;4. 左髂外静脉;5. 左髂外动脉)。F. 闭孔神经及髂血管(1. 右髂外动脉;2. 右髂外静脉;3. 右髂内动脉;4. 右脐动脉;5. 右闭孔神经)。

供应下肢的重要血管,损伤可引起严重后果,因此清扫髂外淋巴结时应格外注意。

在髂外动脉的内下方,可寻及伴行的髂外静脉,沿髂外静脉内下缘游离并找到骨盆腔内壁,于此处的脂肪淋巴结组织中找到闭孔神经和闭孔动、静脉(图11-14E),沿闭孔神经清扫周围的脂肪淋巴组织。由于闭孔神经位于脂肪淋巴组织深部,清扫时应先寻及闭孔神经,切忌盲目使用超声刀或电凝钩等热损伤器械在未探明神经位置的情况下切割组织,以免引起闭孔神经损伤。闭孔神经单侧损伤常引起大腿内收力量减弱,患肢不能搁置于健侧大腿上,股内侧皮肤感觉障碍。双侧同时损伤则导致术后行走障碍。若发现神经被切断,应一期修复。

由髂总动脉分叉处寻及髂内动脉,向内下方游离,找到脐动脉后夹闭切断(图11-14F)。脐动脉的上段闭锁成脐内侧韧带,下段发出膀胱上动脉,后者是膀胱重要的血供来源。沿髂内动脉表面可清扫髂内淋巴结。沿髂总动脉分叉向上,可清扫血管表面的髂总淋巴结,上至左右髂总动脉分叉处(图11-15A)。沿髂内动脉表面可清扫髂内淋巴结。另外,可在髂内动脉的内后方清扫骶前淋巴结。同法可清扫左侧盆腔淋巴结。

4. 游离输精管、精囊及前列腺后壁　将膀胱后壁向上推开,并将乙状结肠向头侧牵引,可显露直肠膀胱陷凹(图11-15B)。观察直肠膀胱陷凹,可见两处横行的腹膜反折弓,较浅的弓状隆起下为输尿管,较深的弓状隆起下为输精管和精囊(图11-15B)。由较深弓状隆起处切开,游离输精管及精囊至与前列腺交汇处,切断输精管。精囊底部外侧有精囊动脉,需电凝或超声凝固后切断,损伤时易引起出血。

向上牵引输精管和精囊,下压乙状结肠和直肠,可见腹膜会阴筋膜(Denonvillier 筋膜)(图11-15C)。于前列腺和精囊交汇处上方横行切开腹膜会阴筋膜,显露腹膜会阴间隙(图11-15D),分离至前列腺尖部。游离腹膜会阴间隙时,需紧贴前列腺一侧游离,以免引起直肠

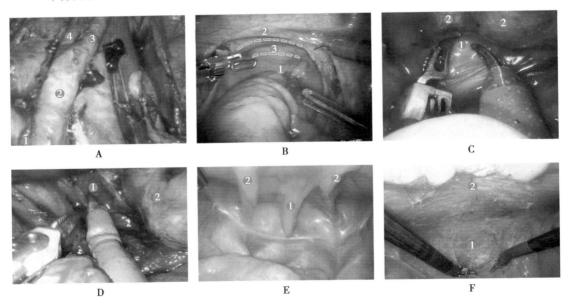

图 11-15　游离输精管、精囊及前列腺后壁

A. 淋巴结清扫完成(1. 髂动脉分支;2. 右髂总动脉;3. 右髂外动脉;4. 右髂内动脉)。B. 直肠膀胱陷凹及 2 个弓状隆起(1. 直肠膀胱陷凹;2. 浅弓状隆起;3. 深弓状隆起)。C. 腹膜会阴筋膜(1. 腹膜会阴筋膜;2. 精囊)。D. 腹膜会阴间隙(1. 腹膜会阴间隙;2. 精囊)。E. 脐正中韧带和侧韧带(1. 脐正中韧带;2. 旁正中韧带)。F. Retzius 间隙(1. Retzius 间隙;2. 腹壁)。

损伤。临床一般建议用剪刀剪开或钝性分离该间隙,不建议使用超声刀或电凝钩等热损伤器械,以防损伤时可一期修复。

5. **游离膀胱前壁**　由脐正中韧带处打开壁腹膜,向两侧打开至已切开的腹膜,其间切断旁正中韧带及腹膜反折(图 11-15E)。向下继续分离膀胱前间隙(Retzius 间隙)(图 11-15F),显露耻骨前列腺韧带及盆腔内筋膜(图 11-16A)。

6. **缝扎阴茎背深静脉复合体**　切开两侧盆腔内筋膜和耻骨前列腺韧带,暴露前列腺尖部两侧,缝扎阴茎背血管复合体(dorsal vascular complex,DVC)(图 11-16B)。根治性膀胱切除术和前列腺癌根治术时,为避免切开静脉复合体时引起出血,临床建议对其进行切开前缝扎。

7. **游离膀胱侧韧带和前列腺侧韧带**　提起输尿管下段,于膀胱壁外侧夹闭后切断。提起膀胱顶部,游离膀胱侧韧带(图 11-16C),必要时夹闭后切断。向下游离至前列腺基底部时,紧贴前列腺外侧分离前列腺侧韧带(图 11-16D)。膀胱前列腺侧韧带内包含血管神经束,被认为与术后尿控、男性性功能相关。临床对于早期低危前列腺癌建议行筋膜内前列腺切除术,保留血管神经束,以降低术后尿漏可能、保护性功能等。

8. **离断尿道、切除膀胱前列腺**　切断已缝扎的阴茎背深静脉复合体,向下分离至前列腺尖部,紧贴尖部剪开尿道(图 11-16E)。剪开尿道后部时,应将前列腺尖部向头侧翻起,显露后方的尿道直肠肌,紧贴前列腺包膜切断尿道直肠肌(图 11-16F),以免引起直肠损伤。

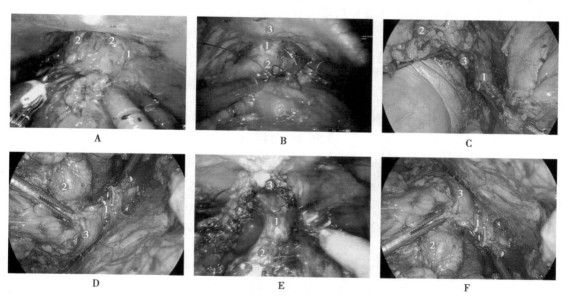

图 11-16　游离膀胱、结扎血管并切除膀胱前列腺
A.耻骨前列腺韧带和盆内筋膜(1.盆内筋膜;2.耻骨前列腺韧带)。B.阴茎背血管复合体(1.阴茎背血管复合体;2.前列腺;3.耻骨联合)。C.膀胱侧韧带(1.膀胱侧韧带;2.膀胱;3.精囊)。D.前列腺侧韧带(1.前列腺侧韧带;2.膀胱;3.前列腺)。E.尿道(1.尿道;2.前列腺;3.缝扎的背血管复合体)。F.尿道直肠肌(1.尿道直肠肌;2.尿道近端;3.尿道远端)。

（张永杰　熊　鲲　邵鹏飞　钱　健　陈杏林）

第十二章 会阴局部解剖及临床应用

第一节 会阴局部解剖

会阴(perineum)分为广义和狭义会阴。广义的会阴是指盆膈以下封闭小骨盆下口的所有软组织。狭义的会阴仅指肛门与外生殖器之间的软组织。在女性,狭义会阴又称**产科会阴**,自然分娩时需进行保护,避免发生会阴撕裂。

一、境界

广义的会阴呈菱形,其境界与小骨盆下口一致。前界为耻骨联合下缘,后界为尾骨尖,两侧为耻骨下支、坐骨支、坐骨结节和骶结节韧带。经过两侧坐骨结节的连线,可将会阴分为前、后两个三角区。前者为**尿生殖三角**(urogenital triangle),内有尿道和外生殖器。后者为**肛三角**(anal triangle),内有肛管和**坐骨肛门窝**(ischioanal fossa)。

二、体表标志

会阴主要的体表标志有:耻骨联合、耻骨弓、坐骨结节、坐骨棘及尾骨尖。在妇产科,这些骨性标志常用于骨盆径线的测量,如:两侧坐骨结节内侧缘之间的距离为坐骨结节间径,即骨盆出口横径,平均约为9cm;耻骨联合下缘与骶尾关节之间的距离为骨盆出口前后径,平均约为11.5cm。

三、层次结构特点

(一) 皮肤
会阴部皮肤富含汗腺和皮脂腺。肛门周围皮肤可形成放射状皱襞,男性还可见稀疏的肛毛。在尿生殖三角,男性的阴茎、阴囊的皮肤相移行,女性则形成大阴唇和小阴唇。

(二) 浅筋膜和浅层肌
会阴部的浅筋膜分为浅、深两层:浅层为脂肪层,深层为膜性层。肛三角处的浅筋膜浅层为丰富的脂肪组织,形成脂肪垫,充填于坐骨肛门窝内。浅筋膜的深层菲薄而不明显,不易完整地将其剥离。

尿生殖三角处的浅筋膜浅层与腹前外侧壁下部的浅筋膜的浅层(即 Camper 筋膜)相移行;浅筋膜的深层呈膜状,称**会阴浅筋膜**,又称 Colles 筋膜,较薄,覆盖在浅层肌的表面,向前与阴囊肉膜、阴茎浅筋膜相延续;向上与腹前外侧壁下部的浅筋膜的深层(即 Scarpa 筋膜)

相延续;向两侧附着于耻骨下支、坐骨支和坐骨结节;向后在尿生殖三角后缘与尿生殖膈下筋膜相愈着,正中线上还与会阴中心腱相愈着。

尿生殖三角中的浅层肌位于会阴浅筋膜的深面,包括**会阴浅横肌**(superficial transverse perineal muscle)、**球海绵体肌**(bulbospongiosus)和**坐骨海绵体肌**(ischiocavernosus)(图 12-1)。

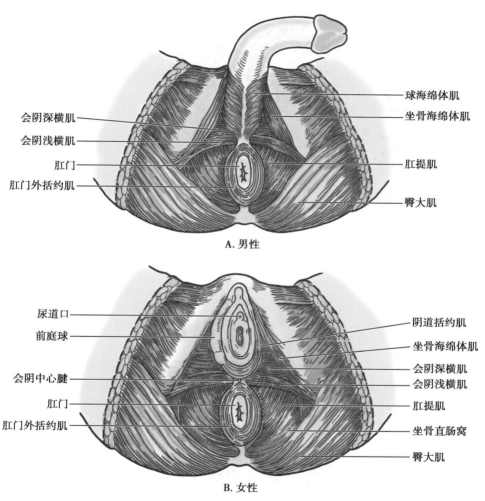

A. 男性

B. 女性

图 12-1 尿生殖三角的浅层肌

(三) 深筋膜和深层肌

肛三角处的深层肌包括**肛提肌**(levator ani)、**尾骨肌**(coccygeus)和**肛门外括约肌**(sphincter ani externus)(图 12-2)。肛提肌和尾骨肌的浅面及深面分别有**盆膈下筋膜**(inferior fascia of pelvic diaphragm)和**盆膈上筋膜**(superior fascia of pelvic diaphragm)覆盖,这三层结构共同组成**盆膈**(pelvic diaphragm)(图 12-3)。直肠穿过盆膈中央后,移行为肛管。肛门外括约肌的浅部、深部及肛门内括约肌、直肠下部的纵行肌和肛提肌的一部分(耻骨直肠肌)环绕在肛管和直肠的交界处,共同围成一个强大肌环,称为**肛直肠环**(图 12-4)。此环对肛门

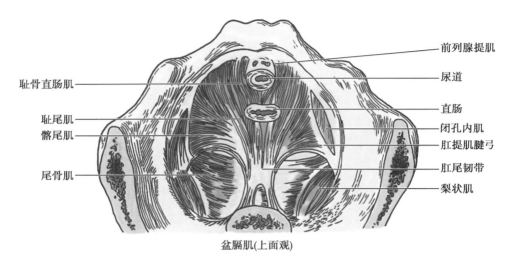

盆膈肌(上面观)

图 12-2　肛三角的深层肌

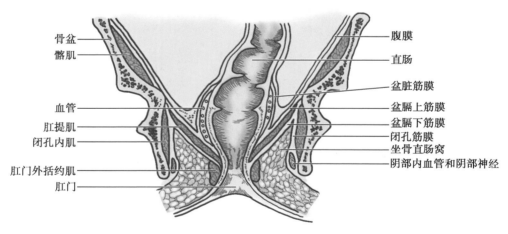

图 12-3　盆膈

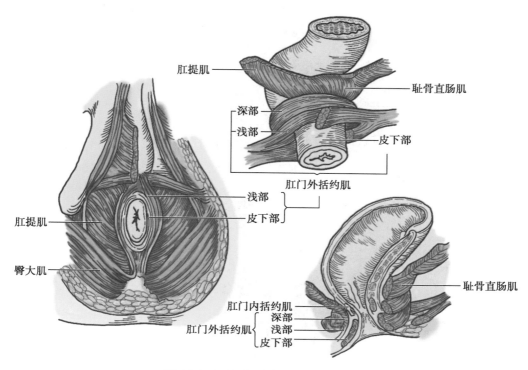

图 12-4　肛门内、外括约肌及肛直肠环

起着极其重要的括约作用,若手术时不慎切断,将导致大便失禁。

在尿生殖三角处,深筋膜分为浅、深两层。浅层称**尿生殖膈下筋膜**(inferior fascia of urogenital diaphragm),又称**会阴膜**(perineal membrane),呈三角形,覆盖会阴深层肌的浅面,两侧附着于耻骨下支和坐骨支的骨膜,后方与会阴浅筋膜相互愈着;深层为**尿生殖膈上筋膜**(superior fascia of urogenital diaphragm),覆盖深层肌的深面,与闭孔筋膜相延续。此筋膜两侧也附着于耻骨下支和坐骨支,前后缘与尿生殖膈下筋膜愈着。

尿生殖三角处的深层肌包括**会阴深横肌**(deep transverse perineal muscle)和**尿道括约肌**(sphincter of urethra)(女性为尿道阴道括约肌)。会阴深横肌和尿道括约肌以及位于它们深面和浅面的尿生殖膈上、下筋膜共同构成**尿生殖膈**(urogenital diaphragm)(图 12-5)。

会阴中心腱(perineal central tendon),又称会阴体,为一纤维性中隔,男性位于肛门与阴茎根之间,女性位于肛门与阴道前庭后端之间。在矢状位上呈楔形,尖朝上,底朝下,深约3~4cm。肛门外括约肌、球海绵体肌及成对的会阴浅横肌、会阴深横肌和肛提肌等附着于此,具有加固盆底、承托盆腔内脏器官的作用。

(四)会阴的腔隙

1. 会阴浅隙(superficial perineal space)　是位于会阴浅筋膜和尿生殖膈下筋膜之间的一个三角形间隙,又称会阴浅袋。会阴浅隙向前上方开放,与阴囊、阴茎和腹壁相通。其内有会阴浅横肌、球海绵体肌、坐骨海绵体肌、阴部神经和阴部内血管的分支,男性尚有阴茎

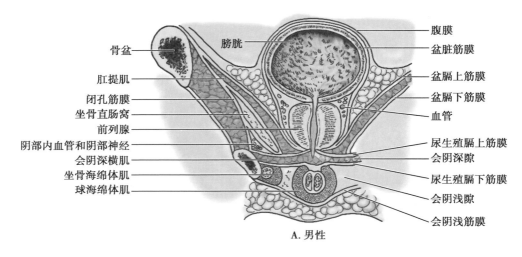

A. 男性

骨盆
肛提肌
闭孔筋膜
坐骨直肠窝
前列腺
阴部内血管和阴部神经
会阴深横肌
坐骨海绵体肌
球海绵体肌

膀胱

腹膜
盆脏筋膜
盆膈上筋膜
盆膈下筋膜
血管
尿生殖膈上筋膜
会阴深隙
尿生殖膈下筋膜
会阴浅隙
会阴浅筋膜

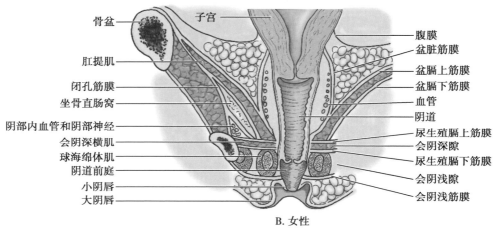

B. 女性

骨盆
肛提肌
闭孔筋膜
坐骨直肠窝
阴部内血管和阴部神经
会阴深横肌
球海绵体肌
阴道前庭
小阴唇
大阴唇

子宫

腹膜
盆脏筋膜
盆膈上筋膜
盆膈下筋膜
血管
阴道
尿生殖膈上筋膜
会阴深隙
尿生殖膈下筋膜
会阴浅隙
会阴浅筋膜

图 12-5　男性、女性尿生殖膈

脚、尿道球及其内的尿道,女性有尿道、阴道下部、阴蒂脚、前庭球以及前庭大腺等(图 12-6)。在男性发生骑跨伤时,如果尿道球部破裂,尿液可外渗进入会阴浅隙,并借前上方的开口渗入阴囊、阴茎,并可向腹前外侧壁下部的 Scarpa 筋膜的深面蔓延,引起相应区域的肿胀(图12-7)。

2. **会阴深隙**(deep perineal space)　又称会阴深袋,位于尿生殖膈上、下筋膜之间。其内除有会阴深横肌、尿道括约肌、阴部神经和阴部内血管的终末支外,男性尚有尿道膜部和尿道球腺(图 12-8),女性尚有尿道及阴道下部。

3. **坐骨肛门窝**　又称**坐骨直肠窝**,位于肛管的两侧,为尖朝上、底朝下的锥形间隙。窝尖由盆膈下筋膜和闭孔筋膜汇合而成;窝底为肛门两侧的皮肤和浅筋膜。前壁为尿生殖膈;后壁为臀大肌下缘及其深面的骶结节韧带;内侧壁的下部为肛门外括约肌,上部为肛提肌和尾骨肌;外侧壁为坐骨结节、闭孔内肌及其筋膜。窝的外侧壁,有闭孔筋膜形成的**阴部管**(pudendal canal),又称 Alcock 管,阴部内血管和阴部神经穿过坐骨小孔后进入该管。在管内阴部内动脉发出 2~3 支肛动脉,分布于肛门周围。其主干向前,达尿生殖膈后缘时,分为

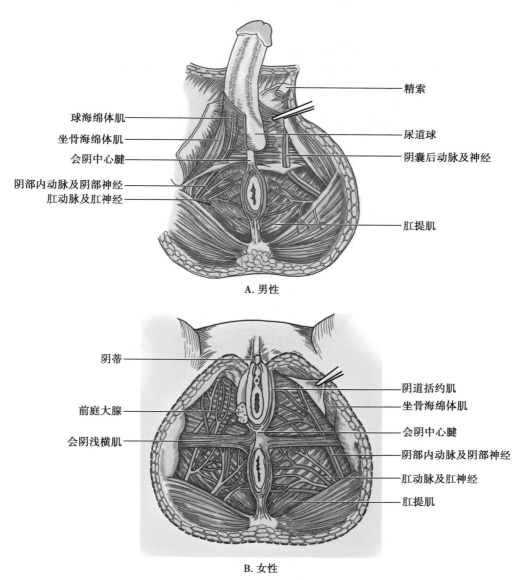

A. 男性

精索

球海绵体肌

坐骨海绵体肌

会阴中心腱

阴部内动脉及阴部神经

肛动脉及肛神经

尿道球

阴囊后动脉及神经

肛提肌

B. 女性

阴蒂

前庭大腺

会阴浅横肌

阴道括约肌

坐骨海绵体肌

会阴中心腱

阴部内动脉及阴部神经

肛动脉及肛神经

肛提肌

图 12-6 男性、女性会阴浅隙

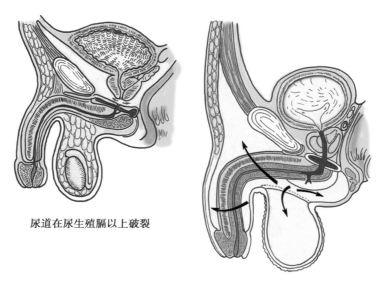

尿道在尿生殖膈以上破裂

图 12-7 尿道球部外伤破裂

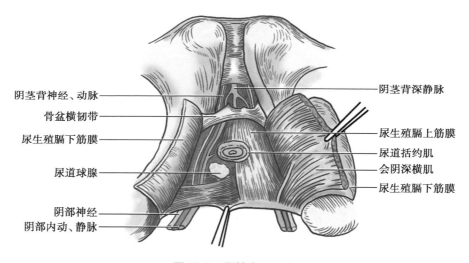

阴茎背神经、动脉
骨盆横韧带
尿生殖膈下筋膜
尿道球腺
阴部神经
阴部内动、静脉

阴茎背深静脉
尿生殖膈上筋膜
尿道括约肌
会阴深横肌
尿生殖膈下筋膜

图 12-8 男性会阴深隙

会阴动脉和阴茎(阴蒂)背动脉。阴部神经在阴部管内分为 3 支,即肛神经、会阴神经和阴茎(阴蒂)背神经,各自伴随同名动脉走行和分布。窝内填充的大量脂肪组织称为坐骨肛门窝脂体,有弹性垫作用,利于排便时肛管的充分扩张。当肛管周围感染时,易发生坐骨肛门窝的脓肿及瘘管,脓肿严重时可穿透盆膈向上蔓延成盆腔脓肿。

【附】阴囊和精索

一、阴囊

1. **阴囊的位置和功能** 阴囊(scrotum)是容纳睾丸、附睾以及精索下部的囊袋,悬于耻骨联合下方。阴囊壁由皮肤和肉膜构成。皮肤薄而柔软,有皱褶和色素沉着,少有阴毛。肉膜即浅筋膜,缺少脂肪组织,含有致密结缔组织、弹性纤维和平滑肌,并在中线处向深部延伸形成**阴囊中隔**,将阴囊分成左、右两部。

2. **阴囊、精索被膜和睾丸鞘膜与腹壁各层的关系** 阴囊深面有包被睾丸和精索的被膜(图 12-9),由外向内依次为:**精索外筋膜**(external spermatic fascia)、**提睾肌**(cremaster)、**精索内筋膜**(internal spermatic fascia)。它们和腹前外侧壁的各层结构相延续(图 12-10)。此外,睾丸周围还有**睾丸鞘膜**(tunica vaginalis of testis)。

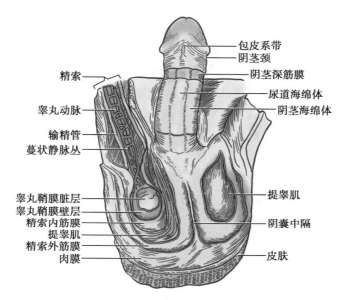

图 12-9 睾丸和精索的被膜

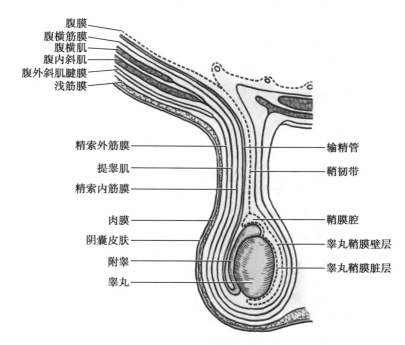

图 12-10 腹壁及阴囊层次

睾丸鞘膜分为脏层和壁层。脏层包被睾丸和附睾,壁层贴于精索内筋膜的内面,两层间的腔隙为**鞘膜腔**(cavity of sheath),内有少量浆液。各种病因导致的鞘膜腔内液体积聚过多,称为睾丸鞘膜积液。如果要打开鞘膜腔,由外向内需经过皮肤、肉膜、精索外筋膜、提睾肌、精索内筋膜及睾丸鞘膜的壁层。

二、精索

精索(spermatic cord)是一对柔软的圆索状结构,始于腹股沟管深环,终于睾丸后上端。

1. 精索的内容　精索的主要内容有:输精管、睾丸动脉、蔓状静脉丛、神经、淋巴管及鞘韧带等。输精管位于精索内其他结构的后内侧,壁厚腔窄,在活体易于触摸,有硬索样感觉。睾丸动脉较细,营养睾丸及附睾。蔓状静脉丛起自睾丸和附睾,由8~12条小静脉组成,包绕睾丸动脉和输精管,向上在腹股沟管腹环处合成睾丸静脉。左睾丸静脉汇入左肾静脉,右睾丸静脉直接汇入下腔静脉。当睾丸静脉回流障碍时,蔓状静脉丛弯曲扩张,称为精索静脉曲张,以左侧多见。

2. 精索的被膜　精索的被膜和睾丸的被膜相延续,但睾丸鞘膜不包裹精索(因腹膜鞘突已闭锁为鞘韧带),所以精索的被膜由外向内依次为精索外筋膜、提睾肌和精索内筋膜(图12-10)。

四、会阴的解剖

(一) 目的要求

掌握会阴的境界、分部和层次结构特点。掌握会阴浅隙、会阴深隙和坐骨肛门窝的位置、围成和内容。掌握阴囊和精索被膜的层次及精索的内容。

(二) 操作和观察步骤

第一步:放好遗体和检查骨性体表标志。

将遗体仰卧,屈髋屈膝,两下肢分向两边并固定。在肛门两侧的稍前方,用力按压皮肤,触摸坐骨结节。沿坐骨结节向前内触摸坐骨支、耻骨下支和耻骨联合下缘。在肛门后方的正中线上,触摸尾骨尖。

第二步:解剖尿生殖三角。

1. 在会阴部做皮肤切口:①从坐骨结节向内侧作横切口;②绕肛门(女性还需绕女阴裂)做弧形切口。由内侧向前外和后外翻起皮片,显露浅筋膜。

2. 清除浅筋膜中的脂肪,显露浅筋膜的深层,即会阴浅筋膜。

3. 用镊子提起会阴浅筋膜,沿正中线或女阴裂做一纵向切口,用刀柄伸入其深面的会阴浅隙,探查其范围、交通和筋膜的附着延续情况。

4. 在会阴浅筋膜后缘的稍前方,自正中线向外侧切开会阴浅筋膜,将其翻向前外方,观察会阴浅隙内的结构:在会阴浅隙的后外侧,可见会阴动、静脉和会阴神经;清除隙内的结缔组织,可见会阴浅横肌、球海绵体肌和坐骨海绵体肌;轻轻剥离坐骨海绵体肌和球海绵体肌,可见其深面的阴茎脚(阴蒂脚)和尿道球(前庭球)。

5. 将尿道球推向前,将阴茎脚附着处切断并向前上翻起,显露尿生殖膈下筋膜。

6. 剥离尿生殖膈下筋膜,观察会阴深隙内的结构:沿着坐骨支可找到阴茎(蒂)背动脉和阴茎背神经;可见会阴深横肌和尿道括约肌,女性为尿道阴道括约肌。

第三步:解剖肛三角。

1. 在坐骨肛门窝的外侧壁找到阴部管,并将其切开,清理出阴部神经、阴部内动脉及各自发出的肛神经、肛动脉。

2. 保留肛动脉和肛神经,清除肛门周围的脂肪,显露肛门外括约肌,辨认其皮下部、浅部和深部。

3. 清除肛三角的脂肪,显露坐骨肛门窝,观察窝尖及各壁的组成。

第四步:解剖阴囊和精索。

1. 自腹股沟管皮下环向下至阴囊下缘纵行切开皮肤,翻向两侧。

2. 在皮肤的深面可见肉膜。切开肉膜并翻向两侧,在肉膜的深面向中线处探查阴囊中隔。

3. 用镊子自皮下环向下至睾丸上端分离出精索,由外向内逐层切开并分离精索外筋膜、提睾肌和精索内筋膜。在精索内分离并观察输精管、睾丸动脉和蔓状静脉丛等。

4. 纵行切开睾丸鞘膜壁层,即打开鞘膜腔,用刀柄探查腔的范围。

第二节　会阴重点解剖结构的临床应用

会阴作为骨盆的出口和盆腔脏器的承托结构,其解剖在男、女性大不相同。这种解剖结构上的差异也就产生了不同的临床意义,涉及会阴部的外科疾病,需要不同的临床科室进行相应处理。因此,本节分为女性会阴和男性会阴两部分进行介绍。

一、女性会阴重点解剖结构的临床应用

在人类进化过程中,随着直立姿势的出现,人类的骨盆出现了不同于四肢行走动物的改变,这些变化在于修复腹内压与内脏支撑结构之间的平衡性。向下的压力作用于重塑的会阴及骨盆肌。盆底主要是由肌和筋膜结构构成,作用在于关闭腹部-盆腔、尿道、阴道和直肠。正常的骨盆支撑来源于盆底肌肉和筋膜之间的相互作用。在大多情况下,盆底肌肉和筋膜是盆腔脏器的主要支持来源,它为这些脏器提供一个坚实而富有弹性的基底,会阴及盆底充足的支持作用是维持盆腔脏器处于自身正常解剖位置所必需的。

在女性,由于妊娠、分娩、老年或其他损伤因素,导致盆底肌肉损伤或功能下降时,盆腔内筋膜成为主要的支持结构。随着时间的推移,盆腔器官的压力对抗盆腔内筋膜附着物的作用力,最终通过断裂、伸展或减弱盆腔内筋膜的支撑作用而导致盆腔脏器失去正常的解剖位置,出现临床常见的女性盆底功能障碍或盆腔器官脱垂。而通过手术使这些器官恢复适当的位置,并修复受损的支撑结构,是盆底修复外科的原理和目的。下面以手术治疗女性常见的盆底疾病——盆底器官脱垂(前盆)为例,描述女性会阴重点解剖结构的临床应用。

1. 确定会阴部皮肤穿刺点　第一点在平尿道口水平,与双侧耻骨下支外缘(大腿皮肤皱褶处)相交点,即两侧闭孔三角的内侧缘中点;第二点自第一穿刺点两侧分别向外1cm、再向下 2cm 处,即闭孔三角水平内侧缘(图 12-11)。

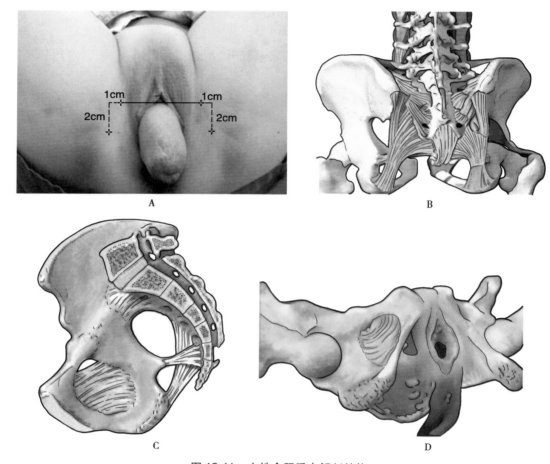

图 12-11 女性会阴重点解剖结构

A. 会阴部皮肤穿刺点位置。B. 坐骨棘及骶棘韧带示意图(后面观),术中触摸坐骨棘可帮助确定骶棘韧带位置。C. 闭孔示意图:穿刺针穿过闭孔时应靠近耻骨坐骨端,避开闭膜管(该处有闭孔血管及神经通过)。D. 闭孔膜示意图:穿刺突破闭孔膜时应紧贴耻骨下支内侧缘。

2. **手术径路的构建**　手术通过经阴道途径,患者取膀胱截石位,将宫颈牵拉提出阴道外口,阴道前壁与膀胱间隙注射生理盐水,以便于止血及分离。在尿道外口下方 3cm 处与阴道顶端的阴道前壁做纵行切口,切开阴道前壁,保留耻骨宫颈筋膜。沿阴道与膀胱间隙向两侧坐骨棘耻骨支方向分离,两侧达耻骨坐骨支,后近闭孔缘,沿白线再分离达坐骨棘水平,可触及闭孔内肌,从耻骨结节到坐骨棘之间可触及盆筋膜腱弓。至此,将膨出的膀胱与阴道壁完全分离。

3. **穿刺并置入网片**　穿刺针自第一穿刺点垂直穿入,在距离耻骨后盆筋膜腱弓的耻骨端通过闭孔,依次穿过闭孔外肌、闭孔膜、闭孔内肌、膀胱及尿道周围盆腔内筋膜,最后由阴道切口处穿出,连接网片上缘长臂并将网片带出第一穿刺点。自第二穿刺点垂直穿入穿刺针,在坐骨棘内侧触及盆筋膜腱弓,引导穿刺针经过盆筋膜腱弓穿出达阴道旁间隙内,最后由阴道切口处穿出,连接网片下缘长臂并将网片带出第二穿刺点。牵引网片将其无张力地放置在膀胱阴道间隙内、膀胱底下方,承托膨出的膀胱及尿道。

二、男性会阴重点解剖结构的临床应用

男性尿道损伤是泌尿系统最常见的损伤。男性尿道由尿生殖膈分为前、后两部分,后尿道(尿道前列腺部和尿道膜部)损伤多并发于骨盆骨折,伤情较重,处理复杂,后遗症多。前尿道损伤多见于会阴部骑跨伤所致的尿道球部损伤,伤情轻,处理也较容易。此类损伤可有挫伤、裂伤或完全断裂。尿道挫伤时仅有水肿和出血,可有自愈。尿道裂伤引起尿道周围血肿和尿外渗,愈合后引起瘢痕性尿道狭窄。尿道完全断裂使断端退缩、分离,血肿较大,发生尿潴留,用力排尿则发生尿外渗。

尿道球部损伤时,血液及尿液渗入会阴浅筋膜包绕的会阴浅袋,使会阴、阴囊、阴茎肿胀,有时向上扩展至腹壁。尿液不会外渗到两侧股部。当患者因会阴部骑跨伤保守治疗后继发尿道球部瘢痕狭窄时,若尿道造影证实狭窄段在 2cm 以内,标准治疗为尿道球部狭窄段切除端-端吻合;若狭窄段在 2cm 以上,可行部分黏膜组织代替,应用最广泛的黏膜组织有舌黏膜、颊黏膜组织。下例为球部尿道狭窄 1.5cm,拟行球部尿道狭窄段瘢痕切除端-端吻合术,通过该病例讲解男性会阴部及前尿道周围解剖结构的临床应用。

1. **前尿道的暴露** 会阴部"倒 Y"形切口,切开皮肤及皮下组织,显露球海绵体肌,在该平面分离初步触摸瘢痕狭窄的尿道段(图 12-12A)。

2. **手术径路的构建** 纵形切开球海绵体肌,沿尿道海绵体表面向两侧及上下将尿道与球海绵体肌钝性分离,自阴茎海绵体上完全游离尿道瘢痕狭窄段至正常尿道(图 12-12B),游离尿道海绵体腹侧后可见位于海绵体两侧的阴茎脚(图 12-12C)。自尿道外口插入金属尿道探杆至狭窄远端,在正常尿道上横行切断尿道,尿道远侧断端用组织钳钳夹止血,再于近侧正常尿道处切断尿道,完全切除瘢痕狭窄的尿道段。可吸收缝线间断外翻缝合吻合尿道断端。缝合球海绵体肌和会阴浅筋膜、皮肤。

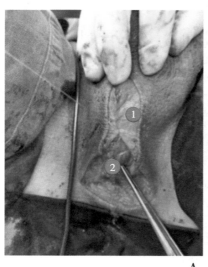
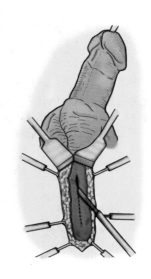

A

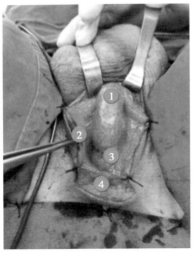

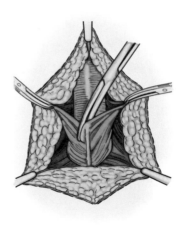

B

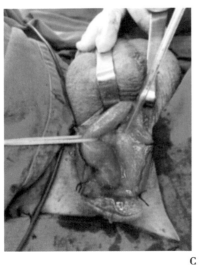

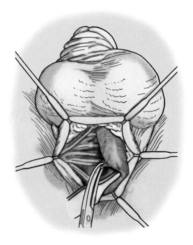

C

图 12-12　手术径路的构建示意图
A. 会阴浅筋膜层面,球海绵体肌示例(1. 会阴浅筋膜,即 Colles 筋膜;2. 球海绵体肌)。
B. 球海绵体肌切开显露尿道海绵体(1. 尿道海绵体;2. 球海绵体肌;3. 尿道球部;4. 会阴中心腱)。C. 显露阴茎海绵体后侧,可触及阴茎脚。

（张　维　李　普　王尚乾　朱　耀）

29